高等院校医学实验教学系列教材

医学微形态学实验

第 2 版

主　编　刘　婷　廉　洁
副主编　张春庆　孙　贺
编　委　（按姓氏笔画排序）

王立平（齐齐哈尔医学院）　　张春庆（齐齐哈尔医学院）

刘　婷（齐齐哈尔医学院）　　张海燕（齐齐哈尔医学院）

刘楠楠（北华大学医学院）　　郎尉雅（齐齐哈尔医学院）

孙　贺（齐齐哈尔医学院）　　姚宏波（齐齐哈尔医学院）

孙翠云（天津医科大学）　　　廉　洁（齐齐哈尔医学院）

杨旭芳（牡丹江医学院）

U0297926

科学出版社

北　京

· 版权所有 侵权必究 ·

举报电话：010-64030229；010-64034315；13501151303（打假办）

内 容 简 介

本书为医学微形态学实验教材，全书共分四篇：第一篇介绍了微形态学常用仪器——各种显微镜的使用以及基本实验方法；第二篇为经典验证性实验，包括了组织胚胎学和病理学的经典实验；第三篇为综合性实验，融合了解剖学、组织学、病理学、内科学和诊断学等多个相关学科的理论和实验方法，改变了传统的演示验证式教学方式，有利于提高学生的综合思维能力和实践动手能力；第四篇为创新性实验和虚拟实验。介绍了前沿的实验方法和研究思路，有利于培养学生创新意识、创新能力和团结协作能力。本教材既体现了基本理论、基本知识和基本技能，又充实了近年来的新发展、新观点。

本书供医学各专业组织胚胎学和病理学实验教学使用，也可作为医学研究生、青年教师的参考教材。

图书在版编目(CIP)数据

医学微形态学实验 / 刘婷，廉杰主编. —2版. —北京：科学出版社，2015.7
　ISBN 978-7-03-045327-3

　Ⅰ. ①医… Ⅱ. ①刘… ②廉… Ⅲ. ①显微外科学–实验–高等学校–教材 Ⅳ. ①R616.2-33

中国版本图书馆 CIP 数据核字(2015)第 184421 号

责任编辑：朱 华 / 责任校对：张怡君
责任印制：李 彤 / 封面设计：范 唯

版权所有，违者必究。未经本社许可，数字图书馆不得使用

科学出版社 出版
北京东黄城根北街 16 号
邮政编码：100717
http://www.sciencep.com

北京九州迅驰传媒文化有限公司 印刷
科学出版社发行 各地新华书店经销
*

2011 年 1 月第 一 版　开本：787×1092 1/16
2015 年 9 月第 二 版　印张：16 1/4　彩插：32
2023 年 7 月第七次印刷　字数：380 000
定价：**99.00元**
(如有印装质量问题，我社负责调换)

"高等院校医学实验教学系列教材"
编 委 会

主　审　张晓杰　郭金城

主　编　李　涛　张淑丽　高　音

副 主 编　潘洪明　朱坤杰　郑立红　刘伯阳　刘　婷　夏春辉
　　　　　姚立杰　廉　洁　王宏兰　李淑艳　付　双

编　者（按姓氏笔画排序）

于海涛	马　勇	王　玉	王　岩	王　洁	王　洋
王　珺	王　斌	王玉阁	王立平	王丽萍	王宏兰
王晓东	王海君	仇　惠	文丽波	邓凤春	石艳会
卢长柱	田　华	付　双	包丽丽	冯淑怡	师　岩
吕　莹	吕丽艳	吕艳欣	朱坤杰	朱金玲	刘　丹
刘　婷	刘文庆	刘秀财	刘伯阳	刘哲丞	刘雅楠
刘楠楠	齐晓丹	衣同辉	许　凤	孙　权	孙　革
孙　贺	孙石柱	孙晓杰	孙翠云	纪　亮	李　宇
李　波	李　恋	李　涛	李　爽	李　雪	李永涛
李光伟	李红梅	李志勇	李建蓉	李淑艳	李鹏辉
李霄凌	杨旭芳	杨秀珍	肖　宇	肖　薇	吴艳敏
吴　琦	何　军	邹淑君	沈　雷	宋　娟	张立平
张明龙	张春庆	张春晶	张　威	张　鹏	张晓东
张海燕	张淑丽	张善强	陈　萍	岳丽玲	金　莉
郑立红	官　杰	郎蔚雅	赵占义	侯　鹏	姜　杨
姜　颖	姚立杰	姚洪波	姚淑娟	都晓辉	夏春辉
柴　英	钱丽丽	徐　晋	徐　晶	徐文弟	高　音
高　涵	高恒宇	郭红艳	郭林娜	梅庆步	崔继文
董　静	廉　洁	蔡文辉	潘洪明	薛茂强	薛俭雷

序

  齐齐哈尔医学院组织编写的"高等院校医学实验教学系列教材"丛书（第1版）于2011年在科学出版社出版，获得了参编院校广大师生的欢迎和好评。按照《国家中长期教育改革和发展规划纲要（2010—2020年）》的要求，配合教育部"十二五"普通高等教育本科国家级规划教材建设，全面推进现代医学实验教学的发展，加大对实验项目、实验条件、实验教学体系的改革力度，建立以能力培养为主线，分层次、多模块、互相衔接的实验教学体系，与理论教学既联系又相对独立，实现基础与前沿、经典与现代的有机结合是我们修订及编写本系列教材的初衷。

  依照此要求修订及编写的基础医学实验系列教材，其编写指导思想是"符合人才培养需求，体现教育改革成果，确保教材质量，形式新颖创新"。配合教育部、卫计委提出的要逐步建立"5+3"（五年医学院校本科教育加三年住院医师规范培训）为主体的临床医学人才培养体系。依照"三基、五性、三特定"原则，我们广泛听取了读者和同仁对上版教材的反馈意见，在继承和发扬原教材优点的基础上，修改不足之处。

  本次系列实验教材修订，我们和多所医学院校合作，由长期工作在教学和科研一线的教师编写而成，他们分别来自齐齐哈尔医学院、哈尔滨医科大学、内蒙古医科大学、天津医科大学、大连医科大学、黑龙江中医药大学、厦门大学、绍兴大学、陕西中医学院、中国中医科学院、中央民族大学、牡丹江医学院、佳木斯大学、华中科技大学同济医学院、北华大学15所院校，力求做到体系创新、理念创新及编写精美。

  本系列实验教材的实验内容在原有的基本实验操作及常用仪器使用、经典验证性实验、综合性实验和创新性实验，实验报告等基础上，增加了虚拟仿真实验。系列教材由上版7本，再版后增至8本，包括《人体解剖学实验》《医学微形态学实验》《医学机能实验学》《医学细胞生物学与遗传学实验》《医学免疫学与病原生物学实验》《生物化学与分子生物学实验》《医学物理学实验》和《医学化学实验》。

  本系列教材读者对象以本科临床医学专业为主，兼顾预防、口腔、影像、检验、护理、药学、精神医学等专业需求，涵盖医学生基础医学全部的实验教学内容。

  由于水平和时间的限制，难免存在疏漏，敬祈同仁和广大读者批评、指正。

李 涛 张淑丽 高 音

2015年6月

前　　言

组织胚胎学与病理学同属于形态学科，二者存在着重要而紧密的联系，这两门学科的实验课作为理论课教学的一种重要辅助手段，对加深理论学习和后续临床课程的学习非常重要。

2010 年四所院校长期从事微形态学实验教学的十一位一线老师编写了《医学微形态学实验》（第 1 版），本书注重培养学生的实验技能的同时，培养学生的创新精神、科学态度和严谨作风，使学生的知识结构、思维能力、实践能力和创新能力全面协调地发展。使用五年来受到学生的欢迎。

此次《医学微形态学实验》的修订，吸收并反映本学科前沿的实验内容，体现形态学各学科间的相互联系和相互交叉，系统地讲述科学实验的相关理论和医学实验的实用技术。全书共分四篇，包括常用仪器及基本实验方法介绍、经典验证性实验、综合性实验、创新性实验和虚拟实验。既体现了基本理论、基本知识和基本技能，又充实了近年来的新发展、新观点。本版教材修订，是在前版基础上进一步更新，反映了当前微形态学发展的最新状况。

本教材以培养学生解决问题的能力为指导思想，以培养学生的创新精神为目标，在保留传统经典验证性实验的基础上，增加了综合性实验、创新性实验和虚拟实验。综合性实验融合了解剖学、组织学、病理学、内科学和诊断学等多个相关学科的理论和实验方法，改变了传统的演示验证式教学方式，有利于提高学生的综合思维能力和实践动手能力；创新性实验是由教师引导学生自行完成查阅文献、设计方案、配制试剂、动物模型复制、实验操作、测量数据、结果分析、撰写论文等实验，实现从注重知识传授向更加重视能力和素质培养的转变，鼓励学生在课余时间进行设计性实验和科研实践活动，对于培养学生创新意识、创新能力、动手能力和团结协作能力的培养具有重要意义。虚拟实验作为近年来快速发展的新技术，已被广泛应用于实验教学。虚拟实验借助于多媒体、仿真和虚拟现实等技术在计算机上营造可辅助、部分替代甚至全部替代传统实验各操作环节的相关软硬件操作环境，实验者可以像在真实的环境中一样完成各种实验项目，所取得的实验效果等价于甚至优于在真实环境中所取得的效果。

本书编者均来自长期从事微形态学实验教学一线的老师，在编写本书的过程中，各位编委密切合作。但囿于水平有限，书中难免存在疏漏和不当之处，衷心希望同行批评指正。

刘　婷　廉　洁
2015 年 6 月

目　　录

绪　　论

一、微形态学实验的内容与意义

微形态学是重要的医学基础课之一，由组织胚胎学和病理学组成，研究内容包括正常人体的细微结构及其功能关系；个体的发生发展及其变化的规律；疾病的病因、发病机理及发生发展的规律。微形态学实验不是组织胚胎学和病理学实验的简单相加，而是通过有机结合把这两个形态学科紧密联系起来。通过实验课对大体标本、组织学切片、电镜照片、模型和录像的观察、学习以及动物实验的操作加深理论知识的理解和巩固。《医学微形态学实验》旨在帮助学生更好理解和掌握实验课的内容，以利于理解和掌握理论知识。

二、微形态学实验学习的目的

通过对微形态学实验课的学习，进一步理解和巩固相应科目的基本理论知识，掌握基本的实验技能，学会本课程常用仪器设备的正确使用和维护。加强科研能力的培养，学会选题、查阅文献、写综述、科研设计、实施实验撰写小论文，养成严谨的科研作风和严密的科研思维方法。养成良好的科学素养，重视实验，养成操作认真，观察仔细，记录精确、翔实，并能正确分析实验结果，写出规范的实验报告。培养综合素质，提高独立学习、独立工作、分析问题和解决问题的能力，为临床学习、工作打下较好的基础。

三、微形态学实验的基本方法

形态学实验的方法很多，下面介绍的是最基本的方法，大体标本观察和组织切片的显微镜观察。

(一)大体标本的观察方法和步骤

病理实验和胚胎学实验要观察大体材料，这些材料主要来源于尸体解剖及临床手术切除标本。新鲜标本保持原来器官的大小、色泽和硬度，病变部分也保持原来的大小、硬度、质地、色泽等特点，这类标本是最理想的学习材料。但新鲜标本不易保存，所以在我们实验中所见的标本都是经过固定处理的。一般用 10%Formalin 液固定。标本经固定后，即失去正常的色泽与弹性，同学在实验中应考虑这些因素。

在观察脏器病变时首先要有该脏器的正常解剖学知识，以下是观察大体标本的步骤：

1. 先观察标本是哪一个脏器或属于脏器的哪一部分，如肺的上叶或下叶。若标本是从患者身体病变部分手术切除的(如切除的肿瘤标本)，见不到完整的或部分的正常脏器，则要查明标本是取自哪一器官或哪一部分组织。

2. 观察标本脏器的体积(大小)、重量；注意实质器官如肝、肾、脾是否肿大或缩小，有腔脏器如心、胃、肠的内腔是否扩大或缩小，腔壁是否变薄或增厚，腔中有何内容物等。

3. 观察器官的形状，注意有无变形。

4. 观察脏器的表面及切面(如为有腔脏器还应注意腔内表面有何改变)，注意下列变化：颜色：暗红或苍白、淡黄或棕黄、灰色或黑色、绿色等。必须注意标本是天然颜色保存抑或福尔马林液固定。光滑度：平滑或粗糙。湿润度：湿润或干燥。透明度：正常脏器包膜(浆膜)菲薄而半透明，病变时可变混浊。硬度：变硬或变软，韧实或松脆。

5. 病灶(脏器中的病变部分或局限性病变)的观察及描述　分布及位置：在器官或肢体的哪一部分？数目：弥漫性或局限性？单个或多个？大小：体积以"长 cm×宽 cm×厚 cm"表示。形状：囊状或实性、乳头状、菜花状、息肉状、蕈状、结节状、溃疡等。颜色：红色表示病灶内含血液(若为福尔马林固定，则变为黑色)；黄色表示含有脂肪或类脂；绿色或黄绿色表示含有胆汁；黑褐色表示含有黑色或褐色色素。与周围组织的关系：界限明显或模糊，有否压迫或破坏周围组织？

6. 标本的诊断　通过病变的观察、分析、综合、鉴别之后做出诊断。诊断的写法一般是：器官名称＋病理变化，如肝淤血、肾萎缩等。

(二)组织切片的观察方法和步骤

切片标本最常采用苏木素－伊红(HE)染色。采用普通光学显微镜观察时，细胞核染成紫蓝色，细胞质和胶原纤维染成粉红色，红细胞呈橙红色。有的标本采用特殊染色。

1. 观察切片时必须从肉眼—低倍—高倍，循序进行。先用肉眼观察，初步了解整个切片的情况，并发现病灶的所在部位(分布、形状等)。

2. 然后将玻片放在载物台上(注意盖玻片要向上，不要放反，否则高倍镜不易准焦，并容易将玻片压坏)，用低倍镜观察，观察时上下、左右移动切片，全面细致地观察，以确定切片是何种组织，病变发生在哪一部位，以及病变与正常组织的关系等。

3. 高倍镜观察：高倍镜一般用来观察细胞的形态及其微细的结构。但必须注意，高倍镜是在低倍镜已经观察到病变全貌后再使用的。因此一定要先用低倍镜找到要观察的组织结构后，固定于视野的中央，然后再转用高倍镜。切忌先用高倍寻找病变，易于遗漏。

4. 镜检时应按组织学层次和结构进行观察，并注意病变位于何处，以何处为最突出。

5. 最后把所见之主要病变用简单而整洁的图记录下来。

观察切片标本要注意切片一般仅是组织、器官的一部分，由于切片的部位和方向不同，可以观察到不同切面的形态结构，因此在观察标本时，应注意切面与立体的关系，以及局部与整体、异常形态与正常形态之间的关系，只有这样才不会在认识和理解病变时出现偏差，甚至错误。

在实习观察大体标本和切片标本时，必须将二者密切结合，两者并重，同时还应注意到标本的来源和病史，注意密切联系理论知识，这样才能对疾病有一个发展的和全面的认识。

四、作 业 要 求

实习作业即是形态学实验中的基本训练，又是培养学生严格的科学态度和认真准确纪录科学结果的作风的手段。本实验教程增加了创新实验，要求学生自行设计实验，撰写小论文，有助于培养综合素质，提高独立学习、独立工作、分析问题和解决问题的能力。

绘图与填图作业的目的是将图像描述出来，易于加深理解，并可作课后回忆与参考。要求：

1. 实习前必须先复习有关理论及相应科目知识。

2. 绘图前应全面观察所画的组织结构，然后选择有代表性或典型结构进行描绘。绘图要真实，不能照图谱或凭想象绘图。

3. 绘图方式基本是描绘镜下实物图，一般 HE 染色标本常用红蓝铅笔描绘，细胞核绘成蓝色，细胞质及胶原纤维等绘成红色。

4. 绘图时要注意组织结构各部分之间的大小、比例及色调深浅，笔道均匀，从而正确反映镜下的结构特点。画好后，须用铅笔拉线，线要平行整齐，标明所画结构名称。

5. 填图时要色彩清晰，层次清楚。

6. 组织学特点的描述，要详细、准确。最后注明标本的名称，放大倍数，日期。

综合性实验和创新性实验实验报告书写要求：

1. 完整填写实验报告有关项目，字迹规整，文字精练。

2. 实验步骤：实验步骤每一项不必详述，如果所使用的仪器和方法与实验教材规定的有所不同时，可作简要说明。

3. 实验结果：应根据原始资料真实、准确记述所观察到的实验现象。实验中的每项观察都应有文字记录，实验结束后，再根据原始记录填写实验报告。填写实验报告时切切不可弄虚作假。

4. 讨论：撰写实验讨论的过程是从感性认识到理性认识的升华过程。实验讨论又是以实验结果为依据的科学的推理分析过程，推理要符合逻辑，结果务必真实。在对结果进行分析的基础上推导出恰如其分的结论，而不是用现成的理论对实验结果作一般性解释。如果本实验未能揭示实验结果产生的原因或已知的理论知识难以解释出现的现象，应查阅有关文献资料寻找可能的解释，也可提出自己的见解，但必须提供解释依据，并注明文献出处。

五、微形态学实验注意事项

1. 实验前必须复习理论内容，并预习《医学微形态学实验》的有关部分，以便在实验时收到良好的效果。

2. 每次实验携带教科书、绘图铅笔等。

3. 实验室应保持安静，不得追逐打闹喧哗。

4. 实验室必须保持整洁，课后值日生认真打扫实验室。

5. 实习课一律穿白大衣，保持衣着整洁。

6. 爱护切片、标本、模型、显微镜等一切公物。如有损坏，登记赔偿。

7. 实验室仪器、设备、切片标本不得带出室外。

8. 珍稀动物，注意节约。

（刘　婷）

第一篇　常用仪器及基本实验方法介绍

本篇主要介绍形态学实验的常用仪器和基本实验方法，包括多种显微镜的结构和使用，光镜的常用方法，组织化学、免疫组织化学和原位杂交技术以及组织培养技术等。同时也介绍了形态学实验常用的试剂。

第一章　常用实验仪器——显微镜

显微镜是形态学实验常用的仪器，包括各种光学显微镜和电子显微镜，本章主要介绍医学常用显微镜的原理、基本结构和使用方法。

第一节　普通光学显微镜

光学显微镜是贵重精密的光学仪器，是组织学实验的必备工具。在实验中对同学们提出以下要求：①熟悉显微镜的各部分性能和用途，养成并坚持正确的使用方法；②掌握使用显微镜观察和分析组织标本的本领；③自觉遵守显微镜管理和使用制度。

一、显微镜的构造

显微镜可分为机械和光学两个部分。由于显微镜购置于不同厂家，因而结构上有所差异。现以 LEICAXSP-EMED 生物显微镜为例，简单介绍其构造。

(一)机械部分

1. 镜座　呈方形，由底盖和基座两部分组成，基座内有变压器和照明用 6V 15W 溴钨灯。

2. 镜臂　位于镜座上方，与镜座为一体结构。

3. 载物台　为方形金属台。台上装有切片夹，台下设有标本推进装置，可前后左右移动标本，其本身可以上下移动。

4. 镜筒　双目镜筒，目镜具有视度调节圈。扳动镜筒，两镜筒的中心距可根据两瞳孔间距进行调节。

5. 物镜转换器　位于镜筒下方，上接不同倍数的物镜，可根据需要进行选择。

6. 粗螺旋和细螺旋　转一圈粗螺旋载物台可升降 15mm，转一圈细螺旋载物台可升降 0.002mm。

(二)光学部分

1. 反光镜　位于镜座中央，一面为平面镜，一面为凹面镜，常用凹面镜将外来光线反射到物镜中。

2. 集光器　位于载物台下方，可上下升降来调节光度，上升光度增强，下降光度减弱。

3. 虹彩　位于集光器下方，由许多重叠的小金属片组成，可开大或缩小虹彩的口径，调节光的强度。

4. 物镜　有各种不同放大倍数的物镜。低倍镜为 10×，高倍镜为 40×，油浸镜为 90× 或 100×。

5. 目镜　每台显微镜上均配有多个放大倍数不同的目镜。目镜上刻有 7×、10×、16× 等符号。显微镜的放大倍数为目镜放大倍数和物镜放大倍数的乘积。

二、显微镜的使用方法

1. 显微镜拿法　拿显微镜时必须一手握住镜臂，另一手托住镜座，以免目镜及反光镜脱落损坏。

2. 显微镜放置　显微镜放于桌面，距桌沿不得小于 10cm。下课离开座位时，应将显微镜推向桌内，镜筒竖直，以免碰落造成损失。

3. 对光　转动物镜转换器，对正低倍物镜，肉眼从镜侧注视，转动粗螺旋使物镜距载物台平面 5mm 左右。自目镜观察，打开虹彩光圈，一手扶着反光镜的边缘转动反光镜对向光源进行采光、调光，使整个视野得到均匀的亮光为准。如视野偏暗、明暗不均或模糊时，可从以下几个方面检查并做适当处理：①物镜是否对正；②反光镜的角度；③虹彩光圈开得大小程度；④集光镜的高低程度；⑤目镜、物镜、集光镜是否玷污。

4. 低倍镜观察　对光完毕，取标本，使加有盖玻片的一面朝上，平放于载物台上，用切片夹固定好，用标本推进器将要观察的组织推移到载物台圆孔正中。然后，通过目镜观察，同时慢慢转动粗螺旋，使载物台下降，直至视野内物像清晰为止。

5. 高倍镜观察　应先将需要高倍镜观察的组织结构移至低倍镜的视野正中，然后按顺时针的方向转动物镜转换器，对正高倍镜物镜，继之转动细螺旋即可得到清晰的物像。此时特别注意禁用粗螺旋，以免压碎标本，甚至损坏物镜。

6. 油浸镜观察　在高倍镜观察的基础上，若要对某结构继续放大观察时，可使用 90× 或 100× 的油浸镜。使用前，先在标本视野中央滴 1 滴镜油，使油浸镜头与油面接触，调节细螺旋即可找到物像。使用后，用擦镜纸将镜头及盖玻片上镜油擦净，再用擦镜纸蘸少许乙醇及乙醚擦去物镜上的镜油。

7. 观察处理　观察完毕后，取下标本放入标本盒内，整理显微镜，关闭电源，盖上镜罩。

三、显微镜使用注意事项

(1)使用显微镜前，首先查看显微镜部件有无缺损、是否松动，并填写显微镜使用记录。

(2)使用显微镜中，不得随意扳动、互换显微镜或互换镜头，不得擅自拆卸，如发现部件松动或损坏，应及时报告，进行维修。

(3)维护显微镜清洁，发现不洁，及时擦净。各种镜头玷污，影响物像清晰程度，应取擦镜纸轻拭，切勿用手或手帕等擦拭，以防镜头被汗液或沙尘污损。

(4)使用完显微镜，复正镜筒，物镜转离镜台中央圆孔并叉开，检查镜头、集光器、反光镜及标本推动器是否松动，确信无误后盖上镜罩，并填写使用记录。

第二节　倒置显微镜

倒置显微镜是把光源和聚光器安装在显微镜载物台的上方，物镜是放置在载物台的下方。由光源发出的光线经反光镜呈 90° 反射，垂直进入聚光器，再落射到标本的前后，被检物经载物台下方的物镜成像，再经棱镜组分光，一个像进入目镜的前焦平面上，另一个像进入镜座内的光路，在照相机的底片上感光，进行显微摄影。

倒置显微镜装配有各种附件，如相差长焦距聚光器和物镜、暗视野聚光器、荧光显微镜光源和滤片(激发滤片和阻断滤片)以及电影摄像机等，可进行多种实验观察。这种显微镜的特点是增大了载物台放置标本的高度，载物台上可以放置培养皿或培养瓶，还可以安装有机玻璃保温罩和自动恒温调节器，直接观察体外培养的细胞，及对活细胞进行各种实验的连续观察和拍摄电影。倒置显微镜还可装配显微操作器。显微操作器有各种类型，即手动操作式、油压驱动遥控式和微机控制式，附有细胞内注射和吸引体液等的微型泵、玻璃针、微型注射器、微型吸液管、电视装置和防振台等。防振台主要是一块铁板和若干橡皮球组成，放在显微镜镜座下面，使显微镜不受外部振动的影响。

防止振动是进行显微操作必不可少的条件。倒置显微镜与显微操作器组合应用，在从事细胞生理学、细胞药理学和胚胎学以及遗传工程学等研究中，可进行细胞内注射、吸引细胞内液、细胞切割及细胞核移植等操作。德国的 Opton 公司以全新型万能倒置显微镜为基础，与自动显微注射系统和无限远色差校正的长工作距离光学系统相结合，能提供 70mm 的工作距离和足够的空间进行显微注射。其中自动显微操作器，可由杠杆控制进行 X、Y 两个方向的注射功能，更配有微机控制，使注射器的移动可微至 300nm 之精度，大大提高了注射的准确性。其最大优点是采用了电脑控制器，所需注射的细胞通过摄影机可显示于电视监视器上。配合简易操作的软件指令显微工作台及注射器定标，提高了工作的精度、速度和重复性。自动显微注射系统可同时记忆 100 个视场，每个视场内可定标 100 多个细胞，可作连续自动、快速和精确的注射，每小时最多可注射 2000 个细胞，同时可返回到每个细胞的位置进行观察。

第三节　荧光显微镜

一、实验原理

某些物质经一定波长的光(如紫外光)照射后，物质中的分子被激活，吸收能量后跃迁至激发态；当其从激发态返回到基态时，所吸收的能量除部分转化为热量或用于光化学反应外，其余较大部分则以光能形式辐射出来，由于能量没能全以光的形式辐射出来，故所辐射出的光的波长比激发光的要长，这种波长长于激发光的可见光部就是荧光(fluorescence)。所谓荧光就是某些物质在一定波长光(如紫外光)的照射下、在极短时间内所发出的比照射光波长更长的可见光。由此可见，被照射物质产生荧光必须具备以下两个条件：①物质分子(或特异性结合的荧光染料)必须具有可吸收能量的生色团；②该物质还必须具有一定的量子产率和适宜的环境(如溶剂、pH、温度等)。荧光显微术是利用荧光显微镜结合可发荧光的物质进行观测的一种实验技术。某些物质在一定短波长的光(如紫外光)的照射下吸收光能进入激发态，从激发态回到基态时，就能在极短的时间内放射出比照射光波长更长的光(如可见光)，这种光就称为荧光。有些生物体内的物质受激发光照射后可直接产生荧光，称为自发荧光(或直接荧光)，如叶绿素的火红色荧光和木质素的黄色荧光等。有的生物材料本身不能产生荧光，但它吸收荧光染料后同样却能发出荧光，这种荧光称为次生荧光(或间接荧光)，如叶绿体吸附吖啶橙后便可发出橘红色荧光。荧光显微镜具特殊光源(多为紫外光光源)，提供足够强度和波长的激发光，诱发荧光物质发出荧光。在视场中所观察到的图像，主要是样品的荧光映像。

二、使 用 方 法

1. 荧光显微镜的使用　①荧光显微镜汞灯的点亮：打开启动器电源开关，按下启动钮不超过 5s，点亮汞灯，5min 后便进行观察。点亮后 15min 内，不可切断电源；此外，一旦汞灯熄灭后，在 20min 或稍长时间内，不许重新点亮，须待汞灯冷却后，方能再次点亮。②切片的放置：将所要观察的样本切片置于荧光显微镜下观察。③样品聚焦：将切片放在载物台上，先用溴钨灯透射照明，用低倍镜聚焦，待找到最佳影像后，熄灭溴钨灯，改用高压汞灯。④调整荧光显微镜：在观察样品时，视场光阑(F)和孔径光阑(A)的开度适当缩小，同时选择滤镜系统和二向色镜，直至使样本的自发荧光达到最佳的观察效果。⑤荧光染色观察：向所制切片上滴加 1~2 滴 0.01%吖啶橙染液，染色 1min，洗去余液，加盖片后，在荧光显微镜下观察样本的间接荧光。

2. 荧光染料的使用　一般的生物染料不能穿透细胞膜，只有当细胞被固定后改变了细胞膜的通透性，染料才能进入细胞内。但有些活体染料能进入活细胞，并对细胞不产生毒性作用。荧光染料 Ho33342 和若丹明 123 都是活体染料。Ho33342 能与细胞中 DNA 进行特异的结合，若丹明 123 能与线粒体进行特异的结合。采用两种荧光染料的混合染液可对一个活细胞的核和线粒体同时染色。

三、荧光组化实验应注意的问题

(1)每种荧光染料，均有自己的最适 pH，此时荧光最强。当 pH 改变时，不仅荧光强度减弱，而且波长将有所改变，因此荧光检测时要在一定的 pH 的缓冲液中进行。

(2)一般荧光染色在 20℃以下时荧光比较稳定，温度升高常出现荧光猝灭。

(3)在荧光观察中，常因激发光的增强而使样品荧光很快衰竭，造成观察和照相困难。为此最好用能量小的长波长光进行观察，需照相时再适当增强激发光。

(4)一般荧光染液的浓度在万分之一以下，甚至亿万分之一，也能使标本着色。在一定的限度内，荧光强度可随荧光素的浓度增加而增强，但超过限度，荧光强度反而下降，这是由于荧光分子间的缔合而使自身荧光猝灭所致。

第四节　相差显微镜

一、原理和结构特点

相差显微镜又称位相显微镜或相衬显微镜。光波有振幅(亮度)、波长(颜色)及相位(指在某一时间上光的波动所能达到的位置)的不同。当光通过物体时，如波长和振幅发生变化，人们的眼睛才能观察到，这就是普通显微镜下能够观察到染色标本的道理。而活细胞和未经染色的生物标本，因细胞各部微细结构的折射率和厚度略有不同，光波通过时，波长和振幅并不发生变化，仅相位有变化(相应发生的差异即相差)，而这种微小的变化，人眼是无法加以鉴别的，故在普通显微镜下难以观察到。相差显微镜能够改变直射光或衍射光的相位，并且利用光的衍射和干涉现象，把相差变成振幅差(明暗差)，同时它还吸收部分直射光线，以增大其明暗的反差。因此可用以观察活细胞或未染色标本。相差显微镜与普通显微镜的主要不同之处是：用环状光阑代替可变光阑，用带相板的物镜(通常标有 pH 的标记)代替普通物镜，并带有一个合轴用的望远镜。环状光阑是由大小不同的环状孔形成的光阑，它们的直径和孔宽是与不同的物镜相匹配的。其作用是将直射光所形成的像从一些衍射旁像中分出来。相板安装在物镜的后焦面处，相板装有吸收光线的吸收膜和推迟相位的相位膜。它除能推迟直射光线或衍射光的相位以外，还有吸收光使亮度发生变化的作用。调轴望远镜是用来进行合轴调节的。相差显微镜在使用时，聚光镜下面环 f 状光阑的中心与物镜光轴要完全在一直线上，必需调节光阑的亮环和相板的环状圈重合对齐，才能发挥相差显微镜的效能。否则直射光或衍射光的光路紊乱，应被吸收的光不能吸收，该推迟相位的光波不能推迟，就失去了相差显微镜的作用。

二、在构造上，相差显微镜与普通光学显微镜的不同之处

1. 环形光阑(annular diaphragm)　位于光源与聚光器之间，作用是使透过聚光器的光线形成空心光锥，聚焦到标本上。

2. 相位板(annular phaseplate)　在物镜中加了涂有氟化镁的相位板，可将直射光或衍射光的相位推迟 $1/4\lambda$。分为以下两种。

(1)A+相板：将直射光推迟 $1/4\lambda$，两组光波合轴后光波相加，振幅加大，标本结构比周围介质更加变亮，形成亮反差(或称负反差)。

(2)B+相板：将衍射光推迟 $1/4\lambda$，两组光线合轴后光波相减，振幅变小，形成暗反差(或称正反差)，结构比周围介质更加变暗。

3. 合轴调节望远镜　用于调节环状光阑的像与相板共轭面完全吻合。

4. 绿色滤光片　缩小照明光线波长范围，减少由于照明光线的波长不同引起的相位变化。

三、使用相差显微镜应注意的问题

1. 相位倒转　当 $n' < n$ 或 $n' > n$ 时得到像的明暗反差正好相反，称为相位倒转。当相位差 $\delta=0$ 时是无法识别的，随着 δ 的增大反差变大，当 δ 继续增大到某一值后会出现相位倒转。用 90% 高吸光值(高反差)物镜时，这个转变值约为 0.55λ，用 70% 标准吸光值的物镜时约为 0.33λ。较高吸光值的物镜应该用于分辨较小的光程差。

2. 晕轮和渐暗效应　在相差显微镜成像过程中，某一结构由于相位的延迟而变暗时，并不是光的损失，而是光在像平面上重新分配的结果。因此在黑暗区域明显消失的光会在较暗物体的周围出现一个明亮的晕轮。这是相差显微镜的缺点，它妨碍了精细结构的观察，当环状光阑很窄时晕轮现象更为严重。相差显微镜的另一个现象是渐暗效应，指相差观察相位延迟相同的较大区域时，该区域边缘会出现反差下降。

3. 样品厚度的影响　当进行相差观察时，样品的厚度应该为 $5\mu m$ 或者更薄，当采用较厚的样品时，样品的上层是很清楚的，深层则会模糊不清并且会产生相位移干扰及光的散射干扰。

4. 盖玻片和载玻片的影响　样品一定要盖上盖玻片，否则环状光阑的亮环和相板的暗环很难重合。相差观察对载玻片和盖玻片的玻璃质量也有较高的要求，当有划痕，厚薄不均或凹凸

不平时会产生亮环歪斜及相位干扰。另外，玻片过厚或过薄时会使环状光阑亮环变大或变小。

第五节 暗视野显微镜

一、原理和结构特点

暗视野显微镜是以胶体粒子的反射和散射现象为基础设计的。光和粒子的互相作用决定于光波长和粒子大小的比例关系。若粒子大于光的波长，则光线以一定角度由粒子表面反射，见于粗分散系；若粒子远小于光的波长，则光线绕过粒子前进而不受阻碍，见于真溶液。真溶液分散粒子的半径在 1nm 以下，而可见光的波长为 400～800nm，故光能直穿真溶液。若粒子的大小和光的波长接近并略小时，则一部分光线可绕射粒子前进，另一部光线向四方散射，这种现象称为光的散射。光通过浑浊介质（如烟、雾、悬浮液或乳状液等）时，浑浊介质所呈现的强烈散射现象，通常称为 Tyndall 现象。例如空气中的灰尘细粒不能看到，若在明视野中以一束强光照射，虽然有些粒子遇光线后发生散射，但因周围的光线太强和有部分光线发生绕射等原因而看不出来；如果光线斜照射粒子，并衬以黑暗的背景，如一束光线从门缝中斜射入室内，由于灰尘粒子使光线发生散射，则室内空气中的灰尘粒子便明显可见。暗视野显微镜的基本原理即是利用斜射照明法，不使照射被检物的光线直接进入物镜和目镜，视野黑暗。视野内所看的不是光源的照明光线，而是光线与被检物发生的散射现象。这种情况是通过特殊聚光器实现的。该聚光器是不让光柱由下而上通过标本，而是把光线改变途径，使亮度很强的光束不直接进入物镜，而是以一定角度斜射在标本上，光线经被检物发生散射或反射，散射的光线投入物镜内。由于暗视野照明法是利用被检物体表面散射的光层来观察被检物的，所以只能看到物体的存在和运动，不能分辨物体的微细结构。但被检物为非均质物体时，则各种衍射光线同时进入物镜，在某种程度上可观察物体的结构。普通光学显微镜观察物体的最大分辨率为 0.4μm，而暗视野照明下虽看不清物体微细结构，但可以分辨 0.004～0.2μm 的微粒子。

二、暗视野显微镜应用

暗视野聚光器种类很多，生物学和医学常用的是抛物面型聚光器。该聚光器是使抛物面的焦点聚在聚光器上面的被检物上，透镜下面设有中央光挡，由下面射入的照明光线经过抛物面的反射形成斜照明，光不进入镜筒内，只有被检物的衍射光线进入物镜，这样就形成了暗视野。暗视野显微镜虽然有一定应用价值，但它的应用范围较小，主要适用于观察液体介质中未染色的细菌、酵母、霉菌及血液中白细胞和血清中分子的布朗运动，以及细胞内线粒体的运动等。暗视野聚光器和透射荧光显微镜联合使用，在黑暗的视野内，可获得鲜艳清晰的荧光图像。

第六节 电子显微镜

电子显微镜是观察细胞和细胞间质超微结构的电子仪器，它是由电子光学系统（镜筒部分）、真空系统和供电系统构成的。镜筒是电镜的主体部分，包括照明、成像和观察记录三个部分。照明部分由产生电子束的电子枪和电子束聚集到样品上的聚光镜组成；成像部分由放置样品的样品室、成像和使物体放大的物镜和中间镜以及将物像进一步放大并成像于荧光屏上的投影镜组成；观察记录部分由有荧光屏的观察室和观察室下方的照相装置组成。电子束只能在高真空条件下产生和运动，所以电镜筒内必须由真空系统维持高真空状态。电镜是利用电子发射器替代光源，在高压电场中发射电子，形成电子束代替普通光线。用阳极和阴极对电子的吸收和排斥作用，或用磁场对运动电子的作用，达到聚焦和放大目的，电子显微镜分透射电镜和扫描电镜两种。

一、透 射 电 镜

透射电镜是由电子发射器发射的电子束，经过磁场的聚焦和放大后，到达被观察的样品。当电子束的电子碰到样品的原子核时，电子轨道的角度偏斜，这种相互作用的过程称为弹性散射。弹性散射的强度与样品元素的原子序数成正比，原子序数越高，对入射电子的散射能力就越大，这样就被"标上了"样品的信息。在电镜物镜后焦面上装有一个接地光阑，散射角度大的电子被光阑截获并被除去，仅让透射电子和散射角度小的电子通过光阑参与成像，从而形成一定的反差。光阑的孔径越小(通常为 20～30μm)，被截的散射电子越多，像的反差就越好。生物组织样品主要由原子序数很低的碳、氢、氧、氮等元素组成，在电镜中形成的反差极小，因而不能成像。为了获得生物样品的反差，必须对样品的超薄切片(切片厚 50～80nm)进行电子染色，即在样品制作过程中用铅、铀等贵重金属盐进行电子染色，使组织中的某些结构与之结合，从而增加这些结构对电子的散射能力，以获得物像反差，而显示出结构的清晰度。被重金属盐染色的部位，荧光屏上的影像暗，图像较黑，称为电子密度高；反之，则称为电子密度低。在荧光屏上显示的样品放大图像，可由照相装置摄影，制成永久性电镜照片。电镜的分辨率为 0.2nm，放大倍数为几万至几十万倍。透射电镜的电子枪加速电压一般为 40～100kV，电子束的穿透能力较弱，要求样品的厚度在 100nm 以下。如电子枪的加速电压在 500kV 以上时，称为超高压电镜，其电子束的穿透能力很强，因而可以观察 0.5～10μm 的厚切片，可用于观察和研究细胞内部的立体超微细结构，如对细胞骨架的研究等。

(一)电镜细胞化学技术

电镜细胞化学技术是在超微结构水平更精确地研究细胞内酶的活性和定位细胞器的标志酶，可更深入地了解结构和功能之间的关系。

电镜细胞化学技术是在光镜细胞化学方法的基础上改进的。适合电镜细胞化学的方法主要有三种：

1. 无机盐法 这种方法的最终产物一般是电子密度大的不溶解的金属盐，很多是半结晶状态的大颗粒产物，故定位精确度较差，例如 Gomori 酸性和碱性磷酸酶改良法。

2. 非金属有机化合物法 这种方法是在光镜应用的偶氮染料和四氮盐方法的基础上发展起来的，最终反应产物是非结晶性物质，可进行精确的定位，例如证明线粒体嵴脱氢酶活性的方法。

3. 嗜锇多聚物的形成或锇桥法 这种方法是利用有机盐作为反应底物，它能结合大量锇(锇桥)，或者能催化一种嗜锇多聚物的形成。标本经过四氧化锇(OsO_4)固定后，在酶的存在部位产生黑色的锇沉淀物。这种反应物是非溶解性的电子密度大的微细的无定形结构。

(二)免疫电镜技术

电镜细胞化学技术虽然在超微结构水平能观察一些酶在细胞内的分布，但不能观察无酶活性的蛋白质，包括免疫球蛋白、神经递质和激素等。免疫电镜技术的优点是凡被检物质具有抗原性，原则上都能应用这种技术在超微结构的水平上检出。免疫电镜技术与免疫细胞化学的原理基本相同。但在电镜下观察的抗体标记物，必须是电子散射能力强、电子密度高的物质。现在常用的标记物有铁蛋白，它是一种含铁量约占 23%的蛋白质，因为铁蛋白含有致密的铁离子，具有很高的电子密度，便于电镜下观察。铁蛋白标记抗体，一般是用低分子量的双功能试剂(如戊二醛等)把二者联结起来，而不影响抗体的免疫活性。但铁蛋白的分子较大，不易渗入细胞内，多应用于观察细胞膜表面抗原、受体或抗体。辣根过氧化物酶(HRP)的分子较小，用于标记抗体易渗入细胞内部，与特异性抗原结合而不影响其酶的活性。HRP 与相应的酶底物作用后，可形成不溶性的反应产物，该产物在光镜下呈棕褐色，电镜下具有较高的电子密度，便于观察。胶体金是金的水溶胶，利用胶体金在碱性溶液中带有负电荷的性质，使其与抗体静电结合，或使抗体吸附于金颗粒表面而标记抗体。在光镜下金颗粒呈樱红色，不需要再进行染色。电镜下的金颗粒具有很高的电子密度，清晰可见。由于金颗粒具有产生继发电子的能力，也可应用于扫描电镜，对细胞膜表面抗原或受体进行标记定位观察。免疫电镜胶体金标记法较 HRP 标记法操作过程简单，不需用 H_2O_2 等处理，对细胞超微结构的影响较小，故应用渐广。

(三) 电镜放射自显影术

电镜放射自显影术是电镜技术和显微自显影技术相结合的一种方法，可以显示光镜下不能察知的超微结构与自显影银粒之间的关系。其基本原理和光镜放射自显影相同，但电镜放射自显影术要求应用颗粒细、电子密度高和电子敏感的核子乳胶。银颗粒直径一般在 0.15μm 以下，使用的同位素能量要低，最常用的是 ^3H 和 ^{125}I。电镜放射自显影术可以从超微结构水平研究细胞的物质代谢和细胞内大分子物质的合成、代谢和转归等。

二、扫描电镜和 X 射线显微分析

扫描电镜是研究细胞和器官表面立体微细形貌的电子仪器。由电子发射器发出的带有一定能量的电子，经过两个磁透镜的会聚和物镜聚焦成一极细的电子束，称为电子探针。电子探针的入射电子照射样品时所产生的信号，有二次电子、透射电子、反射电子、吸收电子、Auger电子、阴极发光电磁波和 X 射线。入射电子(又称一次电子)把样品表面原子中的电子(二次电子)打落，并使电子探针沿样品表面一点挨一点移动，扫描整个样品表面，则逐次地产生一点挨一点的、代表整个样品形貌的二次电子信号。在样品旁有一个二次电子探测器，接受二次电子信号。二次电子信号经过放大，控制显像管荧光屏上光点的亮度，而且电子探针在样品上移动和显微镜荧光屏上的亮点的移动步调是同步的。这样，在显像管的荧光屏上就扫描出一幅反映样品表面形貌的影像，显像管上的图像可直接拍照。扫描电镜的特点是放大范围宽，影像富有立体感。

扫描电镜和较新型的透射电镜均装配有 X 射线显微分析器，它是探测微小区域的元素成分的仪器。当电子探针的入射电子与样品相互作用时，引起样品原子内电子层的电子跃迁，不同元素便释放出元素的特征性 X 射线。测定特征性 X 射线谱和 X 射线的强度，可对样品中的元素进行定性和定量分析。其方法是利用 X 射线检测器接收并分辨特征性 X 射线的波长和强度，然后进行测定。测定方法有两种。一种是晶体衍射法，又称波谱分析法，样品中的元素受电子束轰击而产生的各个方向的 X 射线，有一小束进入晶体分光计中，根据检测器出现波峰的 Q 角，可确定样品所含元素的性质。波峰的峰值反映 X 射线的强度，根据射线的强度，可反映元素的含量；另一种方法称能谱分析法，它是直接用检测器接收 X 射线量子，将它转变为电信号加以放大，并进行脉冲幅度的分析。通过选择不同脉冲幅度，以确定 X 射线量子的能量，从而区分不同特征性 X 射线和确定所含元素的性质。脉冲的高度代表元素的相对含量。

近年扫描电镜又组装了很多先进的设备。如特大样品室(270mm×310mm×270mm)对大型样品的分析提供了极大方便；自动对焦和使用 LaB_6 灯丝，在低加速电压下，仍可获得高清晰度、高分辨率的图像；双显示系统(一为单色，另一为彩色)使一般单色图像上难分辨的样品，很容易显示出它们之间的层次。此外，在扫描电镜中，组装上图像分析部分，设计成最新型的 CSM950 型图像分析扫描电镜，在扫描电镜基础上对物质进行定量分析。

(廉　洁)

第二章 医学形态学基本实验方法

形态学的发展离不开技术的进步，近年来，随着医学科学事业的发展，各种各样先进的实验技术与传统的实验方法结合，极大地促进了形态学的发展。

实验一 取 材

病理诊断是临床疾病诊断的"金标准"，要做出正确诊断，必须对标本进行肉眼检查和正确取材，再经显微镜观察，并结合临床资料分析，所以正确取材是病理工作最基本最重要的环节。

一、取材前固定

在取材之前需固定，固定能防止组织腐败自溶，以便病理学检查的后续过程顺利进行。固定首先可以保持组织、细胞与生活时的形态相似。因为新鲜组织如果不经固定，则易使细菌繁殖而致组织腐败，细胞内的酶会使蛋白质分解为氨基酸渗出细胞，引起自溶；其次标本体积较大，质地或韧或脆，经过固定后有利于取材；另外新鲜标本存在于固定液中，便于取材者适机取材。

用于固定的药剂称固定液。常用的固定液有甲醛、乙醇等。甲醛的浓度10%，乙醇的浓度在70%～80%。

二、取 材 步 骤

(一)肉眼观察及描述

肉眼观察主要是观察标本的外形、切面并进行描述。描述的内容包括大小、色泽、形状、质地、结构及数目。表面有无渗出物、分泌物，是否被覆有皮肤或其他组织。

对于肿瘤必须描述确切部位、大小、形状、包膜、与周围关系、色泽、质地及结构等；切面的色泽、质地及结构；有无出血、坏死及程度；实性或囊性；肿瘤周围及远处淋巴结；断端状况等。囊性结构的标本须描述囊的大小，单房还是多房、形状、囊壁厚度，囊内壁状况及囊内容物的量和性质等。

(二)取材

组织取材的方法是制作切片的一个重要程序，是从大体标本上按根据教学、科研及外检的具体要求和目的取自人体(外科手术切除标本、活检标本、尸检标本)，并确定取材的部位和方法切取适当大小的组织块。要掌握实际操作技术，每个组织器官的取材都有一定的部位和方法，不能任意切取组织作为制片材料，不然，无法达到教学、科研和临床诊断的目的。对待检标本观察描述后，应选取典型部分切取准备制作组织切片，这一过程称为取材。

临床病理检查标本有小标本和大标本之分，小标本通常为活检组织，包括：子宫内膜的刮取物、浅在或深在部位的穿刺物、皮肤组织、浅表的或经由内镜钳取或切取的黏膜组织、经由微创手术由器官和(或)肿瘤中切取的多量不完整组织等。大标本指手术切除标本、尸检取出的器官等。

<h1 style="text-align:center">三、取材的要求</h1>

1. 检查及描述顺序　对大体标本进行检查及描述，按从前往后，从大往小，从上往下以及逐一解剖部位进行检查描述。

2. 取材块大小　一般标本为 1.5cm×1.5cm×0.2cm 左右。

3. 取材块数　较小单一标本取一块；若较大标本，如结构不同则分别取材，如结构较单一取一块即可。输尿管等或有断端标本断端必须取材，断端取材必须沿断缘平行切缘取材，不能与切缘垂直取材。囊性病变，不同囊壁及囊壁不同状况、肿瘤的不同结构、不同浸润程度、周围不同状况及断端等要分别取材。

4. 做标记　切取的组织要按不同部位分别给予不同编号或标记。

5. 组织块的切面　根据各器官的组织结构，决定其切面的走向。纵切或横切往往是显示组织形态结构的关键，如长管状器官以横切为好。

<h1 style="text-align:center">四、取材时的注意事项</h1>

1. 使用的刀、剪要足够长，刃要薄而锋利。取组织块时，一般从刀的根部开始，向后拉动切开组织，避免前后拉动或用力挤压组织。用镊子夹取组织时动作应轻柔，否则会挫伤或挤压组织而引起组织结构的变形和损伤。应避免使用带齿镊子。

2. 注意包埋方向，需指定包埋面时应做记号，若有皮肤组织，包埋面须与表面垂直。

3. 取材应避免过多的凝血块或坏死组织，若有线结应拔除，有钙化应经脱钙后再取材，否则切片时会损伤切片刀。

4. 为防止标本之间的相互污染，在每例标本取材后，必须把取材工具刀、剪、镊、检验台及切板流水冲洗干净。

5. 保持材料的清洁。组织块上如有血液、污物、黏液、食物、粪便等，可用水冲洗干净后再放入固定液中。

（廉　洁）

<h1 style="text-align:center">实验二　组织切片制作</h1>

随着生物学和医学的发展，生物学染色技术也不断地改进和发展。利用组织切片染色方法所制出的标本，可以显示各种组织细胞的不同结构和形态，还可以显示细胞和组织中某些化学成分含量的变化。组织制片及组织染色技术在医疗科学领域里占有重要地位，是教学、医学和科研中不可缺少的一个组成部分。组织学切片所需的组织，一部分可取自人体(如外科手术活检组织或尸检的新鲜材料)，一部分取自动物。

<h2 style="text-align:center">一、常规石蜡包埋组织切片（常规切片）的制备</h2>

(一)制备程序

①水洗，②脱水，③透明，④浸蜡，⑤包埋，⑥切片。

(二)注意事项

组织切片制备使用的乙醇、二甲苯、石蜡、丙酮等为有毒、易燃物须专人管理，2m 以内不得有明火，局部环境应有良好的通风消防设施。

(三)常规切片的手工操作

1. 水洗　用流水冲洗已经固定的组织块 30min。

2. 脱水(常温)

(1)乙醇-甲醛(AF)液固定：60～120min。

(2)80%乙醇：60～120min。

(3)95%乙醇Ⅰ：60～120min。

(4)95%乙醇Ⅱ：60～120min。

(5)无水乙醇Ⅰ：30～60min。

(6)无水乙醇Ⅱ：30～60min。

(7)无水乙醇Ⅲ：30～60min。

注意事项：①进入脱水程序的组织块必须充分固定；②脱水试剂容积应为组织块的 5～10 倍以上；③脱水试剂应及时过滤更换(加入硫酸铜的无水乙醇变蓝时，提示需要更换)；④较大组织块的脱水时间长于较小者，应将两者分开进行脱水。

3. 透明

(1)二甲苯Ⅰ：20min。

(2)二甲苯Ⅱ：20min。

(3)二甲苯Ⅲ：20min。

注意事项：①二甲苯的容积应为组织块总体积的 5～10 倍以上；②组织块在二甲苯中透明的时间依不同类型组织及其大小而异(组织块呈现棕黄或暗红色透明即可)；③二甲苯应及时过滤、更换；④组织块经二甲苯适度处理后不显透明常提示该组织的固定或脱水不充分，应查找原因并妥善处理。

4. 浸蜡

(1)石蜡Ⅰ(45～50℃)：60min。

(2)石蜡Ⅱ(56～58℃)：60min。

(3)石蜡Ⅲ(56～58℃)：60min。

注意事项：①熔化石蜡必须专人负责，不得用明火加温，必须在熔蜡箱内或水浴中(70℃)进行；②熔蜡容积应为组织块 5～10 倍以上；③应尽可能减少将透明后组织块表面的二甲苯带入熔蜡中；④熔蜡应及时过滤、更换；⑤浸蜡时间应适宜，过短组织过软，反之组织硬脆。

5. 包埋

(1)先将融化的石蜡倾入包埋模具中，再用加热的弯曲钝头镊子轻轻夹取已经过浸蜡的组织块，使组织块最大面或被特别指定处的组织面向下埋入熔蜡中，将组织块平整地置放于包埋模具底面的中央。包埋于同一蜡块内的多块细小组织应彼此靠近并位于同一水平面上；腔壁、皮肤及黏膜组织必须垂直包埋。

(2)将与组织块相关的病理号小条置入包埋模具内熔蜡的一侧。

(3)待包埋模具内的熔蜡表面凝固后，将模具移入冷水中加速凝固。

(4)从包埋模具中取出凝固的包埋蜡块，用刀片去除组织块周围的过多石蜡(组织块周围保留 1～2mm 石蜡)。将包埋石蜡块修整成为规则的正方形或长方形。

(5)将病理号小条牢固地烙贴在蜡块一侧。

(6) 将修整好的蜡块烙贴在支持器上，以备切片。

(7) 使用包埋机的方法按有关厂商的说明书操作。

注意事项：①应将组织块严格分件包埋。包埋是一定要首先认真核对组织块的病理号、块数和取材医师对包埋面的要求，准确地置入相应的病理号小条。发生包埋差错时，必须立即与取材医师和病理科当班负责人取得联系并及时处理。②包埋过程操作要迅速。③必须严防污染。④熔蜡时不得使用明火，以防燃烧。包埋用的熔蜡使用前应先静置沉淀、过滤，熔点适宜；熔蜡的温度应低于 65℃；为防止烫伤组织，包埋用的镊子加温不可过高。

6. 切片

(1) 切片刀必须锋利并在低倍显微镜下确认刀刃无缺口；使用一次性切片刀应注意更新。

(2) 载玻片必须洁净、光亮。

(3) 将切片刀或刀片安装在持刀座上(以 15° 为宜)。

(4) 将蜡块固定于支持器上，并调整蜡块和刀刃至适当位置(刀刃与蜡块表面呈 5° 夹角)。

(5) 细心移动刀座或蜡块支持器，使蜡块与刀刃接触，旋紧刀座和蜡块支持器。

(6) 修块(粗块)。右手匀速旋转切片机轮，修切蜡块表面至包埋其中组织块完整地切到。修块粗切片的厚度为 15～20μm(注意：对于医嘱再次深切片应尽量少修块，以尽量好地获得有关病变的连续性)。

(7) 调节切片厚度调节器(4～6μm)，进行切片。切出的蜡块应连续成带状、完整无缺、厚度适宜(3～5μm)、均匀、无刀痕、颤痕、皱褶、缺损、开裂等。

(8) 以专用小镊子轻轻夹取蜡片，放入伸展器的温水中(45℃左右)，使切片全部展开(注意：水温必须适宜、清洁)。

(9) 将蜡片附贴于涂有蛋白甘油或经 3-氨丙基-三乙氧基硅烷处理过的载玻片上。蜡片应置放在载玻片右(或左)2/3 处的中央，留出另一侧 1/3 的位置用于贴附标签。蜡片与载玻片之间无气泡。

(10) 立即在置放了蜡片的载玻片一端(待贴标签的一端)，用优质记号笔或刻号笔准确、清楚地标记其相应的病理号(包括次级号)。

(11) 将置放了蜡片的载玻片呈 45° 斜置片刻；待载玻片上的水分流下后，将其置于烤箱中烘烤(60～62℃，30～60min)，然后即可进行染色。

注意事项：①组织块固定、脱水、透明和浸蜡的质量直接影响切片的制备。②切片机的质量是制备优质切片的重要前提。③经由内镜、穿刺等获取的细小组织，应间断性连续切片多面。须做特殊染色、免疫组化染色等的病例，可预制蜡片备用。

二、快速石蜡包埋组织切片的制备

煮沸固定切片法

1. 固定 切取大小适宜(厚度<2mm)的组织块，尽快置入 5～8ml 4%中性甲醛的试管中煮沸 1min，然后移入冷水中。

2. 脱水

(1) 将已经煮沸固定的组织块取出，用刀片将其厚度修切至<1.5mm，随即置入盛有 5～8ml 丙酮的试管中，煮沸 2min，然后将丙酮倾弃。

(2) 再向试管中重新加入盛有 5～8ml 丙酮并煮沸 2min。如此重复 3～4 次。

3. 浸蜡 将已经丙酮脱水的组织块由试管中取出，用吸水纸去除其表面液体，随即置入 75～80℃熔化的石蜡中，待组织块下沉、不再出现气泡时(约需 30s)，即可包埋。

4. 包埋、切片和染色

(1)用热镊子将预制的蜡块表面熔化，埋入已经浸蜡的组织块。

(2)待埋入组织块的蜡块表面凝固后，即用载玻片轻压蜡块表面片刻，使蜡块表面平整。

(3)将蜡块置入冰水中，使其变硬。

(4)迅速切片，裱片后用吸水纸去除载玻片上的水分。

(5)将载玻片用火焰烘干(勿距火焰太近)。

(6)迅速进行 HE 染色。

注意事项：①必须预先做好有关准备工作，以尽量缩短制片时间。②制片过程在 20～25min 完成。③制片后剩余组织块应做常规石蜡包埋切片染色，进一步诊断。④含脂肪较多的组织，须经多次丙酮处理。⑤丙酮、乙醇、二甲苯等为易燃物，进行上述各项流程时，2m 距离内不得存在明火。加温脱水和浸蜡过程必须应用隔水温箱，不得使用干烤箱操作。

三、冷冻组织切片的制备

(一)应用恒冷箱切片机制备切片

该法是目前最适用方法。恒冷箱切片机种类较多，应严格按有关厂商的说明书操作。用于切片的组织块必须未曾固定。

(二)应用开放式冷冻切片机制备切片

1. 二氧化碳制冷切片

(1)将组织块放在冷冻台上，滴加 OCT 或羟甲基纤维液将组织快包埋，使固定在切片机上的切片刀接近组织块表面。

(2)间断开放液态一氧化碳桶的开关，喷冻组织块和切片刀，使组织块冻结和切片刀制冷。

(3)迅速移动切片刀进行切片。先将组织块修平，然后调节厚度至 8～12μm 处进行切片。

(4)用毛笔将切片展开，黏附于载玻片上，稍干后，置于冷冻切片固定液中固定 1min，随即进行 HE 染色。也可用毛笔将切片拖入水中，再用玻璃弯针将切片移至染色皿中进行染色。

(5)组织块也可现在 4%中性甲醛中煮沸固定 1min，水洗后再行冷冻切片。

2. 半导体制冷切片

(1)切片刀与持刀器之间隔一层云母片或硬纸片。将冷刀制冷器粘在刀面上。

(2)将组织冷冻台安装在半导体切片机上。

(3)将冷冻台和切片刀制冷器上的导线连接在控制台直流电源上。

(4)连接制冷器的冷却水管并开始放水，然后开启电源；冷却水管中的水流量不宜过大，在使用过程不得断水。

(5)调整冷冻温度调节器，致切片刀和冷冻台呈现霜冻。

(6)将新鲜组织块或已固定的组织放在冷冻台中央，滴加水或 OCT，或用水调成糊状的羟甲基纤维素于组织块周围(将组织块包埋)。

(7)待组织块冷冻适当后，进行切片。

(8)对于未经固定的新鲜组织，用毛笔将制作满意的切片展平，立即裱贴于盖玻片或载玻片上，待冷冻的切片刚要熔化时，立即将其置于冷冻切片固定液中固定 1min。对于已经固定的组织块，可用毛笔将制作满意的切片拖入水中，再用玻璃弯针将切片移至染色皿中进行染色。

(9)切片完毕后，先关闭电源，再关闭冷却水，待冰霜融化后擦干机器，加罩。

3. 氯乙烷制冷切片

(1)将新鲜的或已固定的组织块置于支持器中央，加少许水或 OCT。

(2)连续喷射氯乙烷于组织块上，待组织块冻结后，改为间歇喷射，使冷冻适度，立即切片。使用氯乙烷时应注意防火、防爆。

(3)进行组织切片的裱贴、固定和染色(同上述方法)。

4. 甲醛制冷切片　按有关厂商的仪器说明书操作。

注意事项：①制作冷冻切片所需要的试剂和设备等应处于随时可供试用状态。②切取的组织块大小适宜(厚度<2mm)，并尽快置于冷冻组织切片机上制备切片。③调节冷冻程度，试切合适时便迅速切片。④冷冻切片固定液，乙醚-乙醇液：无水乙醚 1 份，95%乙醇 1 份；乙醇-冰醋酸液：95%乙醇 100ml，冰醋酸 3～5 滴。

四、脱 钙 方 法

骨和其他钙化组织，通常需要脱去钙盐后进行切片，骨组织脱钙前须先行固定。

(一)常规脱钙法

1. 将骨组织锯成薄片(约 1cm×1cm×0.3cm)。

2. 在 4%中性甲醛中固定 6～12h。

3. 将骨片置于 5%硝酸中脱钙，至用针轻刺可进入时为止，需 12～24h(小块骨组织需 2～3h)，其间可更新脱钙液 2～3 次。

4. 流水冲洗 1～2h。

5. 移入 5%甲明矾液(2～4h)。

6. 流水冲洗 2～3h。

7. 按常规脱水。

8. 石蜡包埋。

(二)骨髓组织脱钙

可浸泡于苦味酸乙醇饱和液(占 85%)、甲醛(占 10%)和冰醋酸(占 5%)的混合液中(同时进行固定和脱钙)。

注意事项：①脱钙组织厚度适宜。②脱钙组织与脱钙液的体积比>1∶30。③脱钙过程应不时摇动并多次换脱钙液。④脱钙时间不宜过长。⑤微波处理可加速脱钙过程。⑥脱钙后的组织必须用流水充分冲洗。⑦用于包埋的石蜡硬度适中。

(刘　婷)

实验三　HE 染 色

组织学中最常用的染色方法是苏木精(hematoxylin)和伊红(eosin)染色法，简称 HE 染色法，苏木精为碱性染料，细胞核内染色质和细胞质中的核糖体等酸性物质能被苏木精染成紫蓝色，称为嗜碱性，伊红为酸性染料，细胞质和细胞间质中碱性蛋白能被伊红染成淡红色，称为嗜酸性。

一、染 色 步 骤

(一)石蜡切片 HE 染色(常规 HE 染色)

1. 二甲苯Ⅰ	5～10min
2. 二甲苯Ⅱ	5～10min
3. 无水乙醇Ⅰ	1～3min
4. 无水乙醇Ⅱ	1～3min
5. 95%乙醇Ⅰ	1～3min
6. 95%乙醇Ⅱ	1～3min
7. 80%乙醇	1min
8. 蒸馏水	1min
9. 苏木素液染色	5～10min
10. 流水洗去苏木素液	1min
11. 1%盐酸-乙醇	1～3s
12. 稍水洗	1～2s
13. 返蓝(用温水或 1%氨水等)	5～10s
14. 流水冲洗	1～2min
15. 蒸馏水洗	1～2min
16. 0.5%伊红液染色	1～3min
17. 蒸馏水稍洗	1～2s
18. 80%乙醇	1～2s
19. 95%乙醇Ⅰ	2～3min
20. 95%乙醇Ⅱ	2～3min
21. 无水乙醇Ⅰ	3～5min
22. 无水乙醇Ⅱ	3～5min
23. 石炭酸-二甲苯	3～5min
24. 二甲苯Ⅰ	3～5min
25. 二甲苯Ⅱ	3～5min
26. 二甲苯Ⅲ	3～5min

27. 中性树胶封固

注意事项：①12 和 13 项可省去，但 14 的时间需延长至 10～15min(细胞核显示更清晰)。②23 项可用无水乙醇代替；北方地区可省略。

(二)冰冻切片 HE 染色

1.冰冻切片固定	10～30s
2. 稍水洗	1～2s
3. 苏木素液染色(60℃)	30～60s
4. 流水洗去苏木素液	5～10s

5. 1%盐酸-乙醇　　　　　　　　　　1～3s

6. 稍水洗　　　　　　　　　　　　　1～2min

7. 返蓝(用温水或1%氨水等)　　　　　5～10s

8. 流水冲洗　　　　　　　　　　　　15～30s

9. 0.5%伊红液染色　　　　　　　　　1～2min

10. 蒸馏水稍洗　　　　　　　　　　　1～2min

11. 80%乙醇　　　　　　　　　　　　1～2min

12. 95%乙醇　　　　　　　　　　　　1～2min

13. 无水乙醇Ⅰ　　　　　　　　　　　1～2min

14. 无水乙醇Ⅱ　　　　　　　　　　　1～2min

15. 石炭酸-二甲苯　　　　　　　　　　2～3min

16. 二甲苯Ⅰ　　　　　　　　　　　　2～3min

17. 二甲苯Ⅱ　　　　　　　　　　　　2～3min

18. 中性树胶封固

注意事项：①7和8项可省去，但9的冲水时间需延长至10～15min(细胞核显示更清晰)。②15项可用无水乙醇代替；北方地区可省略。

二、染 色 结 果

细胞核呈蓝色，细胞质、胶原纤维、肌纤维和红细胞呈不同程度的红色。钙盐和细菌可呈蓝色或紫蓝色。

三、染色注意事项

(一)切片染色前，应彻底脱蜡。

(二)用含有升汞液体固定的组织，其切片染色前应先脱去汞盐。

1. 石蜡切片脱蜡至水洗

2. Lugol液　　　　　　　　　　　　20min

3. 流水冲洗　　　　　　　　　　　　5min

4. 95%乙醇　　　　　　　　　　　　10min

5. 水洗　　　　　　　　　　　　　　1min

6. 5%次亚硫酸钠水溶液　　　　　　　5min

7. 流水冲洗　　　　　　　　　　　　5min

8. 显微镜观察除汞满意后，转入HE染色

(三)严格执行HE染色流程，用显微镜控制细胞核的苏木素染色质量。HE染片应着色鲜艳，红、蓝分明，对比清晰。

(四)载玻片自二甲苯中取出后，应立即用洁净、光亮的盖玻片和稠度适宜的中性树胶湿封载玻片。封盖处内无气泡，外无溢胶。封片时必须进行操作人员和局部环境的二甲苯污染防护。不应将组织切片烤干或风干后再行封片。

(五)必须在载玻片的一端牢贴标签。标签上应印有病理科所在的医院名称。标签上应清楚显示有关的病理号及其亚号；标签上的病理号应准确无误，无涂改。

(六)制片完成后,技术人员应对切片与其相应的病理学检查记录单或取材工作记录单认真进行核对;确认无误后,将制备好的切片连同相关的活检申请单/活检记录单以及取材工作单等一并移交给有关的病理医师;交接双方经核对无误后,办理移交签字手续。

(七)石蜡切片-HE 染色的优良率(甲、乙级切片所占的比率)应≥85%。石蜡切片-HE 染色质量的基本标准列于附表。

(八)制片工作一般应在取材后2个工作日内完成(不含进行脱钙、脱脂等需要特殊处理的标本)。

(九)制片过程出现意外情况时,技术室人员应及时向病理医师和科主任报告,设法予以补救。

四、HE 染色试剂的配制

(一)苏木素染液

1. Harri 苏木素染液

苏木素	1g
无水乙醇	10ml
硫酸铝钾	20g
蒸馏水	200ml
氧化汞	0.5g
冰醋酸	8ml

先用无水乙醇溶解苏木素,用蒸馏水加热溶解硫酸铝钾;然后将该两液合并煮沸,加入氧化汞,继续加热和搅拌溶液至深紫色,随即用冰水冷却,恢复至室温后过滤备用。使用前加入冰醋酸并混匀、过滤。

2. Gill 改良苏木素液

苏木素	2g
无水乙醇	250ml
硫酸铝钾	17g
蒸馏水	750ml
碘酸钠	0.2g
冰醋酸	20ml

先用无水乙醇溶解苏木素,用蒸馏水溶解硫酸铝钾;然后将该两液混合,再依次加入碘酸钠和冰醋酸。使用前过滤。

3. Mayer 改良苏木素液

A 液:	苏木素	2g
	无水乙醇	40ml
B 液:	硫酸铝钾	100g
	蒸馏水	600ml

将苏木素溶于无水乙醇中(A 液);稍加热,使硫酸铝钾溶于蒸馏水中(B 液)。将 A 液与 B 液混合后煮沸 2min,再用蒸馏水补足至 600ml,加入 400mg 碘化钠混匀。染液呈紫红色。

(二)伊红液

1. 0.25%～0.5%伊红 Y 水溶液

伊红 Y	0.25～0.5g

蒸馏水	100ml
冰醋酸	1 滴

2. 0.5%伊红 Y-氯化钙水溶液

伊红 Y	0.5g
蒸馏水	100ml
无水氯化钙	0.5g

3. 0.25%~0.5%伊红 Y-乙醇溶液。

伊红 Y	0.25~0.5g
80%乙醇	100ml

4. 石炭酸-二甲苯混合液

石炭酸	1 份
二甲苯	3 份

(三) 盐酸 – 乙醇分化液

浓盐酸	1ml
70%乙醇	99ml

（刘　婷）

实验四　组织化学与细胞化学技术

组织化学技术（histochemistry）与细胞化学技术（cytochemistry）是利用组织或细胞内构成成分的化学性质或物理性质，通过化学反应或物理反应的原理来显示这些成分的组织学研究方法。通过这些方法可以对组织或细胞内的成分进行定位、定性和定量的研究。如：组织和细胞中的糖类、脂类、酶、核酸和蛋白质等成分与化学试剂发生化学反应或物理反应，形成有色的终末产物，可以在显微镜下进行观察分析。

1. 糖类　显示多糖和蛋白多糖的常用方法是过碘酸-雪夫反应，过碘酸是一种强氧化剂，能将葡萄糖中乙二醇基(CHOH-CHOH)氧化成两个游离醛基(—CHO)，游离醛基与 Schiff's 试剂反应生成紫红色产物，颜色深浅与多糖含量成正比。

2. 脂类　脂类物质包括脂肪和类脂，标本用甲醛固定，冷冻切片，脂类保存较好，多用苏丹染料、油红 O、尼罗蓝等溶于脂类的染料染色，使脂质呈色，也可用四氧化锇(OsO_4)染色，脂肪酸或胆碱可使 OsO_4 还原为 OsO_2。

3. 核酸　甲绿－派洛宁(Methylgreen-Pyronin)染色法是显示核酸常用的方法。甲绿和派洛宁均为碱性染料，它们可以分别与细胞内的 DNA 和 RNA 结合而呈现不同的颜色。甲绿易与聚合程度较高的 DNA 结合而使之呈绿色，派洛宁能与聚合程度较低的 RNA 结合使之呈红色。

4. 酶　酶是一大类特殊的蛋白质，在生物化学反应中起催化剂的作用。利用这种特性，使酶促反应的终产物形成有色沉淀物，从而检测酶在组织中的定位、活性和定量变化的组织化学方法即酶组织化学方法。

（孙翠云）

实验五　免疫组织化学技术

免疫组织化学(immunohistochemistry)技术是在组织化学技术基础上，吸收免疫学的理论和技术发展起来的一门新技术。它用荧光素或酶等标记物或显色物标记特异性抗体，利用免疫学中抗原抗体反应与组织细胞内的相应抗原结合，形成带有荧光素或显色物的抗原抗体复合物，在荧光显微镜或光学显微镜及电镜下可以观察这一复合物的存在，以达到检测细胞抗原物的目的。简称免疫组化。

一、免疫组织化学染色前的准备事项

(一)玻片的准备

玻片包括盖片和载玻片应用热肥皂水刷洗，自来水清洗干净后，置于清洁液中浸泡 24h，清水洗净烘干，95%酒精中浸泡 24h 后蒸馏水冲洗、烘干。此外还要应用粘附剂预先涂抹在载玻片上，干燥后待切片时应用，以保证在整个实验过程中切片不致脱落。常用的黏附剂有多聚赖氨酸液具有较好的黏附效果，但价格昂贵，APES 黏附效果好，价格较多聚赖氨酸便宜，制片后可长期保存应用。

(二)抗体的选择、稀释和保存

1. 选择抗体应先了解其反应谱和适用条件，包括适用切片(石蜡切片抑或冷冻切片)、稀释度和温育时间等。

2. 对于未曾使用过的新抗体，应按照有关说明书的提示，以几个不同的稀释度对已知阳性组织进行预实验。根据染色阳性表达的程度和检材背景着色程度，确定用于染色的最适宜稀释度。

3. 抗体的原液应于分装后置于-20℃冷室中保存，切勿反复冻存(以免效价降低)。

4. 抗体的工作液可置于 4℃冰箱中保存。

5. 抗体的稀释。

(1)一般用 0.01mol/L PBS(生理盐水磷酸盐缓冲液)，pH 7.2。

(2)或用 0.05mol/L TBS(生理盐水三羟基氨基甲烷缓冲液)，pH 7.6。

(3)必要时可按需要加适量小牛血清清蛋白。

(三)被检测组织内抗原的修复

1. 经 4%中性甲醛之类含醛基固定剂固定的组织，其切片中的抗原决定簇因醛的交联作用而被封闭，从而影响抗原-抗体反应。进行免疫组织化学染色前，对组织切片进行抗原修复处理，会使组织中的固有抗原尽量多地暴露出来，可以提升大部分检测抗体的阳性率和反应强度。有的抗体不需要进行抗原修复。应按抗体试剂说明书的提示决定是否进行被检测组织内的抗原修复。

2. 抗原修复缓冲液

(1)一般为 0.01mol/L 枸橼酸缓冲液(2.1g 枸橼酸溶于 100ml 蒸馏水中，用 2mol/L NaOH 调节 pH 至 6.0)。

(2)有些抗体需要特殊修复缓冲液，如高 pH 的 EDTA(50mmol/L Tris，10mmol/L EDTA，pH 9.0)，或商品化的 EDTA 高 pH 修复液等。

3. 抗原修复的常用方法

(1)胰蛋白酶消化法

1)组织切片脱蜡、水化。

2)滴加一滴 0.1%胰蛋白酶液于组织切片上。

3)37℃下温育 20～40min(温育时间取决于组织经 4%中性甲醛固定时间的长短和被检测抗原)。

4)蒸馏水冲洗，终止反应。

5)阻断内源性过氧化物酶。

6)进行免疫组织化学染色。

(2)胃蛋白酶消化法

1)组织切片脱蜡、水化。

2)滴加胃蛋白酶工作液于组织切片上。

3)37℃下温育 10～30min(一般为 10min，可延至 30min，取决于组织经 4%中性甲醛固定时间的长短)。

4)浸入蒸馏水，终止反应。

5)进行免疫组织化学染色。

注：用 0.1%胃蛋白酶液 37℃下处理 20min。(应以 0.1mol/L HCl 配制胃蛋白酶工作液。过度的胃蛋白酶消化会使组织结构破坏、切片脱落。)

(3)微波修复抗原法

1)组织切片脱蜡、水化(硅化玻片或经防脱片胶处理的玻片)。

2)将组织切片置于容器(塑料盒或玻璃缸)中，并向其中加入抗原修复液 200ml 盖上具有小孔的盖子。

3)将该容器置于微波炉(705～800W)中央加热(95℃)5min，2 次(于两次之间，应向容器中添加蒸馏水 50ml，严防组织切片干燥)。

4)将该容器移出微波炉，置于室温下冷却 15～20min。

5)蒸馏水冲洗。

6)阻断内源性过氧化物酶，而后将切片置于蒸馏水中。

7)用 TBS 或 PBS 液冲洗。

8)进行免疫组织化学染色。

(4)热水浴法

1)组织切片脱蜡、水化(硅化玻片或经防脱片胶处理的玻片)。

2)向装组织切片的容器加入足量抗原缓冲液，置于水浴锅中，加热至 95～99℃(不沸腾)预热。

3)将组织切片插入已预热的容器内，温育 20～40min。

4)将该容器移出水浴锅，置于室温下冷却 20min。

5)室温下，用 TBS、PBS 或水洗。

6)蒸馏水冲洗。

7)阻断内源性过氧化物酶，而后将切片置于蒸馏水中。

8)用 TBS 或 PBS 液冲洗。

9)进行免疫组织化学染色。

(5)压力锅法

1)组织切片脱蜡、水化(硅化玻片或经防脱片胶处理的玻片)。

2)向装组织切片的容器加入足量抗原缓冲液，将组织切片插入容器内。

3)将该容器置入 4～5.5L 的不锈钢压力锅中，不加阀情况下加热 5min。

4)加阀情况下，将组织切片加压 15min。温度达到 108℃。断电。

5) 压力锅自行冷却或以流水冷却减压后，持续 20min。

6) 将冷却后的切片取出，蒸馏水冲洗后，置于 TBS 或 PBS 液中(以免组织切片干燥)。

7) 蒸馏水冲洗。

8) 阻断内源性过氧化物酶，而后将切片置于蒸馏水中。

9) 用 TBS 或 PBS 液冲洗。

10) 进行免疫组织化学染色。

(四) 组织切片中内源性酶的阻断

1. 内源性过氧化物酶　主要存在于红细胞、中性粒细胞、单核细胞、嗜酸粒细胞和组织内。阻断方法：最常用 0.3%～0.5% H_2O_2-甲醇液，作用 15～30min，阻断液必须使用时新鲜配制。

注：由于阻断内源性过氧化物酶常同时导致被测抗原变性(使特异性着色减弱)，而大部分组织不含有内源性过氧化物酶，所以阻断内源性过氧化物酶一般不必作为常规步骤。必须阻断内源性过氧化物酶时，可安排在第一抗体反应后进行，以减少抗原的破坏。

2. 内源性碱性磷酸酶　主要存在于中性粒细胞和内皮细胞。阻断方法：应用 1mol/L 左旋咪唑，作用 15～30min。

3. 内源性生物素　肝、胰、肾等的细胞内含有多量生物素或类生物素物质。阻断方法：先将切片浸于卵白素(0.5μg/ml)中 15min，以缓冲液洗净后，移浸于生物素饱和溶液中 15min，再用缓冲液洗去多余的生物素饱和液；也可应用商供的阻断试剂盒(按说明书操作)。

(五) 正常血清保护

作为检测试剂的抗体蛋白带有一定的负电荷，免疫组织化学染色时，易与带有正电荷的组织，特别是纤维组织、变性和(或)坏死的细胞、嗜酸粒细胞等，发生静电吸引而导致非特异性染色。去除这种非特异性染色最有效的方法是，在滴加第一抗体前，先滴加用于制备第二抗体动物的非免疫血清或是滴加除制备第一抗体动物以外的其他动物非免疫血清，正常血清保护作用时间 10～20min。用于阻断非特异性结合的血清不能有明显的溶血。

二、免疫组织化学染色常用方法

免疫组织化学染色常用方法包括：直接法、间接法、过氧化物酶-抗过氧化物酶(PAP)法、葡萄球菌 A 蛋白(SPA)免疫酶法、ABC 法和 SABC 法、LSAB(SP)法、CSA 法、二步法 Envision System。

三、免疫组织化学染色结果的判断

免疫组织化学技术的最终目的是以"显色"来判断阳性与阴性。影响判断结果的因素很多，在 PAP 法中，假阳性结果可能来自红细胞弥散的内源性过氧化物酶呈现的阳性反应；假阴性结果可能来自组织固定不及时、浸蜡包埋温度过高而导致抗原丢失，以及抗体效价不高或第一抗体的稀释程度不当；甚至切片边缘、刀痕处或坏死组织也常出现假阳性显色。所以掌握正确的阳性与阴性结果判断方法非常重要，结果判断时原则上必须注意以下几个问题。

1. 设置对照组　每一批免疫组织化学染色都应该既要有阴性对照，也要有阳性对照。阴性对照可以使用 PBS 或者正常非免疫动物血清，阳性对照可以使用已知的阳性切片，也可以使用购买的阳性切片。没有对照的免疫组织化学染色，其结果的判断是不可信的，也可能是错误的。

2. 定位判断 必须学会判断特异性染色和非特异性染色，主要鉴别点在于特异性反应产物常分布于特定的区域，多分布于细胞质内，也可以在细胞核内或细胞膜表面。如角蛋白着色部位在细胞质内，上皮细胞膜抗原着色部位在胞膜，增殖细胞核抗原着色部位在胞核内。

3. 定性判断 一般分为三级，即阳性、阴性和可疑。组织切片背景清晰，棕黄色颗粒明显，定位准确，阳性细胞在 5%以上为阳性。组织切片特定位置无棕黄色颗粒为阴性。棕黄色颗粒稀少加之背景着色，似有似无可定为可疑。

四、免疫组织化学染色的应用

在基础医学方面，免疫组化技术可用于各种蛋白或肽类物质表达的检测、细胞属性的判定、淋巴细胞的免疫表型分型、细胞增殖和凋亡的探讨、激素受体和耐药基因蛋白表达的分析，以及细胞周期和信号转导等的研究等。

在病理学方面，免疫组化技术可用于病因、发病机制、诊断及预后等的分析。在肿瘤病理学方面，免疫组化是诊断及鉴别诊断最重要的方法之一，在判断肿瘤的组织来源及分析肿瘤的生长、浸润和转移等研究中有着重要价值。

在分子病理学技术方面，免疫组化技术也是非放射性原位杂交、原位 PCR 和原位末端标记 DNA 片段等技术的基础。此外，在临床治疗方面，免疫组化检测可用于指导某些靶向治疗药物适用病例的筛选工作等。

（刘　婷）

实验六　原位杂交技术及其应用

原位核酸分子杂交技术简称原位杂交技术(in situ hybridization，ISH)是一种核酸分子杂交技术，是将组织化学与经典的核酸杂交技术相结合衍生出来的可定位检测核酸分子的病理学技术，其特点是杂交反应不是在溶液或支持膜上进行，而是在组织切片或涂片上进行，因而可在组织、细胞或染色体上原位检测目的 DNA 或 RNA 片段的存在与否。

一、原位杂交的基本原理

原位杂交技术要求要保持细胞与组织的完整形态结构，其基本原理是根据 DNA 变性、复性和碱基配对的基本原理，用已知碱基顺序并带有标记物的核酸探针与组织切片、细胞涂片或培养细胞玻片中待检测的核酸按碱基配对的原则进行特异性结合而形成杂交体，然后再应用与标记物相应的检测系统，通过组织化学或免疫组织化学方法在被检测的核酸原位形成带颜色的杂交信号，在显微镜或电子显微镜下进行细胞内定位。根据所用探针和待检 DNA、RNA 靶序列的不同，ISH 分为 DNA-DNA 杂交、DNA-RNA 杂交和 RNA-RNA 杂交。为显示特定的核酸序列必须具备 3 个重要条件：组织、细胞或染色体的固定、具有能与特定片段互补的核苷酸序列(即探针)、有与探针结合的标记物。

二、原位杂交技术的基本方法

原位杂交技术的基本方法包括：①杂交前准备，包括固定、取材、玻片和组织的处理，如何增强核酸探针的穿透性、减低背景染色等；②杂交；③杂交后处理；④显示(visualization)：包括放射自显影和非放射性标记的组织化学或免疫组织化学显色。

（一）固定

原位杂交固定的目的是为了保持细胞形态结构，最大限度地保存细胞内的 DNA 或 RNA 的水平；使探针易于进入细胞或组织。DNA 是比较稳定的，mRNA 是相对稳定的但易为酶降解。RNA 更易被酶降解，在 RNA 的定位上，如果要使 RNA 的降解减少到最低限度，取材后应尽快予以冷冻或固定。在解释结果时应考虑到取材至进入固定剂或冰冻这段时间对 RNA 保存所带来的影响，因组织中 mRNA 的降解是很快的。

1. 最常用多聚甲醛固定组织，因其不会与蛋白质产生广泛的交叉连接，不会影响探针穿透细胞或组织。

2. 醋酸、酒精的混合液和 Bouin's 固定剂也能获得较满意的效果。

3. mRNA 的定位将组织固定于 4%多聚甲醛磷酸缓冲液中 1～2h，在冷冻前浸入 15%蔗糖溶液中，置 4℃冰箱过夜，次日切片或保存在液氮中待恒冷箱切片机或振荡切片机切片。

4. 组织也可在取材后直接置入液氮冷冻，切片后才将其浸入 4%多聚甲醛约 10min，空气干燥后保存在-70℃。如冰箱温度恒定，在-70℃切片可保存数月之久不会影响杂交结果。在病理学活检取材时多用福尔马林固定和石蜡包埋，这种标本对检测 DNA 和 mRNA 有时也可获得杂交信号，但石蜡包埋切片由于与蛋白质交联的增加，影响核酸探针的穿透，因而杂交信号常低于冰冻切片。同时，在包埋的过程中可减低 mRNA 的含量。各种固定剂均有各自的优缺点，如沉淀性（precipitating）固定剂：酒精/醋酸混合液、Bouin's 液、Carnoy's 液等能为增加核酸探针的穿透性提供最佳条件，但它们不能最大限度地保存 RNA，而且对组织结构有损伤。戊二醛较好地保存 RNA 和组织形态结构，但由于和蛋白质产生广泛的交联，从而大大地影响了核酸探针的穿透性。

（二）玻片和组织切片的处理

1. 玻片的处理　玻片包括盖片和载玻片应用热肥皂水刷洗，自来水清洗干净后，置于清洁液中浸泡 24h，清水洗净烘干，95%酒精中浸泡 24h 后蒸馏水冲洗、烘干、烘箱温度最好在 150℃或以上过夜以去除任何 RNA 酶。盖玻片在有条件时最好用硅化处理，锡箔纸包裹无尘存放。要应用黏附剂预先涂抹在玻片上，干燥后待切片时应用，以保证在整个实验过程中切片不致脱落。

2. 增强组织的通透性和核酸探针的穿透性　增强组织通透性常用的方法如应用稀释的酸洗涤、去垢剂（detergent）或称清洗剂 Triton X100、酒精或某些消化酶如蛋白酶 K，胃蛋白酶、胰蛋白酶、胶原蛋白酶和淀粉酶（diastase）等。这种广泛的去蛋白作用无疑可增强组织的通透性和核酸探针的穿透性，提高杂交信号，但同时也会减低 RNA 的保存量和影响组织结构的形态，因此，在用量及孵育时间上应慎重掌握。蛋白酶 K（proteinase K）的消化作用的浓度及孵育时间视组织种类、应用固定剂种类、切片的厚薄而定。一般应用蛋白酶 K 1μg/ml（于 0.1mol/L，Tris/50mmol/L EDTA，pH 8.0 缓冲液中），37℃孵育 15～20min，以达到充分的蛋白消化作用而不致影响组织的形态为目的。蛋白酶 K 还具有消化包围着靶 DNA 的蛋白质的作用，从而提高杂交信号。甘氨酸是蛋白酶 K 的抑制剂，常用 0.1mol/L 的甘氨酸溶液（在 PBS 中）清洗以终止蛋白酶 K 的消化作用。

3. 减低背景染色　背景染色的形成是诸多因素构成的。杂交后（posthybridization）的酶处理和杂交后的洗涤均有助于减低背景染色。在多聚甲醛固定后，浸入乙酸酐（acetic anhydride）和三乙醇胺（triethanolamine）中以减低静电效应，减少探针对组织的非特异性背景染色。预杂交

(prehybridizaiton)是减低背景染色的一种有效手段。预杂交液和杂交液的区别在于前者不含探针和硫酸葡聚糖(dextran sulphate)。将组织切片浸入预杂交液中可达到封闭非特异性杂交点的目的，从而减低背景染色。在杂交后洗涤中采用低浓度的 RNA 酶溶液(20μg/ml)洗涤一次，以减低残留的内源性的 RNA 酶，减低背景染色。

4. 防止 RNA 酶的污染　由于在手指皮肤及实验用玻璃皿上均可能有 RNA 酶，为防止其污染影响实验结果，在整个杂交前处理过程都需戴消毒手套。所有实验用玻璃器皿及镊子都应于实验前一日置高温(240℃)烘烤以达到消除 RNA 酶的目的。要破坏 RNA 酶，其最低温度必须在 150℃左右。

(三)杂交

杂交(hybridsation)是将杂交液滴于切片组织上，加盖硅化的盖玻片，或采用无菌的蜡膜代替硅化的盖玻片，加盖片防止孵育过程中杂交液的蒸发。在盖玻片周围加液体石蜡封固或加橡皮泥封固。硅化的盖玻片的优点是清洁无杂质，光滑不会产生气泡和影响组织切片与杂交液的接触，盖玻片自身有一定质量能使有限的杂交液均匀覆盖。可将复有硅化盖玻片进行杂交的载玻片放在盛有少量 5×SSC 或 2×SSC(standard saline citrate，SSC)溶液的湿盒中进行孵育。

(四)杂交后处理

杂交后处理(post hybridisation treatment)包括系列不同浓度，不同温度的盐溶液的漂洗。特别因为大多数的原位杂交实验是在低严格度条件下进行的，非特异性的探针片段黏附在组织切片上，从而增强了背景染色。RNA 探针杂交时产生的背景染色特别高，但能通过杂交后的洗涤有效地减低背景染色，获得较好的反差效果。在杂交后漂洗中的 RNA 酶液洗涤能将组织切片中非碱基配对 RNA 除去。一般遵循的共同原则是盐溶液浓度由高到低而温度由低到高。必须注意的是漂洗的过程中，切勿使切片干燥。干燥的切片即使大量的溶液漂洗也很难减少非特异性结合，从而增强了背景染色。

(五)显示

显示(visualization)又可称为检测系统(detection system)。根据核酸探针标记物的种类分别进行放射自显影或利用酶检测系统进行不同显色处理。细胞或组织的原位杂交切片在显示后均可进行半定量的测定，如放射自显影可利用人工或计算机辅助的图像分析检测仪(computer assisted image analysis)检测银粒的数量和分布的差异。非放射性核酸探针杂交的细胞或组织可利用酶检测系统显色，然后利用显微分光光度计或图像分析仪对不同类型数量的核酸显色强度进行检测。但做半定量测定必须注意严格控制实验的同一条件，切片的厚度和核酸的保存量如取材至固定的间隔时间等。如为放射自显影，核乳胶膜的厚度与稀释度等必须保持一致。

(六)对照实验

对照试验的设置须根据核酸探针和靶核苷酸的种类和现有的可能条件去选定，常用的对照试验有下列几种。

1. 将 cDNA 或 cRNA 探针进行预杂交(吸收试验)。

2. 与非特异性(载体)序列和不相关探针杂交(置换试验)。

3. 将切片应用 RNA 酶或 DNA 酶进行预处理后杂交。应用同义 RNA 探针(Sense probe)进行杂交。

4. 以不加核酸探针杂交液进行杂交(空白试验)。

5. 组织对照用已知确定为阳性或阴性组织进行杂交对照。

6. 应用未标记探针做杂交进行对照。

三、原位杂交技术在病理学上的应用

原位杂交技术由于是在核酸水平上分析研究细胞的功能和形态，因而其准确性和特异性较其他手段要优越，目前已应用于基因组结构、染色体精细结构及病毒感染的检测分析，肿瘤的诊断、分型、疗效监测、预后及术后复发的基因检测、观察和分析等。在病理学上，通过原位检测细胞内 DNA、RNA 的特定序列可以进行下列研究：

1. 基因定位分析，这是荧光原位杂交(fluorescence in situ hybridization，FISH)技术在细胞分子生物学及分子病理学上的重要应用。在肿瘤组织中，FISH 可定位分析各种癌基因和抗癌基因；在感染组织中可定位检测病毒 DNA/RNA，如 HBV、EBV 等，明确诊断并查明这些病毒基因是否整合到宿主 DNA 及整合的位点，包括在染色体上的定位。

2. 病理情况下基因图谱、基因表达和基因组变化的研究。

3. 检测癌基因、抑癌基因及各种功能基因在转录水平的表达及其变化。

4. 肿瘤的发生、发展与染色体的数量、结构异常密切相关。借助特异性探针有助于染色体的识别及复杂核型的分析，发现染色体的病理变化，如染色体的数量异常、染色体易位及特定片段的缺失和重排等。

5. 遗传病的产前诊断，某些遗传病基因携带者的确定及某些肿瘤基因的诊断性检测等。

6. 还可用于比较基因组杂交技术之中。

(刘 婷)

实验七 组织细胞培养技术和组织工程

组织培养(tissue culture)是在体外模拟体内生理环境，在无菌、适当温度和一定营养条件下，使从体内取出的组织生存、生长繁殖和传代，并维持原有的结构和功能特性。广义的组织培养与体外培养同义。体外培养(in vitro)包括所有结构层次的培养，即组织培养、器官培养和细胞培养。因为组织块和器官难以长久培养，故以细胞培养开展最为广泛。

细胞培养是指从体内组织取出细胞模拟体内出现环境，在无菌、适当温度及酸碱度和一定营养条件下，使其生长繁殖，并维持其结构和功能的一种培养技术。细胞培养的培养物为单个细胞或细胞群。根据培养物细胞生物学的特点，细胞培养可分为原代培养和传代培养。亦可根据培养条件和器皿的不同而分为静置培养和动态培养。静置培养为最常见的方式，细胞可为贴壁型细胞，亦可为悬浮的不贴壁细胞。

细胞在体外培养中所需的条件与体内细胞基本相同。它需要恒定的温度，无污染的环境，以及适宜的培养基。培养环境无毒和无菌是保证细胞生存的首要条件。当细胞放置于体外培养时，与体内相比细胞丢失了对微生物和有毒物的防御能力，一旦被污染或自身代谢物质积累等，可导致细胞死亡。因此在进行培养中，保持细胞生存环境无污染、代谢物及时清除等，是维持细胞生存的基本条件。维持培养细胞旺盛生长，必须有恒定适宜的温度。人体细胞培养的标准温度为(36.5 ± 0.5)℃，偏离这一温度范围，细胞的正常代谢会受到影响，甚至死亡。气体是人体细胞培养生存必需条件之一，所需气体主要有氧气和二氧化碳。氧气参与三羧酸循环，产生供给细胞生长增殖的能量和合成细胞生长所需用的各种成分。开放培养时一般把细胞置于 95%

空气加 5%二氧化碳混合气体环境中。培养基既是培养细胞中供给细胞营养和促使细胞生殖增殖的基础物质，也是培养细胞生长和繁殖的生存环境。培养基的种类很多，按其物质状态分为半固体培养基和液体培养基两类；按其来源分为合成培养基和天然培养基。

首次从体内取出的细胞进行培养，称原代培养，原代培养和各种细胞系(株)，当生长达到一定的密度后，都需要做传代处理，叫做传代培养。要做到及时传代，每天要仔细观察细胞的生长情况来决定是否要换液或传代。一般是形态观察，用倒置显微镜对活细胞形态、细胞质和胞膜进行观察。生长状态良好的细胞透明度大，细胞内颗粒少，看不见空泡，胞膜清晰，折光性强。培养上清液清晰透明，看不见悬浮的细胞和碎片。细胞机能不良时，胞质中常出现空泡，脂滴和其他颗粒状物，细胞之间空隙加大，细胞形态可变得不规则，甚至失去原有的特点。只有状态良好的细胞才能用来做实验。一般在细胞接种或传代后，每天或至多间隔 1~2 天，应观察细胞形态、细胞生长、培养液 pH 和污染与否等，随时掌握细胞动态变化，以便于做换液或传代处理。如发现异常情况，及时采取措施。

细胞培养方式有：

1. 静止培养　特点是培养时静止不动。

静止培养需要注意以下几点：①培养量一般不要超过总体积的 1/3，液体厚度不要超过 1cm，这样就可以有足够的空间以保证细胞培养中对氧的需要。②若用普通孵箱培养，必须盖紧盖子或塞紧橡皮塞，或贴紧胶纸，以防培基碱化，如用 CO_2 孵箱培养则不要盖紧瓶盖，并将 CO_2 浓度控制在 5%。③一般 2 天换一次液，细胞长成单层要及时分种传代。④用过的培养瓶可再次使用，但不要超过 3 次，一般来说，静止培养的细胞质量较好，产量也高。

2. 旋转培养　应用转瓶并放置在转床上培养。该法较静止培养更能多地利用培养面积，并使细胞更好地进行气体交换。它是经典的用以生产生物制品的培养方式，目前仍被广泛采用。

3. 悬浮培养　它适于一切能在悬浮条件下生长增殖的细胞，即非贴附依赖性细胞。用于该类细胞培养的设备结构基本与培养细菌的相同，一般将用于细菌培养的称为发酵罐，用于细胞培养的称为生物发应器。一般小于 5L 的可采用玻璃罐，玻璃要求用低碱的硼硅酸盐玻璃，大于 5L 的改用不锈钢或肽钢。

4. 微载体培养　它适于一切贴附依赖性细胞，即贴壁细胞的培养，这类细胞与悬浮细胞不同，必须贴附于物体表面才能生长。

理想的微载体需具备如下一些条件：表面性质适于细胞的附着、伸展和增殖。微载体的比重在 1.030~1.045g/ml，使载体在低速搅拌时就可悬浮，而在静止时又可很快沉降，便于换液和收获。大小以直径在 100~230μm 为好，并要尽可能地均一，这样有利于细胞均匀地分布于各微载体表面。透明，适于在倒置显微镜下观察细胞在载体上的生长情况。无毒性、不仅要求对细胞的生长无毒性，而且也不会产生有害因子于培养基内。基质的性质最好是软性的，避免在搅拌中由于载体相互摩擦损伤细胞。

5. 巨载体和微囊培养　它与微载体培养不同，细胞不是贴附在载体表面而是包埋在凝胶载体或微囊内，因此它们被统称为包埋法。由于有的凝胶载体制备得较大，直径 2~3mm，因此又称为巨载体培养。

6. 多孔微球培养　它把微载体和巨载体两者优点结合在一起，细胞既可附着在载体表面，又可以渗入载体较大的孔隙而生长在载体内。1985 年 Verax 公司介绍了它们的产品 IMMO 微球，并成功地用以生产单克隆抗体。

7. 中空纤维培养　该培养器模拟机体的毛细血管系统，由数百乃至数千根中空纤维集束组成。该纤维的材料为聚砜或丙烯共聚物，纤维壁厚 $50\sim75\mu m$，成多孔性。内层为超滤膜，可用以截留不同分子量的物质，内径 $200\mu m$，两端用环氧树脂等材料将纤维黏合在一起，并使内腔开口于外加塑料圆筒内，使形成两个隔开的腔。内腔用以灌流充以氧气的培基，外腔用以培养细胞。细胞可附着于纤维表面，也可渗入海绵状纤维壁，$1\sim3$ 周后细胞可占据所有纤维内空间，并在纤维表面堆积成多层，细胞密度可达 $10^6\sim10^7/cm^2$。此时细胞的分裂处于停顿，但其他代谢和分化功能可保持数日之久。

8. 灌流培养　有人称它为过滤培养法，它的特点是在培养过程中，不断地灌流补充新鲜培基，同时不断地排走已消耗的培基以及细胞在代谢过程中产生的有害物质，这样就可大大提高细胞的培养密度，也就提高了细胞产物的产量。

细胞系和细胞株：原代培养物经首次传代成功即称为细胞系(cell line)，因此细胞系可泛指一般可能传代的细胞。其中能够连续传代的细胞叫做连续细胞系或无限细胞系，不能连续培养的称为有限细胞系。大多数二倍体细胞为有限细胞系。细胞株(cell strain)是通过选择法或克隆形成法从原代培养物或细胞系中获得具有特殊性质或标志物的培养物称为细胞株，也就是说，细胞株是用单细胞分离培养或通过筛选的方法，由单细胞增殖形成的细胞群。细胞株的特殊性质或标志必须在整个培养期间始终存在。

组织工程是应用生命科学与工程学的原理与技术，在正确认识哺乳动物的正常及病理两种状态下的组织结构与功能关系的基础上，研究、开发用于修复、维护、促进人体各种组织或器官损伤后的功能和形态的生物替代物的一门新兴学科。组织工程研究主要包括四个方面：干细胞、生物材料、构建组织和器官的方法和技术以及组织工程的临床应用。目前临床上常用的组织修复途径大致有 4 种：即自体组织移植、同种异体组织移植，异种组织移植及应用人工或天然生物材料。这 4 种方法都分别存在不足，如免疫排斥反应(同种异体组织移植，异种组织移植，生物材料)及供体不足(自体组织移植、同种异体组织移植)等。组织工程的发展将从根本上解决组织和器官缺损所致的功能障碍或丧失治疗的问题。

(刘　婷)

实验八　尸体解剖技术

病理尸体解剖是对因疾病死亡患者全身各脏器作系统全面的病理学检查，明确患者的主要疾病、死亡原因和其他病变。随着科学技术的发展、医学检测手段增多和水平的提高，大多数患者在生前就能做出可靠的诊断，但就疾病确切诊断而言，尸体解剖仍就不能被其他方法取代。

一、尸体解剖的意义

尸体解剖的意义主要表现在以下几个方面。

1. 把尸体解剖资料与临床资料联系起来，探讨具体病例的主要疾病、次要疾病和死亡原因，总结诊治经验，是临床医师、病理医师和医学生认识疾病、提高专业水平的重要途径。在临床医疗、教学活动中，这种由临床医师、病理医师和医学生等共同参与的多学科会诊讨论称为临床病理讨论(clinical pathological conference，CPC)。CPC 是提高临床诊断治疗水平、提高医学院校教学水平的一种生动有效的形式。

2. 及时发现和确诊某些传染病、流行病、地方病和新发生的疾病。因为通过尸体解剖可以从组织器官病变的特点来判断其病源。如结核病具有典型的干酪性坏死；SARS 患者的遗体通过尸体解剖确定是新型冠状病毒感染。

3. 通过尸体解剖可以积累各种疾病的人体病理资料，丰富我国的病理学基础，同时也可用于科学研究。

4. 通过尸体解剖可为病理学教学收集各种疾病的病理标本，提高病理学教学质量。

二、尸体解剖室建设的基本条件

(一)解剖室的基本条件

1. 解剖室应建在利于尸体运输、存放和保管的位置。

2. 解剖室要具备宽敞、明亮的门窗，窗户略高些，有利于自然光线的利用。解剖台的上方最好安装无影手术灯。避免带色光源照明，以免改变脏器和病变的自然色彩。

3. 解剖室地面、墙壁用瓷砖等易清洗的材料铺设，解剖台四周应设有排水沟或地沟，室内安装方便的清洗设备，有利于解剖后的洗刷和清洗。

4. 室内应有良好的通风设备，除此之外还应安装纱门和纱窗，以便于室内的空气流通。但不宜装吊风扇，防止散播细菌。

5. 有教学任务的病理解剖室还应设计取材边台和示教台，有条件的可安装摄像系统与电视或计算机相连。

6. 室内的水源需用脚踏开关控制，以备解剖过程中冲洗器械等用。

7. 解剖室还应设有接待室、尸体解剖准备室、标本储藏室、消毒室、男女更衣室、淋浴室，确保工作人员的健康和消毒防护。

(二)解剖台的基本要求

1. 病理解剖台的高低和大小要合适，避免由于台面过高或过低造成操作不便，台面的大小除了能容纳尸体外，还须要留有足够的余地放置解剖器械和检查脏器的地方。

2. 解剖台能够升降来调节台面的高低。带有抽气功能，可防止解剖时散发的腥臭味。解剖台面要光滑，可用水磨石或不锈钢台面；周围边缘应比台面稍高或在台面四周增加一个高约 5 cm的台边，防止污水溅出污染地面。

(三)病理解剖常用的器械

解剖常用器械包括：刀类、剪类、镊和钳、头颅固定器、锯、铁锤和骨凿、大小探针、量尺、婴儿称和天平等。

三、尸体解剖的诊断常规

(一)尸体解剖的受理

1. 必须遵照国家有关规定受理尸体解剖。

2. 受理尸体解剖范围包括①普通病理尸体解剖；②涉及医、患争议的尸体解剖(由卫生行政主管部门指定的尸体解剖机构实施)。

3. 受理尸体解剖部门应是具备独立尸体解剖能力的①医院病理科；②医学院校的病理学教研室；③经医政部门注册的病理学诊断中心。

4. 主持尸体解剖人员应是接受过尸体解剖训练、具有中级以上专业职称的病理学医师或病理学教师。必要时邀请法医参与尸体解剖。

5. 申请或委托尸体解剖方，包括：①有关医院；②卫生行政部门；③司法机关；④死者的亲属或代理人；⑤被受理尸体解剖方认可的其他申请或委托方。

6. 申请或委托尸体解剖方必须向受理尸体解剖方递交有关资料。

(1)死者的死亡证明。

(2)有申请或委托方当事人签名、负责人签名和加盖委托单位公章的尸体解剖申请书或委托书。

(3)逐项认真填写的尸体解剖申请书(包括死者的临床资料要点和其他需要说明的情况)。

7. 死者亲属或代理人签署说明尸体解剖有关事项的《死者亲属或代理人委托尸体解剖知情同意书》(由受理尸体解剖方制定)，并确认以下事项。

(1)同意有关受理尸体解剖机构对死者进行尸体解剖。

(2)授权主持尸体解剖人员根据实际需要确定尸体解剖的术式、范围、脏器或组织的取留及其处理方式。

(3)主持尸体解剖人员负责遗体尸体解剖后的体表切口缝合，不参与尸体解剖后遗体的其他安置事项。

(4)明确新生儿和围生期胎儿尸体解剖后的尸体处理方式。

(5)同意对尸体解剖过程进行必要的摄影、录像，并确认是否同意教学示教。

(6)尸体解剖病理学诊断报告书可提供死者所患的主要疾病和死因；难以做出明确结论时，可仅提交病变描述性尸体解剖报告。

(7)尸体解剖病理学诊断报告书发送给委托尸体解剖方。

8. 下列情况的尸体解剖可不受理。

(1)委托尸体解剖手续不完备者(包括未按规定交纳尸体解剖费用者)。

(2)拒签《死者亲属或代理人委托尸体解剖知情同意书》者(包括对于尸体解剖的术式、范围、脏器或组织的取留及其处理方式等持有异议，从而影响尸体解剖实施和尸体解剖结论形成者)。

(3)委托尸体解剖方与受理尸体解剖方就涉及尸体解剖的某些重要问题未能达成协议者。

(4)死者死亡超过 48 小时未经冷冻或冷冻超过 7 天者。

(5)疑因或确因烈性传染病死亡的病例，尸体解剖方不具备相应尸体解剖设施条件者。

(6)因其他情况不能受理者。

(二)尸体解剖前的准备工作

1. 尸体解剖室环境的准备。

2. 尸体解剖基本器材和工作服的准备。

3. 安排实施尸体解剖的专业人员和技术人员。

4. 将拟行剖验的尸体移送至尸体解剖室。

5. 主持尸体解剖人员确认尸体解剖手续完备(死亡证明、尸体解剖申请书或委托书、死者的临床资料要点等)，并请死者亲属或委托代理人确认尸体。

6. 主持尸体解剖人员认真阅读、熟悉有关死者的临床资料要点(必要时阅读死者的生前病历)，了解申请方或委托方对于尸体解剖的要求和尸体解剖时需要注意的问题。

7. 进行尸体解剖编号并登录于尸体解剖登记簿上。

8. 尸体解剖过程现场文字(或语音)记录、摄影或录像工作的准备。

(三)尸体解剖的卫生管理

1. 制定尸体解剖室卫生管理制度并认真实施。

2. 尸体解剖人员和尸体解剖室内其他人员必须认真做好个人和工作环境的卫生防护。

3. 疑为或确诊为烈性传染病死者的尸体解剖,必须遵照传染病尸体解剖的有关规定进行操作。

4. 尸体解剖结束后卫生处置,包括:①认真清洗尸体解剖台和尸体解剖室,并进行环境消毒;②认真清洗尸体解剖工作服和器械等,并进行消毒;③按照有关规定认真处理尸体解剖污物;④尸体解剖人员在专用卫生间内淋浴;⑤进行上述各项卫生处置过程中必须严防污染有关人员和尸体解剖室内、外环境。

(四)尸体解剖病理学诊断报告书及其签发

1. 尸体解剖病理学诊断报告书是关于尸体解剖的正式病理学报告。由尸体解剖者本人或上级病理医师根据各种病理变化,临床表现,分析讨论病变之间的关系,临床与病理之间的联系,对于病变的某些特点亦可结合文献进行深入的讨论。对于未能解决的问题,也可提出,最后作出死亡原因小结。尸体解剖病理学诊断报告书通常放在全部记录的第一页,以便容易查阅,并将有关的文献、照片等附在后面。

2. 尸体解剖病理学诊断报告书的基本内容。

(1)主要疾病(与死亡直接相关的疾病)。

(2)继发疾病(与主要疾病密切相关的疾病)。

(3)伴发疾病(与主要疾病无密切关系的疾病)。

可酌情进行死因分析、小结和讨论。疾病诊断力求使用国际医学规范术语,并按各疾病的致死重要性和因果关系排序。

3. 尸体解剖病理学诊断报告书必须由主检人员签名后发出。主检人员签名的字迹应能辨认。

4. 尸体解剖病理学诊断报告书应一式两份(正本和副本),两份报告书具有同等效力。报告书的正本随同其他尸体解剖资料一并归档,报告书的副本发给委托尸体解剖方。手书的尸体解剖病理学诊断报告书应二联复写,必须文字规范、字迹清楚,不得涂改。

5. 尸体解剖的大体病理诊断报告和尸体解剖病理学诊断报告书分别在尸体解剖后 7 个和 45 个工作日内发出。由于病变复杂或其他原因不能按时发出尸体解剖病理学诊断报告书时,可酌情延迟发出并应向委托尸体解剖方说明迟发原因。

四、尸体解剖操作的一般原则

1. 临床医师确认患者生物学死亡 2 小时后方可进行尸体解剖。

2. 尸体解剖必须在肃穆气氛中进行。

3. 支持尸体解剖人员实施尸体解剖前,必须做到以下几点:

(1)确认尸体解剖手续完备。

(2)确认有关尸体无误,并摄影记录。

(3)确认有关尸体死亡无疑。

(4)确认尸体解剖范围。

(5)了解尸体解剖的性质,有无法律纠纷、医疗纠纷等特殊目的。

(6)获得死者临床资料要点，包括姓名，性别，民族，出生地，职业，门诊号或住院号，住院或门诊就医日期，死亡日期，现病史：症状、体征、各种有关检查资料等，过去史，家族史(遗传史)，传染病史，临床诊断或印象和治疗过程等。

(7)了解尸体解剖申请方提出的尸体解剖时需要注意的问题。

4. 注意保存尸体完整性，尽力充分暴露剖检部位。

5. 全面系统剖检，突出个例重点。

6. 肉眼检查与光学显微镜检查相结合。

7. 详实记录巨检和镜检所见，酌情进行图像记录。

8. 酌情进行必要的病理学相关技术检查。

9. 对死者的尸体解剖资料与其生前的临床资料进行综合性分析。

五、尸体解剖方法和肉眼检查要点

尸体解剖操作者在剖检过程中随时口述观察所见，并由记录者即时准确、清楚、完整地记录于记录单上。对于需要测量的数值应以公制度量。

条件允许时，对于死者的遗体及其各部位肉眼所见的重要异常进行摄影或录像记录。影像记录应包括死者的尸体解剖编号。

尸体解剖的常规操作程序依次为：①一般性检查(包括死亡征象检查和体表检查)；②体腔剖开；③腹腔剖检；④胸腔剖检(包括心包腔剖检)；⑤盆腔剖检；⑥颈部剖检；⑦体腔脏器的取出；⑧体腔脏器的解离和肉眼检查；⑨脑和脊髓剖检；⑩椎体和骨髓剖检。

六、微生物和寄生虫检查

在尸体解剖过程中不仅要注意病理形态的改变，还应重视病因学的检查，对临床诊断不明确，病理形态上无典型病变的病例，特别是因高热、急性感染而死亡的病例，有必要进行微生物学和寄生虫学检查，以便于明确病因。标本的采集最好由专业人员亲自收集，并进行相应的检查，以免取材时的污染而影响检验结果；微生物标本采集时间一般在死亡后 6 小时内(夏季应在死亡后 3 小时内)最佳。采集的标本应妥善封装，贴牢标签并如实注明尸体解剖号、死者姓名、样本名称、采集时间、检测要求等。检验结果应附于有关尸体解剖档案资料中。

七、化学和毒物检查

对可疑中毒的病例，不可能单独靠病理形态来证实其毒物的性质，此时必须采用相应的毒理检验方法确定毒物的性质，涉及法律问题中毒病例的尸体解剖，属于法医尸体解剖的范围，应请法医人员进行尸体解剖。常规送检的材料有胃肠道及其内容物、血液、大小便、组织标本如心、肝、肾、脾、肺、脑、骨、肌肉及毛发等。送检时应该注意：①送检材料不要用水冲洗，以免造成污染；②送检材料量要充足，以免影响检查结果；③标本要分别放入玻璃容器中，不能放在金属容器内；④一般送检材料不用固定剂，送检材料应密闭后冷藏送检；⑤检验结果应附于有关尸体解剖档案资料中。

八、尸体解剖后的修复

尸体解剖完成后应对尸体外貌进行修复，使死者外观保持完整、整洁。

1. 头颅的修复用药棉填充颅腔，对合好颅顶骨，缝合左右颞肌，然后将头皮复原，再用缝合线缝合头皮。

2. 胸腹腔的修复先揩干胸腹腔的液体，用细锯末或药棉、废布填满胸腹腔，将切下来的胸骨和肋骨复位，再用缝合线缝好皮肤。

缝合的方法：先将 T 字形直线切口结扎，再与横切线中点联结，并向左逐针缝至左肩打结；然后再自右肩切口处结扎逐针缝合，通过中点向下缝至耻骨联合前皮肤切口处打结。

3. 尸体缝合后，用水擦洗干净。理好头发，穿好衣服鞋袜，整理好面容后妥善安置。

九、尸体解剖的注意事项

(一)解剖室应经常保持整洁，各类刀剪等器具应经常整齐地排列在玻璃橱内，以便随时取用。每次解剖后，解剖室的地面及靠近地面的墙壁部分须用水冲洗干净。打开紫外线灯进行空气消毒，照射剂量不应低于 $90000\mu Ws/cm^2$。室内温度不低于 20℃，相对湿度不超过 50%，一般照射 20～30min。必要时可喷雾 2%过氧乙酸 $8ml/m^3$ 密闭消毒 30min。剖验所用的器械、工具和工作衣等，用后必须彻底消毒。如遇特殊情况(如做鼠疫、重型传染性肝炎等)病理解剖时，一切与尸体或其血液等接触过的物件，都必须严格消毒。消毒的方式与外科手术用的器具和物品相同。刀剪之类必须经常保持锋利，以免使用不灵。

(二)在执行剖验时，尸体外表亦应清洁，如皮肤上有血斑，应用水洗拭干净。剖验时应尽可能避免将血液、粪便或污水等溅至地面，以免玷污解剖室，危及工作人员和参观学习人员的健康。在剖验时所用的刀剪应随时用水洗涤，以保持清洁，切不可有脓血污迹存在(但脏器的切面在观察检验之前不可用水冲洗，以免改变脏器之自然颜色)。

(三)执行剖验时，两手应戴乳胶医用手套。剖验前必须浸湿，并在剖验过程中经常冲洗，以保持清洁。如戴乳胶手套后处理光滑的脏器有困难，可在乳胶手套外加戴薄质纱手套，来增加摩擦并能保护乳胶手套，只是手指的触觉略受些影响。为了保证衣服的清洁，除穿着手术衣外，必要时其外面还可戴上塑料围身。

(四)当剖开脏器时，持刀之手须稳定，肩关节要多用力，腕关节保持固定。剖验前刀面应先浸水，以免撕裂或粘着组织(切验未经固定的脑和脊髓时，其刀面最好用酒精浸湿)。执刀切脏器时，不宜向前推或向下压，只能平均用力往后拖拉，要尽量一刀切开，不要在一个切面上切多次，以免切面参差不齐。在剖剪各种不同大小脏器或管腔时，应分别选用各种不同规格的剪刀，如用小剪刀剖剪质地较硬的管腔或较大脏器时，不但刃口易钝，而且容易变形，故应正确使用剪刀。

(五)各脏器应在未切开前先秤其质量，否则血液自剖面流出，会使质量失真。一般脏器体积之测量，只记录其最大之长、宽、厚度，但少数脏器如心脏还须测量左右二心室壁的厚度和心瓣膜的周径。

(六)在未仔细检查一个脏器与其他脏器间的关系前，不应将它们分离切取。例如在切除肝脏前，应先检查肝外胆道和肝门血管等；在取出大小肠前，应先检查肠系膜和肠系膜血管等。

(七)各脏器的大小不同，形状也不相同，所以切法亦各不相同。但为制备教学标本和进行全面的病理检查，下列几个原则可作参考。

1. 切面应取其暴露该脏器最广阔之处，以后再做多数平行切面，以检查该脏器各处的病变。必要时可再作多数切面，如此可以检查出较小的病灶。

2. 在各切面上要能看出脏器的血管和导管(如支气管、肾盂的大小盏和胆管等)的分布及其互相关系。

3. 脏器门(如肺门、肝门等)中的血管和导管须一齐切开。

(八)检查出的各种结石应保存于干燥洁净的容器内,以备必要时作化学分析之用。对需进行微生物和寄生虫检查、化学和毒物检查的提取物要标明取材部位、时间、死者姓名等。

(九)剖验者如在工作时不慎割破皮肤,即须用清洁的流水彻底冲洗,然后再以红汞涂抹伤口。必要时应按外科清创处理。

十、尸体解剖记录

完整的尸体解剖记录应包括:尸体解剖申请单、临床病历摘要、病理解剖记录、病理诊断及死亡原因、总结和讨论。

(一)尸体解剖申请单的要求

尸体解剖申请单上一般有医生签字和医院盖章,必要时要有死者家属或其单位负责人签字。

尸体解剖申请单项目应包括:死者姓名、年龄、性别、种族、死亡时间、送检医院、住院(门诊)号、死亡原因、有无医疗纠纷、申请尸体解剖的目的、家属签字、尸体解剖批准单位和批准时间。

(二)临床病历摘要的内容

临床病历摘要由送检医院主管该病人的医生填写,所摘要的内容包括主诉、发病经过、主要症状及体征、临床诊断、治疗经过、各种化验检查结果、死亡前的表现及临床死亡原因等。特殊治疗(包括器械和药物治疗)应注明其具体方式及所用剂量。

(三)病理解剖记录的书写

病理解剖记录一般分为,肉眼检查记录和显微镜检查记录。前者是对尸体初步检查的客观记录,在病理诊断中肉眼检查和显微镜检查都很重要,两者不可偏废。

1. 肉眼检查　肉眼检查记录最常用的记录方式是文字叙述和填表记录,有时还需要采用其他记录方式,如拍照、录像、画图及录音等。为了减少遗漏及错误,尸体解剖时要在临时记录表上记录下重要的病变,以便整理尸体解剖记录时应用,文字叙述要简明扼要,叙述各脏器时,要从外向内,先大小、形状和表面,后切面之颜色、硬度及脏器固有的结构(如脾小结、脾小梁等)。有空腔时要说明其腔壁及内容物之性状。有溃疡时要说明其边缘及基底之性状。叙述大小时,须准确测量其质量及体积,脏器的颜色常能提示某些病理变化,如颜色变红表示充血或出血,灰色表示贫血或细胞增生,黄色表示脂肪化,棕色表示色素沉着,绿色表示淤胆,白色表示纤维化等。

记录的内容应反映尸体解剖当时的情况,故其顺序应与尸体解剖方式一致。

2. 显微镜检查　显微镜检查记录各器官切片检查记录可按照肉眼检查记录的顺序进行,可结合各器官肉眼检查变化。其中包括细胞涂片检查。显微镜检查的记录写完以后应及时做出最后病理诊断。其他检查,如细菌学、寄生虫学、化学毒物等检查结果可列于显微镜检查之后。

(王立平)

实验九　显微切割技术

在分子病理学研究中，常常遇到两个比较棘手的问题，一是选取的研究材料需要在某一方面具有相同的特征，即具有一定程度的同质性，例如我们想通过蛋白质印迹的方法定量研究淋巴组织中 CD4 阳性和 CD8 阳性细胞内某种信号传导分子的表达水平，那么我们首先就必需分别选取分离淋巴组织中 CD4 阳性和 CD8 阳性的同质细胞，再进行后续的蛋白提取与检测，而我们人体的各种组织绝大多数是由多种不同细胞组成的异质性的细胞群，这种选取同质性的研究材料问题在对人体组织的深入研究中常常遇到却又不易解决；二是随着研究的不断深入需要在组织细胞中分离的研究材料日趋微小，常规手段往往不易做到，例如要收集分离组织内的单个细胞或细胞内的特殊组分如核仁或包涵体或染色体的某一区带等。显微切割技术（microdissection technique）可以很好地解决以上问题，因而受到高度重视并得以广泛应用。

显微切割技术是在显微状态或显微镜直视下通过显微操作系统对欲选取的材料（组织，细胞群，细胞，细胞内组分或染色体区带等）进行切割分离并收集用于后续研究的技术。显微切割技术实际上属于在微观领域对研究材料的分离收集技术，因此应用此技术往往是许多要深入的研究工作中起始的重要一步。显微切割技术的特点可以概括为以下四方面：

一是"细微"，由于是在显微状态并采用特殊的分离收集手段，显微切割的对象可以达到微米级，显微切割的精度可以达到纳米级，因此利用显微切割技术可以分离收集到象核仁和包涵体及染色体特异区带这样细微的对象。

二是"原位"，利用显微切割技术是在组织细胞或染色体的原位取材，因此所取材料的定位清楚，所研究对象的历史背景明确。例如何杰金氏淋巴瘤中瘤组织成分多样，特征性的瘤细胞（R-S 细胞及其变异型）占细胞成分的 2% 左右，且呈散在性分布，如果常规地用组织匀浆的方式从组织中提取蛋白质或核酸，则既包含了来自瘤细胞的成分，又包含了来自淋巴细胞、浆细胞、中性粒细胞、嗜酸性粒细胞、组织细胞等多种非瘤细胞的成分，这样所提的蛋白质或核酸来自何种细胞并不清楚，而如果用显微切割技术则可以选择我们需要的细胞，以使研究对象的历史背景明确。

三是"同质"，显微切割技术可以保证所取材料一定层次上的同质性，例如前面提到的它可以收集 CD4 或 CD8 阳性的同质细胞。

四是"结合"，显微切割技术可以与多种分子生物学、免疫学及病理学技术结合使用。正是由于显微切割技术具有上述特点或者称为优势，其在分子病理学研究中的应用十分广泛。

目前最先进的全自动激光捕获显微切割系统是通过高精度的紫外激光切割需要分离的组织，然后用黏性的 Eppendorf 管盖进行收集，从而将特定类型的细胞从组织切片上分离下来的一种全新显微分离方式。整个流程包括样品成像、目标选择、激光显微捕获、激光切割、切割前后结构照片的拍摄和样本收集。

显微切割的材料可以是以各种方式贴附于固相支持物上的各种组织细胞成分，如：石蜡组织切片、冰冻组织切片、细胞铺片、细胞玻片、培养细胞、常规制备的染色体等。根据不同的研究目的选择不同的研究材料，如需要进行 RNA 分析的，则通常选用冰冻组织切片或新制备的细胞片，而回顾性研究则采用甲醛固定的石蜡组织切片，目前以冰冻组织切片进行显微切割应用最广泛。

显微切割技术适用于定向性目标组织中基因或基因组分析：如特定肿瘤细胞的 DNA 缺失、比较基因组学分析、SSCP 等。肿瘤发生特异的基因表达，基因表达与疾病类型之间关系的研究。定向性目标组织中蛋白组的研究，如：蛋白质双向凝胶电泳、Western 杂交、蛋白质的免疫定量。

（杨旭芳）

第二篇　经典验证性实验

经典验证性实验是组织学与胚胎学和病理学的传统实验，学习内容包括观察正常细胞形态，组织结构和胚胎发育以及疾病状态下组织的病理改变。

第一章　组织学与胚胎学

组织学是研究机体微细结构及其功能的科学，是生命科学的重要组成部分。组织学与胚胎学是基础医学主干课，是其他医学课程如生理学、病理学、妇产科学、儿科学等的学科奠基石。因为只有深入学习机体的结构，才可能透彻阐明其功能及病理变化。另外从哲学角度看，洞察人体完美、巧妙、精细、丰富的微观世界，定会令人叹为观止，极大地满足我们的求知和视觉欣赏的欲望。

实验一　上　皮　组　织

上皮组织简称为上皮，它是衬贴或覆盖在其他组织上的一种重要结构。由密集的上皮细胞和少量细胞间质构成。结构特点是细胞结合紧密，细胞间质少。通常具有保护、吸收、分泌、排泄的功能。上皮组织可分成被覆上皮和腺上皮两大类。上皮组织是人体最大的组织。

一、光　镜　切　片

【实验目的】

(1)掌握单层扁平上皮、单层立方上皮、单层柱状上皮、复层扁平上皮及假复层纤毛柱状上皮、变异上皮的光镜结构，分布，电镜下上皮细胞的特殊结构及细胞之间的连接。

(2)了解腺上皮的形态结构及分类。

【实验材料】　蛙肠系膜切片、犬甲状腺切片、犬胃底切片、犬小肠切片、犬食管切片、猫气管切片、犬膀胱切片(收缩状态)；录像。

【实验内容】

1. 单层扁平上皮

(1)制片方法：蛙肠系膜，$AgNO_3$ 染色。

(2)肉眼观察：此膜状铺片上着色不均，肠系膜为着色浅的部分，其中的血管网络则呈深棕色粗细不等、纵横交叉的纹理。

(3)低倍镜观察：选择标本比较透亮的部分，可见黄色背景上显现出棕黑色网格。

(4)高倍镜观察：细胞紧密排列，外形呈不规则或大小相近的多边形，细胞界限呈棕黑色波浪状或锯齿状的条纹，互相嵌合。细胞核扁圆形，位于细胞中央。若稍稍转动显微镜细螺旋时，还可以看到与此相同的另一层细胞，这是因为肠系膜的两面都被覆有一层单层扁平上皮(见图1-1-1)。

2. 单层立方上皮

(1)制片方法：犬甲状腺，HE 染色。

(2)肉眼观察：大部分粉红色的组织是甲状腺，小块紫色的椭圆形组织是甲状旁腺。

(3)低倍镜观察：甲状腺实质部分有许多大小不等、呈圆形或多边形的滤泡断面，滤泡壁由一层上皮细胞组成，中央有粉红色均质的胶状物。

(4)高倍镜观察：选择一个滤泡进行观察，滤泡周围的基膜不明显。滤泡上皮细胞为立方形，细胞界限不是很清楚，细胞核呈圆形，位于细胞中央，着色较深，可见核仁(见图 1-1-2)。

3. 单层柱状上皮

(1)制片方法：犬胃底，HE 染色。

(2)肉眼观察：切片略呈弧形，表面起伏不平，染成蓝色的部分为上皮，凸起的部分为黏膜皱襞，其余染成粉红色的部分为胃壁的其他构造。

(3)低倍镜观察：先找到皱襞，可见其表面被覆一层细胞。

(4)高倍镜观察：可见细胞呈柱状，细胞界限不清，核椭圆形，染色深，位于细胞基底部，细胞顶部染色浅，为细胞质部分(见图 1-1-3a)。

4. 单层柱状上皮

(1)制片方法：犬小肠，PAS-HE 染色。

(2)肉眼观察：切片表面起伏不平，染成蓝色的部分为上皮，凸起的部分为黏膜皱襞，其余染成粉红色的部分为肠壁的其他构造。

(3)低倍镜观察：先找到皱襞，可见其表面被覆一层细胞。

(4)高倍镜观察：可见细胞呈柱状，细胞界限不清，核椭圆形，染色深，位于细胞基底部，细胞顶部染色浅，表面可有纹状缘，同时可见淡染的杯状细胞散在分布在上皮内(见图 1-1-3b)。

5. 复层扁平上皮

(1)制片方法：犬食管，HE 染色。

(2)肉眼观察：HE 染色切片为食管部分横断面，食管腔面有数条凹凸不平皱襞，沿腔面内侧有紫蓝色的一层上皮为未角化的复层扁平上皮。

(3)镜下观察：复层扁平上皮有多层细胞构成，各层细胞形态不一。与深面结缔组织交界处是基膜，基膜不平坦，有许多结缔组织形成的乳头状突起伸入上皮细胞之间。

1)基底层：位于基膜上的一层细胞，呈立方形或矮柱状，排列紧密，细胞界限不清。细胞核椭圆形，胞质嗜碱性较强，着蓝色较深。

2)中间层：在基底层浅层有数层多边形细胞，细胞体积较大，核呈圆形，位于细胞中央。多边形细胞向表层逐渐变的扁平，细胞呈梭形，核扁椭圆形。

3)表层：位于上皮层的最表面，为数层细胞，较梭形细胞更扁平，细胞核呈扁平或梭形，复层扁平上皮各层细胞间无明显分界(见图 1-1-4a)。

6. 复层扁平上皮(示教)

(1)制片方法：犬食管，Van Gieson 染色。

(2)镜下观察：切片染成淡黄色，细胞呈多层，界限清晰可见(见图 1-1-4b)。

7. 假复层纤毛柱状上皮(示教)

(1)制片方法：猫气管，HE 染色。

(2)肉眼观察：切片为猫气管横断面，呈环形。被覆腔面的薄层蓝紫色边缘是假复层纤毛柱状上皮。

（3）低倍镜观察：此上皮的表面和基底面都很平整，上皮的表面可见一层纤毛。

（4）高倍镜观察：可见由四种细胞构成，由于细胞高矮不等，所以细胞核位置高低不一，但每种细胞都与底部基膜相连，基膜明显，呈均质状染成粉红色。

1）柱状细胞：数量最多，呈柱状，顶端可达到上皮的游离面。细胞核较大，位置较高，呈椭圆形，染色较浅，细胞表面有一排清晰而整齐的纤毛，故亦称为纤毛细胞。

2）梭形细胞：位于柱状细胞之间，胞体呈梭形。胞核椭圆形，位于细胞中央。胞质着色较深。

3）锥体细胞：位于上皮基部，细胞较小，核圆形位于细胞中央，细胞顶端不达腔面。

4）杯状细胞：夹杂在其他上皮细胞之间，其顶端到达上皮表面，染色浅。核呈三角形或扁圆形，位于细胞基底部（见图 1-1-5）。

8. 变移上皮（示教）

（1）制片方法：犬膀胱（收缩状态），HE 染色。

（2）肉眼观察：切片组织为长条形，空虚时的膀胱黏膜形成许多不规则的皱襞，覆盖在皱襞表面的上皮为变移上皮。

（3）低倍镜观察：膀胱上皮不平整，细胞层数较多，表层细胞体积较大。

（4）高倍镜观察：自基底面到游离面分辨变移上皮各层细胞的形态。

1）基底层：位于基膜上的一层细胞，胞体较小，呈立方形或矮柱状，胞核圆形，位于细胞中央。

2）中层细胞：在基底层上方有数层不规则的多边形细胞，细胞稍大，细胞核圆形，位于细胞中央。

3）表层细胞：也叫盖细胞，是一层位于上皮最表面的细胞，细胞体积大，呈倒置梨形，胞质表面深染，有时可见一个细胞内有两个细胞核（见图 1-1-6）。

【思考题】

（1）甲状腺滤泡壁的单层立方上皮是被覆上皮吗？

（2）小肠上皮纹状缘的电镜结构如何？

（3）杯状细胞的胞质为何染色浅？

（4）胃的单层柱状上皮内有杯状细胞吗？

（5）变移上皮的盖细胞是否与基膜相连？

二、电镜图片

【实验内容】

1. 小肠上皮细胞

（1）游离面：微绒毛（microvillus）（见图 1-1-7）。

（2）侧面：紧密连接（tight junction）、中间连接（intermediate junction）、桥粒（desmosome）等（见图 1-1-8）。

2. 气管上皮细胞　纤毛（cilium）、微管（见图 1-1-9）。

3. 肾近曲小管上皮基部　质膜内褶（plasma membrane infolding）、线粒体、基膜（basement membrane）、半桥粒（hemidesmosome）（见图 1-1-10）。

（姚宏波）

实验二　固有结缔组织

结缔组织由大量细胞间质和散在其间的细胞成分组成。与上皮组织相比，细胞数量少，但种类多，间质多而复杂，大多数细胞没有极性。结缔组织广泛分布于机体各个器官中，具有支持、连接、填充、营养、保护、修复、防御等功能。

广义的结缔组织包括固有结缔组织、软骨、骨、液态的血液和淋巴。结缔组织均由胚胎时期的间充质演化而来，间充质由间充质细胞和无定形基质构成。

一、光 镜 切 片

【实验目的】

(1)掌握疏松结缔组织中胶原纤维、弹性纤维、成纤维细胞、巨噬细胞、浆细胞和肥大细胞的光镜结构，巨噬细胞、浆细胞、肥大细胞及胶原原纤维的电镜结构。

(2)熟悉致密结缔组织和脂肪组织的光镜结构。

【实验材料】　大白鼠肠系膜铺片、人指皮切片、动物的肌腱切片、犬淋巴结切片；录像。

【实验内容】

1. 疏松结缔组织铺片

(1)制片方法：大白鼠肠系膜，台盼蓝、偶氮洋红和醛复红染色。

(2)肉眼观察：铺片呈紫红色。

(3)低倍镜观察：可见纤维纵横交错，排列疏松，纤维间分布有许多细胞。

(4)高倍镜观察

1)胶原纤维(collagenous fiber)：排列成束，粗细不等，镜下折光性较弱呈浅粉色。

2)弹性纤维(elastic fiber)：大多单根走行，有较细分支交织成网，折光性强，染成蓝紫色。

3)成纤维细胞(fibroblast)：数量最多，是疏松结缔组织中最基本的细胞，胞体扁平，多突起，呈星形，胞质弱嗜碱性，染色很浅不易看出。胞核较大，扁卵圆形，核仁明显。

4)浆细胞(plasma cell)：细胞卵圆形或圆形，胞质嗜碱性，核圆形，多位于细胞一侧，染色质沿核膜内面呈车轮辐射状排列。

5)巨噬细胞(macrophage)：形态多样，胞质丰富，呈嗜酸性，其内可见被它吞噬的蓝色色素颗粒，核小呈卵圆形，染色深。

6)肥大细胞(mast cell)：常成群存在，胞体圆形或卵圆形，胞质内充满粗大的嗜碱性颗粒，核小而圆，位于细胞中央。这种染色方法所制的铺片中，肥大细胞不易见到。

7)脂肪细胞(fat cell)：单个或成群存在，细胞体积大而呈圆球形，胞质被脂滴推挤到细胞的周边包绕脂滴，核被挤压成扁圆形，位于细胞一侧。

8)白细胞(leukocyte)：可见淋巴细胞、中性粒细胞等(见图 1-2-1)。

2. 肥大细胞

(1)制片方法：大白鼠肠系膜，甲苯胺蓝染色。

(2)镜下观察：肥大细胞呈圆形或卵圆形，细胞核较小，圆形，位于细胞中央；胞质内充满异染紫红色颗粒(见图 1-2-2)。

3. 致密结缔组织(示教)

(1)制片方法：人指皮，HE 染色。

(2)肉眼观察：表面蓝紫色为表皮，下方淡红色部分为真皮，深部疏松部分为皮下组织。

(3)低倍镜观察：皮肤真皮部分即为致密结缔组织。

(4)高倍镜观察：致密结缔组织中纤维粗大，交织成致密的网，可见各种切面。细胞成分较少，多为成纤维细胞和纤维细胞(见图1-2-3)。

4. 腱(tendon)

(1)制片方法：动物的肌腱(纵切)，HE染色。

(2)肉眼观察：标本为一长方形的组织。

(3)镜下观察：肌腱由规则致密结缔组织构成，胶原纤维束呈粉红色密集平行排列，其间可见有成行且平行排列的成纤维细胞，即腱细胞。腱细胞略呈长方形，界限不清，核椭圆形，位于细胞中央，着色较深(见图1-2-4)。

5. 脂肪组织(示教)

(1)制片方法：人指皮，HE染色。

(2)肉眼观察：表面紫蓝色的为表皮，下方淡红色的为真皮，深部疏松部分为所要观察的皮下组织内的脂肪组织。

(3)低倍镜观察：脂肪组织被疏松结缔组织分隔成许多小叶，小叶内有成团分布的脂肪细胞。在制片过程中，由于脂肪组织内的脂滴经有机溶剂作用后溶解，故细胞呈空泡状。在小叶周围的结缔组织中，有血管和神经的断面。

(4)高倍镜观察：脂肪细胞呈圆球形，有的因排列紧密而呈椭圆形或多边形，胞质内含一大空泡，为标本制作时被溶去脂滴的部位。胞核椭圆形，着色较浅，被脂滴挤到细胞的一边(见图1-2-5)。

6. 网状组织(示教)

(1)制片方法：犬淋巴结，$AgNO_3$染色。

(2)肉眼观察：淋巴结呈椭圆形，周边部染色较深，中央部染色较浅，就在该处观察网状组织。

(3)镜下观察：淋巴结内可见许多被染成黑色的网状纤维互相交织成网，但很难观察到网状细胞的全貌(见图1-2-6)。

【思考题】

(1)光镜下观察成纤维细胞为什么界限不清？

(2)成纤维细胞胞质弱嗜碱性，电镜下何种结构丰富？有何功能？

(3)浆细胞胞质中呈板层状排列的粗面内质网有何功能？

(4)何为异染性？

二、电镜图片

【实验内容】

1. 浆细胞 细胞核、粗面内质网、线粒体、溶酶体(见图1-2-7)。

2. 肥大细胞 常染色质、异染性颗粒、细胞核(见图1-2-8)。

3. 巨噬细胞 细胞核、溶酶体、吞噬体、微绒毛、残余体、空泡(见图1-2-9)。

4. 胶原原纤维 周期性横纹，横纹周期约64nm，韧性大，抗拉力强(见图1-2-10)。

(姚宏波)

实验三 软 骨 和 骨

软骨组织由软骨细胞和软骨基质构成。软骨组织与分布在其周围的软骨膜构成软骨。在胚胎时期，软骨是胚胎的支架成分，随着胎儿的不断发育，软骨逐渐被骨取代，在成人体内，软骨散在分布，可分为纤维软骨、弹性软骨和透明软骨。骨是支撑机体重量的坚硬器官，具有运动、保护和支持的作用，由骨组织、骨膜和骨髓等构成，此外，骨髓还是血细胞发生的部位。由于骨中含有大量的钙、磷等矿物质，因此，骨是机体钙和磷的储存库。骨的内部结构符合生物力学原理，并可进行适应性的更新和改建。

一、光 镜 切 片

【实验目的】

(1) 掌握透明软骨和骨的光镜结构，成骨细胞和破骨细胞的超微结构。

(2) 了解纤维软骨和弹性软骨的光镜结构，软骨内骨发生的过程。

【实验材料】 猫的气管切片、人椎间盘切片、人耳廓切片、人长骨磨片、胎儿顶骨切片、胎儿指骨切片；录像。

【实验内容】

1. 透明软骨

(1) 制片方法：猫的气管，HE 染色。

(2) 肉眼观察：气管的横断面为圆环状，其中染成紫蓝色的部分为透明软骨。

(3) 低倍镜观察：

1) 软骨膜(perichondrium)：为包在软骨表面的一层致密结缔组织，染成粉红色。

2) 透明软骨

基质(matrix)：嗜碱性，呈蓝色，这是由于软骨基质中含有大量硫酸软骨素所致。

软骨细胞(chondrocyte)：位于软骨陷窝内。软骨细胞在软骨内的分布有一定规律，靠近软骨膜的软骨细胞小且扁圆，单独存在；软骨深部的软骨细胞体积较大，多成群分布，称同源细胞群。

软骨囊(cartilage capsule)：为软骨陷窝周围的一层含硫酸软骨素较多的基质，呈强嗜碱性，染成深蓝色(见图 1-3-1a)。

(4) 高倍镜观察：靠近软骨膜的软骨细胞呈扁椭圆形，软骨深部的软骨细胞一般呈圆形或椭圆形，细胞质弱嗜碱性。新鲜软骨的软骨细胞充满于软骨陷窝内，但切片中的软骨细胞，由于细胞收缩，故在标本中常见细胞与软骨囊之间有裂隙，而呈现陷窝的一部分(见图 1-3-1b)。

2. 纤维软骨(示教)

(1) 制片方法：人椎间盘，HE 染色。

(2) 镜下观察：胶原纤维束呈平行或交错排列，软骨细胞较小，且成行分布于胶原纤维束之间。切片中，胶原纤维染成粉红色，纤维束间的基质较少，弱嗜碱性，软骨囊则呈强嗜碱性(见图 1-3-2)。

3. 弹性软骨(示教)

(1) 制片方法：人耳廓，AgNO$_3$ 染色。

(2) 肉眼观察：标本中央紫蓝色部分为弹性软骨，周边色浅部分为皮肤。

(3)镜下观察：软骨表面有薄层软骨膜，软骨基质中被染成紫蓝色的是弹性纤维，弹性纤维相互交织成网。在软骨中部，纤维排列更加密集，软骨细胞位于软骨陷窝内，形态不规则，染成粉红色(见图 1-3-3)。

4. 骨

(1)制片方法：人长骨，硫堇-苦味酸染色。

(2)肉眼观察：硫堇-苦味酸标本外形近似梯形，梯形下底部相当于骨的外表面，上底相当于近骨髓腔面。

(3)低倍镜观察：

外环骨板(outer circumferential lamella)：位于骨的外面，是环绕骨干排列的多层骨板。骨板间有骨陷窝，被染成棕黄色。此外，在外环骨板中有时可见与骨表面垂直走行的穿通管(福克曼管)。

内环骨板(inner circumferential lamella)：位于骨干的内层，层次少，多不太规则，有时也可见穿通管。

骨单位(osteon)：又称哈弗斯系统。位于内、外环骨板之间，骨板呈同心圆排列，骨板上有骨陷窝。在骨单位的中央有染成棕黄色的管腔叫中央管。周围呈同心圆排列的骨板称哈弗斯骨板。

间骨板(interstitial lamella)：位于骨单位之间，为一些排列不规则的骨板。

(4)高倍镜观察：

骨陷窝(bone lacuna)：为骨细胞所在的空间，位于骨板上和骨板间，呈椭圆形，被染成棕黄色。

骨小管(bone canaliculus)：是与骨陷窝相连的许多小管，为骨细胞突起所在的空间，也被染成棕黄色(见图 1-3-4a)。

5. 骨(示教)

(1)制片方法：人长骨，甲紫染色。

(2)镜下观察：骨单位呈圆形或椭圆形，大小不等，间骨板散在分布骨单位之间，可见骨陷窝和骨小管，被染成紫色(见图 1-3-4b)。

6. 膜内成骨

(1)制片方法：胎儿顶骨，HE 染色。

(2)肉眼观察：在标本两侧，有由致密结缔组织构成的骨膜和标本中间一些大小不等的骨片。骨膜被染成淡粉色，骨片被染成红色。

(3)低倍镜观察：在骨膜和骨片上可见一些细胞成分，骨片之间可见疏松结缔组织和血管。

(4)高倍镜观察：

成骨细胞(osteoblast)：位于骨片表面，排成一行，细胞呈矮柱状或椭圆形，胞核椭圆形，胞质嗜碱性被染成紫蓝色。

破骨细胞(osteoclast)：胞体较大，不规则，内有多个细胞核，胞质嗜酸性被染成红色。

骨细胞(osteocyte)：位于骨片中的骨陷窝内，细胞表面有突起，细胞核圆形但多固缩，细胞质为嗜酸性。

骨祖细胞(osteoprogenitor cell)：又称骨原细胞。位于骨膜内侧，细胞呈梭形，细胞核扁椭圆形，核仁明显，细胞质弱嗜碱性。

7. 软骨内成骨

(1)制片方法：胎儿指骨，HE 染色。

(2) 肉眼观察：可见指骨两端被染成蓝色部分为软骨区，中央粉红色部分为骨领和骨髓腔。

(3) 镜下观察：从骨骺端逐渐向中间部分移动，至接近中间的骨组织部分为止，可观察到以下几部分（见图 1-3-5a，图 1-3-5b）。

1) 软骨储备区（reserve cartilage zone）：淡蓝色的软骨基质中有许多软骨陷窝，陷窝内有幼稚的软骨细胞，胞体较小，分散存在。

2) 软骨增生区（proliferating cartilage zone）：软骨细胞分裂增殖，胞体增大，软骨细胞按骨干长轴成行排列。

3) 软骨钙化区（calcified cartilage zone）：软骨细胞和软骨陷窝进一步增大，细胞呈空泡状，核固缩，整个细胞趋于退化死亡。钙化的软骨基质呈嗜碱性，染成深蓝色。

4) 成骨区（ossification zone）：在蓝色纵行的残余软骨表面，被覆着薄层红色的新生骨组织，此种骨组织犬牙交错地伸向骨髓腔。在其间分布着不规则的小腔为初级骨髓腔。腔内有造血组织和血管，腔壁（即骨小梁表面）可见成骨细胞和破骨细胞附着。

成骨细胞：多位于骨小梁一侧，紧贴骨小梁的表面，排列一层。细胞呈矮柱状或椭圆形，细胞核圆形，胞质嗜碱性，染成紫蓝色（见图 1-3-6）。

破骨细胞：主要分布在骨组织表面，数目较少。胞体大而不规则，有数个细胞核，胞质嗜酸性，染成红色（见图 1-3-7）。

5) 骨髓腔（marrow cavity）：为贯通骨干中段的大腔，其中充满骨髓组织。在骨髓腔的两侧，较厚的染成红色的骨组织，为骨领。在骨领的外面，可见一层较厚的致密结缔组织，即骨外膜。

【思考题】

(1) 同源细胞群如何形成的？

(2) 穿通管的作用是什么？

(3) 老年人为什么容易骨折？

(4) 小儿的骨为什么易弯曲变形？

二、电镜图片

【实验内容】

1. 破骨细胞　皱褶缘、亮区、吞饮泡、溶酶体、线粒体和吞噬体（见图 1-3-8）。

2. 骨细胞　高尔基复合体、粗面内质网、缝隙连接（见图 1-3-9）。

（姚宏波）

实验四　血液、淋巴与血细胞发生

血液是在心血管内循环流动的液态组织，约占体重的 7%，成人约 5L。血液由血浆和血细胞组成。在采取的血液中加入适量抗凝剂（如肝素或枸橼酸钠），经自然沉降或离心沉淀后，血液可分出三层：上层为淡黄色的血浆，下层为红细胞，中间薄层膜状为白细胞和血小板。血浆是无形成分，相当于结缔组织的细胞间质，约占血液容积的 55%。其中 90% 是水，其余为血浆蛋白（白蛋白、球蛋白、纤维蛋白原）、脂蛋白、脂滴、无机盐、酶、激素、维生素和各种代谢产物；其余为血液的有形成分，包括红细胞、白细胞和血小板。上述试管如不加任何抗凝剂，溶解状态的纤维蛋白原转变为不溶解状态的纤维蛋白、包裹血细胞形成血凝块、析出淡黄色清亮的液体，称血清。血液保持一定的比重(1.050～1060)、pH(7.3～7.4)、渗透压(313mosm)、黏滞性(1.6～2.4)和化学成分，以维持各种组织和细胞生理活动所需的适宜条件。

血细胞约占血液容积的45%，包括红细胞、白细胞和血小板。在正常生理情况下，血细胞和血小板有一定的形态结构，并有相对稳定的数量。血细胞形态结构的光镜观察，通常采用Wright或Giemsa染色的血涂片测定，称为血象。患病时，血象常有显著变化，故检查血象对了解机体状况和诊断疾病十分重要。

一、光 镜 切 片

【实验目的】
(1)掌握血涂片中各种血细胞的光镜结构和电镜结构。
(2)了解红骨髓的结构及血细胞发生的形态变化的基本规律。

【实验材料】 组织涂片；录像。

【实验内容】

1. 血涂片

(1)制片方法：人血液，Wright染色。

(2)肉眼观察：在血涂片上均质淡红色。

(3)低倍镜观察：镜下见许多无核橘红色的红细胞和少量紫蓝色核的白细胞。

(4)高倍镜观察：

1)红细胞(erythrocyte)：数目最多，呈圆盘状，无核，中央染色浅，周边染色深(见图1-4-1a)。

2)中性粒细胞(neutrophilic granulocyte)：是白细胞中数量最多的一种细胞。细胞为圆形，细胞核为分叶核，一般为2～5叶，杆状核较少，胞质染色浅，含有细小淡染的中性颗粒(见图1-4-1a)。

3)嗜酸粒细胞(eosinophilic granulocyte)：数目较少，它的特点是胞质中含有许多粗大圆形的橘红色颗粒，核呈紫蓝色，多分为两叶如"八"字排开(见图1-4-1b)。

4)嗜碱粒细胞(basophilic granulocyte)：数目极少，在标本中很难找到。它的特点是胞质中含有大小不等、分布不均的嗜碱性颗粒，核形状不规则，常被颗粒覆盖而不明显(见图1-4-1c)。

5)淋巴细胞(lymphocyte)：数目较多，外周血液中多为小淋巴细胞，偶尔可见中等大小的淋巴细胞。小淋巴细胞与红细胞大小相似，核大而圆，核染色质呈致密的块状故染成紫蓝色，常可见核的一侧有凹陷、胞质较少，围于核周，嗜碱性，染成蔚蓝色，胞质中有的可见少量浅紫色的嗜天青颗粒(见图1-4-1d)。

6)单核细胞(monocyte)：是白细胞中体积最大的细胞，胞体圆形或椭圆形，胞核呈肾形、卵圆形或马蹄铁形，偏位于细胞的一侧，核染色质细而松散，着色较浅；胞质较多，弱嗜碱性，染成灰蓝色(见图1-4-1e)。

7)血小板(blood platelet)：在血细胞之间，常成群存在。形态较小且不规则，中央部有许多颗粒，着紫蓝色，周边部均匀透明，呈浅蓝色(见图1-4-1f)。

2. 网织红细胞

(1)制片方法：人血液，煌焦油蓝染色。

(2)高倍观察：低倍镜下可见红细胞呈灰蓝色，胞体圆形，无核。寻找其中有深蓝色网状结构的红细胞，即网织红细胞。更换高倍镜或油镜观察，见网织红细胞有清晰的深蓝色的网或颗粒（见图 1-4-2）。

3. 骨髓涂片

（1）制片方法：人红骨髓，May-Grunwald-Giemsa 染色。

（2）高倍观察：

1）红细胞系统：

A. 原红细胞（proerythroblast）：胞体大而圆，直径 14～22μm；胞质强嗜碱性；核大而圆，染色呈细粒状，核仁 2～3 个。

B. 早幼红细胞（basophilic erythroblast）：胞体较前变小，圆形，直径 11～19μm；胞质嗜碱性；核圆占胞体大半，染色质颗粒变粗，偶见核仁。

C. 中幼红细胞（polychromatophilic erythroblast）：胞体逐渐变小，圆形；直径 10～14μm，胞质嗜碱性减弱，嗜酸性增强，并具有蓝色和橘红色相间的多染性；核更小，染色质呈块状，染色深。

D. 晚幼红细胞（rothochromatic erythroblast）：胞体更小，圆形，直径 9～12μm；血红蛋白几乎充满胞质，染色呈橘红色；核小而固缩，染成深蓝色，常位于细胞的一侧。

2）粒细胞系统：

A. 原粒细胞（myeloblast）：细胞圆形，直径 11～18μm，胞质强嗜碱性，染成蓝色；核大而圆，染色质细网状，排列疏松呈紫红色；核仁较多。

B. 早幼粒细胞（promyelocyte）：胞体增大，圆形，直径 13～20μm，胞质弱嗜碱性，可见大量嗜天青颗粒及少数特殊颗粒、淡蓝色、核变小呈卵圆形，偏于一侧，染色质较粗，偶见核仁。

C. 中幼粒细胞（myelocyte）：细胞变小，圆形，直径 11～16μm；胞质弱嗜碱性，可见少量嗜天青颗粒及大量特殊颗粒；核呈半圆形，约占胞体一半以上，核仁消失。

D. 晚幼粒细胞（metamyelocyte）：胞体小而圆，直径 10～15μm，与成熟白细胞大小相当；胞质中嗜碱性更弱，充满特殊颗粒；核呈肾形，染色质致密呈块状，染色深。

E. 巨核细胞系统（megakaryocytic series）：巨核细胞是骨髓中体积最大的细胞，形态不规则；胞质弱嗜酸性，含有丰富的血小板颗粒；核呈分叶状，染色质排列密集，着色深（见图 1-4-3a，1-4-3b）。

4. 血细胞发生的形态变化的基本规律（表 1-4-1，表 1-4-2）

表 1-4-1　红细胞发育阶段特点

各阶段红细胞	胞体形态、大小（μm）	胞核	胞质
原红细胞	圆而大，11～20	核圆，染色质细，多个明显核仁	强嗜碱性成墨水蓝状，无血红蛋白
早幼红细胞	圆，11～19	核圆，染色质粗，核仁少见	嗜碱性成墨水蓝状，有血红蛋白
中幼红细胞	圆，10～14	核圆，染色质呈块状，核仁消失	弱嗜碱性，大量血红蛋白呈红色
晚幼红细胞	圆，9～12	核圆，染色质呈致密块状，无核仁	大量血红蛋白，胞质红色
网织红细胞	圆盘状，7～9	残存核呈细网状	红色
成熟红细胞	双凹圆盘状，7～9	无核	红色

表 1-4-2　粒细胞发育各阶段特点

各阶段粒细胞	胞体形态、大小(μm)	胞核	胞质
原粒细胞	圆，11～18	核圆，染色质细网状核仁2～6个	强嗜碱性蓝色无颗粒
早幼粒细胞	圆，13～30	核卵圆，染色质粗网状核仁偶见	弱嗜碱性淡蓝色大量颗粒
中幼粒细胞	圆，11～16	核半圆，染色质网状核仁消失	弱嗜碱性浅红色特殊颗粒增多
晚幼粒细胞	圆，10～15	核肾形，染色质块状核仁消失	极弱嗜碱性浅蓝色特殊颗粒明显
杆状核粒细胞	圆，10～15	核呈带状，染色质块状核仁消失	无嗜碱性红色大量特殊颗粒
分叶核粒细胞	圆，10～15	核分叶，染色质粗块状核仁消失	淡红色嗜天青颗粒少特殊颗粒多

【思考题】

(1)中性粒细胞胞核分叶的意义是什么？

(2)在标本上如何区分中性粒细胞和嗜酸性粒细胞？

二、电 镜 图 片

【实验内容】

1. 红细胞　红细胞的变形运动(见图 1-4-4)。

2. 中性粒细胞　分叶核、高尔基复合体、中心粒、特殊颗粒、嗜天青颗粒(见图 1-4-5)。

3. 嗜酸粒细胞　核、高尔基复合体、嗜酸性颗粒(见图 1-4-6)。

4. 嗜碱粒细胞　核、线粒体、嗜碱性颗粒。

5. 淋巴细胞　游离核糖体、溶酶体、粗面内质网、高尔基复合体、线粒体。

6. 单核细胞　核、溶酶体、嗜天青颗粒。

7. 血小板　特殊颗粒、致密颗粒、溶酶体、开放小管系统和致密小管系统。

(姚宏波)

实验五　肌　组　织

　　肌组织主要由肌细胞组成。肌细胞间有少量结缔组织、血管、淋巴管和神经。肌细胞呈长纤维形，又称肌纤维，其细胞膜称肌膜，细胞质称肌质，其滑面内质网称肌质网。肌质中有许多与细胞长轴平行排列的肌丝，它们是肌纤维舒缩功能的主要物质基础。根据结构和功能的特点，将肌组织分为三类：骨骼机、心肌和平滑肌。骨骼肌属于横纹肌又是随意肌，心肌属于横纹肌和非随意肌，平滑肌属于无横纹肌和非随意肌。

一、光 镜 切 片

【实验目的】

(1)掌握骨骼肌、心肌、平滑肌的光镜结构；骨骼肌和心肌的电镜结构。

(2)了解平滑肌的电镜结构。

【实验材料】　兔骨骼肌切片、人的心脏切片、犬小肠切片；录像。

【实验内容】

1. 骨骼肌

(1)制片方法：兔骨骼肌，HE 染色。

(2)肉眼观察：长方形的是骨骼肌的纵断面，椭圆形的骨骼肌的横断面。

(3)低倍镜观察：

1)纵断面：骨骼肌纤维呈粉红色，平行排列，密集成束，束间有疏松结缔组织。

2)横断面：可见界限清楚的肌纤维和肌纤维束的横断面，肌纤维束周围的结缔组织为肌束膜，肌束膜分支入内，包裹着每条肌纤维的周围，叫肌内膜。

(4)高倍镜观察：

1)纵断面：纵断的骨骼肌纤维平行呈带状；肌纤维的胞质染成粉红色；每条肌纤维有数十个细胞核，呈扁椭圆形分布于肌膜下。下降集光器，使光线稍暗，在每条肌纤维上可清晰地看见呈明暗相间的横纹(见图 1-5-1a)。

2)横断面：骨骼肌纤维的横断面呈圆形或多边形；肌膜下有数个着紫蓝色圆形的胞核；肌纤维内含有许多着红色、被切成点状的肌原纤维，肌原纤维之间是肌浆，呈淡粉色(见图 1-5-1b)。

2. 骨骼肌

(1)制片方法：兔骨骼肌，铁苏木素染色。

(2)肉眼观察：为一长条黑蓝色的组织。

(3)低倍镜观察：骨骼肌纤维平行排列呈带状，每条纤维周边有染色较深的肌膜包裹，肌膜下有许多椭圆形或长形的细胞核。肌纤维上有明暗相间的横纹，肌纤维之间的结缔组织很少，而肌束间结缔组织较多些。

(4)高倍镜观察：骨骼肌纤维内有许多纵行排列的细丝，为肌原纤维。每条肌原纤维上的横纹都由着色深浅不同的区域间隔排列。肌原纤维上着色深处为暗带，着色浅处为明带，明带中央的暗线为 Z 线，暗带中央淡处，称 H 带，H 带中间的暗线为 M 线。相邻两条 Z 线之间的一段肌原纤维为一个肌节(见图 1-5-2)。

3. 心肌

(1)制片方法：人的心脏，HE 染色。

(2)肉眼观察：为一块粉红色的心肌组织。

(3)低倍镜观察：可见心肌纤维的各种断面。纵断面下的心肌纤维呈短柱状，其分支互相连接，吻合成网。横断面下的心肌纤维呈不规则形。

(4)高倍镜观察：纵断面下的心肌纤维有横纹，但不如骨骼肌明显，相邻心肌细胞相连接的部位可见有深染的阶梯状线条，称闰盘，它是心肌纤维的特点之一。核卵圆形，位于肌纤维中央，一般 1~2 个。核周围染色较淡，可见有棕黄色的脂褐素颗粒。横断面下的心肌纤维有的切到核，核圆形，位于肌纤维中央。肌纤维间有少量的结缔组织及血管(见图 1-5-3)。

4. 心肌

(1)制片方法：人的心脏，苏木精染色。

(2)肉眼观察：为一块紫蓝色组织。

(3)低倍镜观察：可见许多短柱状的心肌纤维，分支连接成网。网眼间有结缔组织和血管。

(4)高倍镜观察：可清楚地观察到纵行肌纤维的横纹和闰盘，闰盘被染成蓝黑色呈阶梯状。相邻两个闰盘之间为一个心肌细胞，其中央可见 1~2 个细胞核(见图 1-5-4)。

5. 平滑肌

(1)制片方法：犬小肠，HE 染色。

(2)肉眼观察：标本上凸凹不平侧为小肠的腔面，外层染成粉红色的部分为小肠的平滑肌层。

(3)低倍镜观察：找到肌层，可清楚地见到纵、横切面的平滑肌纤维。

(4)高倍镜观察：纵断的平滑肌纤维呈长梭形，胞质嗜酸性染成粉红色，核呈长椭圆形或杆状，位于肌纤维中央，细胞核染色较浅，其中可见 1～2 个明显的核仁(见图 1-5-5)。横断的平滑肌纤维呈大小不等的圆形或多边形。若为肌纤维中央断面，可见圆形的细胞核。若为肌纤维两端断面，则肌纤维内看不到细胞核。

【思考题】

(1)在骨骼肌纤维的纵断面上，光镜或电镜下有哪些结构特点？

(2)心肌纤维的主要结构特征是什么？

(3)为什么心肌纤维横断面核周部染色较浅？

(4)为什么横断面的平滑肌有的切到核，有的没有切到核？

(5)说出下列结构在肌组织内的分布部位：肌外膜、肌束膜、肌内膜、基膜、肌膜。

二、电 镜 图 片

【实验内容】

1. 骨骼肌纤维(纵、横切) 肌原纤维、粗肌丝、细肌丝、横小管、肌浆网(纵小管)、终池、三联体、线粒体(见图 1-5-6a，1-5-6b)。

2. 心肌纤维(纵、横切) 桥粒、中间连接、肌丝束、横小管、肌浆网、二联体、线粒体、闰盘(见图 1-5-7)。

3. 平滑肌 密斑、密体、小凹、粗肌丝、细肌丝、中间丝(见图 1-5-8)。

(姚宏波)

实验六 神 经 组 织

神经组织由神经细胞或称神经元(neuron)和神经胶质细胞(neuroglial cell)组成。神经元数量庞大，在整个神经系统中约有 10^{12} 个，彼此相互联系形成复杂的神经网络，通过接受刺激、整合信息和传导冲动，将信息传递到骨骼肌、内脏平滑肌和腺体等处发挥效应。神经胶质细胞比神经元多，是神经元数量的 10～50 倍。神经胶质细胞形态各异，功能多样，遍布于神经元之间，对神经元起支持、保护、营养和绝缘等作用。此外，神经胶质细胞的重要功能是参与神经递质的代谢、神经系统的正常发育、脑的记忆功能等，神经胶质细胞退化或不正常时可出现疾患。

一、光 镜 切 片

【实验目的】

(1)掌握神经元和神经纤维的光电镜结构、突触的类型及化学突触的光电镜结构。

(2)了解神经胶质细胞的分类及光镜下的结构特点。

【实验材料】 小牛脊髓的颈膨大或腰膨大涂片、猫脊髓切片、猫肠管切片、猫坐骨神经切片、人指皮切片、运动的肋间肌切片、猫大脑切片；录像。

【实验内容】

1. 神经元

(1)制片方法：小牛脊髓的颈膨大或腰膨大，氨卡红染色。

(2)肉眼观察：为一淡粉色的涂片。

(3)低倍镜观察：观察全部涂片，可见许多带突起的大细胞，为多极神经元，找一典型清晰细胞镜下进行观察。

(4)高倍镜观察：多极神经元胞体较大，胞质染成淡粉色，胞体中央有一圆形细胞核，被染成粉红色。突起较多，长短不一，多为树突(见图1-6-1)。

2. 多极神经元

(1)制片方法：猫脊髓，快蓝-焦油紫染色。

(2)肉眼观察：脊髓横断面是一近似圆形的组织结构，被染成淡蓝色。在脊髓中央染色较深呈"H"形或蝴蝶形部分，为脊髓灰质；外周染色较浅的部分为脊髓白质。灰质的一端比较宽大的部分为前角，另一端比较细小的部分为后角。

(3)低倍镜观察：找到脊髓前角，可见许多较大的多角形细胞，为前角运动神经元，选择其中结构完整清晰的神经元，在高倍镜下进行观察。

(4)高倍镜观察：前角运动神经元胞体呈圆形或多角形，在胞体中央可见大而圆的细胞核，核呈空泡状，核仁清楚。胞质内充满紫蓝色小块或颗粒状结构，为尼氏体(Nissl bodies)，每个神经元具有多个细胞突起，长短不一。在突起的胞质内有尼氏体存在的为树突(dendrite)，突起起始部呈圆锥形，并且没有尼氏体存在的为轴突(axon)，起始段呈圆锥形为轴丘。在神经元周围有许多小的圆形细胞核，为神经胶质细胞核(见图1-6-2)。

3. 多极神经元

(1)制片方法：猫肠管，$AgNO_3$染色。

(2)肉眼观察：标本是一环行的肠管横断面。

(3)低倍镜观察：标本背景为淡黄色，其中有许多神经细胞群，所观察的多极神经元被染成黑灰色，胞体较大，并有许多细长突起。

(4)高倍镜观察：镜下多极神经元胞体中央有一圆形浅染区相当于细胞核，有时可见黑染的核仁。胞体内有许多细丝状结构交织成网，为神经原纤维，伸入到突起的神经原纤维平行排列，成为较粗的线条，单根的神经原纤维不易分清(见图1-6-3)。

4. 神经纤维

(1)制片方法：猫坐骨神经，HE染色。

(2)肉眼观察：切片上有两块组织，长条形的是坐骨神经的纵断面，圆形的是横断面。

(3)低倍镜观察：可见许多纵断的神经纤维平行排列，在神经纤维之间、神经束之间以及整个神经纤维的外表面都有结缔组织和血管。横断的神经纤维，其最外面围有疏松结缔组织，称神经外膜(epineurium)。在神经内有许多大小不等圆形的神经束，神经束的表面围有致密结缔组织，称神经束膜(perineurium)，这层膜在标本中染色深，很明显。在每个神经束内，有大量圆形的神经纤维横断面。在每条神经纤维的外面或可见到很薄的结缔组织，即为神经内膜。

(4)高倍镜观察：可见纵切面的有髓神经纤维。其位于神经纤维中轴、细长，染色较深的结构为轴突。在轴突两侧，呈粉红色的网状结构为髓鞘(myelin sheath)。位于髓鞘外面，细胞质很薄，呈粉红色的细胞为施万细胞，也称神经膜细胞。施万细胞的细胞核呈椭圆形或杆状，染色较浅。此外，在神经纤维上呈狭窄的部位称为郎飞结(ranvier node)。在神经纤维的横切面上，有髓神经纤维呈圆形，每条神经纤维中央有深染的小点为轴突断面。其周围粉红色的网状结构为髓鞘。髓鞘外面为粉红色的神经膜，有的断面可见弯月形被挤压的施万细胞核，包于髓鞘之外(见图 1-6-4a，1-6-4b)。

5. 神经纤维

(1)制片方法：猫坐骨神经，锇酸染色。

(2)肉眼观察：标本染成黑色，长条状的为纵断面，圆形的为横断面。

(3)低倍镜观察：纵切的有髓神经纤维排列紧密，界限不清。横切面大小不等圆或椭圆形。

(4)高倍镜观察：纵切的有髓神经纤维平行排列，观察单根神经纤维：纤维中央淡黄色的为轴突；周围染成黑色的线条为髓鞘，其间可见斜行的髓鞘切迹；髓鞘中断处为郎飞结(见图 1-6-5)。横断的有髓神经纤维，中央淡黄色的为轴突，周围大小不等的黑色网状结构为髓鞘。

6. 突触

(1)制片方法：猫脊髓，$AgNO_3$ 染色。

(2)肉眼观察：找到灰质，确定脊髓前角。

(3)低倍镜观察：找到前角运动神经元，换高倍镜观察神经元胞体上的突触。

(4)高倍镜观察：神经元胞体呈棕黄色，在胞体或树突上附着许多染成棕黑色的环状或扣状结构，即为突触小体(见图 1-6-6)。

7. 触觉小体

(1)制片方法：人指皮，HE 染色。

(2)镜下观察：在真皮乳头内可见椭圆形小体。在触觉小体中，许多扁平细胞横行排列，扁平细胞间可见盘绕的染成棕黑色的神经纤维的分支(见图 1-6-7)。

8. 环层小体

(1)制片方法：人指皮，HE 染色。

(2)镜下观察：在真皮网织层内可见较大的卵圆形或圆形小体，即环层小体。小体的被囊由多层呈同心圆排列的扁平细胞组成，中央为染色较深的圆柱体，其中有一根无髓神经纤维插入其中(见图 1-6-8)。

9. 运动终板

(1)制片方法：运动的肋间肌，氯化金染色。

(2)肉眼观察：标本为紫黑色束条状，为压片。

(3)低倍镜观察：骨骼肌纤维呈粉红色或紫色，神经纤维染成黑色。由一条神经分出许多神经纤维小束，小束中的神经纤维散布于各条肌纤维上，形成椭圆形或圆形板状隆起，即运动终板。

(4)高倍镜观察：选一运动终板进行观察，在终板处可见赤裸的神经纤维末梢，止于肌膜并分散成爪形，其终端膨大成棒状。一条神经纤维末梢的全部分支，与骨骼肌相接触，共同构成运动终板(见图 1-6-9)。

10. 星形胶质细胞(示教)

(1)制片方法：猫大脑，$AgNO_3$ 染色。

(2)肉眼观察：标本切片为棕黄色，颜色不均。

(3)低倍镜观察：区分大脑皮质和髓质，大脑表面为皮质，深部为髓质。

(4)高倍镜观察：星形胶质细胞是中枢神经系统中最大的胶质细胞，有许多细长突起，其中有几个较粗的突起，其末端扩大形成脚板，贴附于毛细血管壁上(见图 1-6-10)。

1) 原浆性星形胶质细胞：位于大脑皮质，是一种多突起的星形细胞，胞体较小，自胞体伸出许多短而粗的突起，突起分支较多，无树突与轴突之分。

2) 纤维性星形胶质细胞：分布于大脑的髓质内，也是一种多突起的星形细胞，形体甚小，自胞体伸出一些细长的突起，但分支较少。胞体和突起中含有许多纤细的神经胶质丝，但因制作方法所限，在此不能见到。

11. 小胶质细胞

(1) 制片方法：猫大脑，$AgNO_3$ 染色。

(2) 肉眼观察：标本切片为棕黄色，颜色不均。

(3) 低倍镜观察：首先找到皮质，其中有许多较大的锥体细胞染色较浅，成层排列。小胶质细胞在神经细胞附近，是染色深的多突起小细胞。

(4) 高倍镜观察：小胶质细胞较多，细胞体多为梭形。由胞体发出四、五个细长弯曲的突起，每个突起又可分出几个细小的分支，分支较短，上面的棘突看不清。因细胞染色极深，故只能观察其形态，见不到细胞内部的细微结构(见图 1-6-11)。

12. 少突胶质细胞

(1) 制片方法：猫大脑，$AgNO_3$ 染色。

(2) 肉眼观察：标本切片为棕黄色，颜色不均。

(3) 低倍镜观察：找到大脑皮质。

(4) 高倍镜观察：在大脑皮质细胞附近寻找少突胶质细胞，这类细胞较小胶质细胞稍大，胞体略似圆形或卵圆形，染色稍浅，其中圆形胞核隐约可见。胞体上可伸出三、四个较短的突起。

【思考题】

(1) 神经元胞体内含有哪两种特殊组织结构？

(2) 在非银染的标本上能否看到神经原纤维？

(3) 如何在横断面上区分平滑肌和神经纤维？

(4) 髓鞘在电镜下结构特点是什么？

(5) 运动终板的神经纤维束来自何种神经元？

(6) 你在镜下看到了几种有被囊的神经末梢？说出它们的名称及功能。

二、电 镜 图 片

【实验内容】

1. 神经元 粗面内质网、游离核糖体、神经丛、高尔基复合体。

2. 突触 突触前膜、突触小泡(synaptic veside)、线粒体、突触后膜、突触间隙(synaptic cleft)(见图 1-6-12)。

3. 有髓神经纤维 轴突、施万细胞内侧胞质、髓鞘，髓鞘为同心圆板层状结构、施万细胞外侧胞质(见图 1-6-13)。

4. 运动终板 轴突终末、大量突触小泡、线粒体、微丝、突触前膜、突触后膜、质膜内褶、突触间隙。

(姚宏波)

实验七 神 经 系 统

神经系统主要由神经组织构成，分为中枢神经系统(central nervous system)和周围神经系统(peripheral nervous system)两部分。前者包括脑和脊髓，后者由脑神经节和脑神经、脊神经节和脊神经、自主神经节和自主神经组成。在中枢神经系统，神经元胞体集中的结构称灰质，在表层，故又称皮质(cortex)，白质位于皮质的下面，又称为髓质(medulla)。脊髓的灰质位于中央，被白质包围。在大脑、小脑的白质内也有灰质团块，被白质包围。在大脑，小脑的白质内也有灰质团块，称神经核。在周围神经系统，神经元胞体聚集的结构称神经节或神经丛。

神经系统具有反射、联系、整合和调节等复杂功能，与内分泌系统相辅相成，直接或间接调控机体各器官，系统活动。神经系统的功能活动通过神经元之间复杂的网络联系而实现。

一、光 镜 切 片

【实验目的】

(1)掌握大脑，小脑及脊髓的光镜结构。

(2)了解脊神经节，交感神经节的光镜结构。

【实验材料】 猫大脑切片、猫小脑切片、脊髓切片、人的脊神经节切片、人交感神经节切片；录像。

【实验内容】

1. 大脑

(1)制片方法：猫大脑，HE 染色。

(2)肉眼观察：切片周缘起伏不平且着色较浅的部分是大脑皮质(gray matter)，其余着色略深的部分是髓质。

(3)低倍镜观察：位于大脑皮层的部分为皮质(又称灰质)，由神经元、神经胶质细胞和无髓神经纤维组成。皮质内有许多着色深的细胞，为皮质内的神经元和神经胶质细胞。皮质内的神经元分层排列，由浅至深分为六层，依次为：分子层、外颗粒层、外锥体细胞层、内颗粒层、内锥体细胞层和多形细胞层。但在普通染色标本中不能分清各层界限。在皮质较深的部分仔细观察，可见到许多锥体细胞，其尖端伸向皮质表面。细胞间着色浅的部分是由无髓神经纤维组成。此外，在皮质和髓质内均可见到小血管断面。

(4)高倍镜观察：选一切面较完整的锥体细胞进行观察。锥体细胞的胞体呈锥体形，其主干树突自胞体顶端伸向皮质表面，其余的突起因切面关系不易见到。锥体细胞的胞质含嗜碱性的尼氏体，细胞核较大，呈圆形，位于胞体中部(见图 1-7-1)。

2. 大脑锥体细胞

(1)制片方法：猫大脑，$AgNO_3$ 染色。

(2)肉眼观察：区别皮质和髓质。

(3)低倍镜观察：锥体细胞在皮质内彼此平行排列，形态大致相似，可分为大、中、小三型。所有的细胞均呈棕黑色，选择较大的锥体细胞在高倍镜下进行观察。

(4)高倍镜观察：锥体细胞胞体呈锥体形，染成棕黑色，自胞体顶端伸出一个较大的突起，是主干树突，伸向大脑表面，主干树突又可伸出一些分支；胞体侧面伸出的树突较细，表面有树突棘(dendritic spine)；在胞体底部，伸出一个细长的轴突，轴突表面光滑，方向与主干树突相反，而进入大脑髓质。因切片原因，可能只见到轴突自胞体伸出的一小段(见图 1-7-2)。

3. 小脑

(1) 制片方法：猫小脑，HE 染色。

(2) 肉眼观察：切片呈柏树叶状，表面凹凸不平，最外层浅粉红色为小脑皮质分子层，最内层浅粉色的为小脑髓质，中间染色较深部分为小脑皮质颗粒层。浦肯野细胞层通过肉眼不能分辨。

(3) 镜下观察：皮质为小脑近表面的一层，由神经元、神经胶质细胞和神经纤维组成（见图 1-7-3）。从外向内可分为明显的三层：

1) 分子层（molecular layer）：最表面，浅粉色，主要为联合神经元。可见着色深的细胞排列较疏松，细胞间大部分为粉红色的神经纤维。

2) 浦肯野细胞层（purkinje cell layer）：介于分子层与颗粒层之间，其细胞体有规则地排成一层，它是小脑中最大的神经元，在标本中明显可见。

3) 颗粒层（granular layer）：颗粒细胞的细胞质少，细胞核相对大而明显，故此层可见密集深染的细胞核，细胞间的神经纤维相对较少。髓质位于皮质的深部，由许多着色深的神经胶质细胞和着粉红色的神经纤维组成。

4. 小脑浦肯野细胞

(1) 制片方法：猫小脑，Golgi 染色。

(2) 肉眼观察：切片的表面凹凸不平，是小脑皮质表面，其他部分是髓质。

(3) 低倍镜观察：在皮质部分选择胞体较大的棕黑色的浦肯野细胞，其胞体呈梨形，有一、二个粗大主干树突由胞体伸向小脑的表面，主干树突反复分支，形似柏树叶状或扇形，为浦肯野细胞所特有。

(4) 高倍镜观察：若切面与树突分支的平面不平行，则镜下所见树突分支较少。胞体的另一面伸出一个细长的突起，是轴突。轴突的表面光滑，其方向与树突相反，进入小脑髓质（见图 1-7-4）。

5. 脊髓

(1) 制片方法：脊髓，HE 染色。

(2) 肉眼观察：脊髓横断面呈扁圆形，其外面包裹着脊髓膜。脊髓分为灰质和白质两部分，灰质居中，着色较红，形如蝴蝶状（或称 H 形），有四个突出的部分：两个前角，为较粗钝的突起；两个后角，为较细的突起。白质着色浅红，围绕在灰质周围。

(3) 低倍镜观察：先分辨白质和灰质中的前角和后角。白质为神经纤维集中处，其中多为有髓神经纤维的横断面。灰质中含有神经元的胞体、树突、大量神经胶质细胞和无髓神经纤维。灰质前角中有数量多、体积较大的神经元胞体，成群分布。后角中的神经元较小，数量较少，分散排列。脊髓中央空隙为脊髓中央管（见图 1-7-5）。

(4) 高倍镜观察：观察前角运动神经元的形态、构造。前角运动神经元属于多极神经元，有的神经元可见有数个突起，有的则只见到一、二个突起。选择一个切面完整的神经元进行观察：神经元胞体大，呈多角形，胞质着浅红色。核大而圆，位于胞体中央，着色较浅，呈空泡状，内有核仁，圆形，大而明显，着红色。树突可切到一、二个或数个。轴突一个，一般不易切到。

6. 脊神经节

(1) 制片方法：人的脊神经节，HE 染色。

(2) 肉眼观察：纵切面上呈长椭圆形。

(3) 低倍镜观察：神经节表面有致密结缔组织形成的被膜，可见节内神经元胞体大小不等，成群分布在神经节的周边。

(4) 高倍镜观察：选择一较大而完整的神经节细胞观察：胞质嗜酸性，核染色淡，核仁清楚。

每个节细胞的胞体均被一层扁平的卫星细胞(satellite cell)包裹，卫星细胞外有一层基膜。节内神经纤维大部分为有髓神经纤维(见图1-7-6)。

7. 脊神经节

(1)制片方法：人脊神经节，$AgNO_3$染色。

(2)肉眼观察：为一长椭圆形棕黄色组织。

(3)低倍镜观察：神经节外表面有一染成棕黄色的被膜，节内有许多神经元，大小不等；成群分布。还有许多有髓神经纤维。

(4)高倍镜观察：神经节细胞的胞质着棕黄色或棕黑色，胞体大、圆形，胞核大而圆，着色浅，核膜清楚，核仁不清。节细胞周围有一层扁平的卫星细胞，构成一层被囊，故又称为被囊细胞。其细胞核呈圆形，较小，着色较深。在被囊细胞外面，有薄层的结缔组织包绕。节内还可见较多的有髓神经纤维，中央轴索着色深，周围髓鞘着色浅，呈透明状。

8. 交感神经节(示教)

(1)制片方法：人交感神经节，HE染色。

(2)肉眼观察：为长椭圆形或圆形的组织。

(3)低倍镜观察：见交感神经节被覆着致密结缔组织被膜，节内分散地分布着交感神经节细胞，节细胞间可见成小束平行排列的神经纤维和许多小血管切面。

(4)高倍镜观察：交感神经节是多极神经元，选一个切面完整的节细胞进行观察：交感神经节细胞核较大、圆形，染色浅，核仁也很明显。在交感神经节细胞周围也有卫星细胞包绕，但数量少。卫星细胞核圆形，着色稍浅。交感神经节内含有髓和无髓神经纤维，有髓神经纤维在脊神经节中已叙及，现观察无髓神经纤维：镜下无髓神经纤维多成束排列，为粉红色较细的纤维，外围是大而着色较浅的椭圆形的施万细胞核(见图1-7-7)。

【思考题】

(1)构成脑脊神经节和交感神经节的神经元有何区别？

(2)在观察大脑皮质时，不同层的内部都能见到哪种神经元的胞体？

二、电镜图片

【实验内容】

血-脑屏障(blood-brain barrier)：连续毛细血管、内皮细胞及神经胶质膜。内皮细胞间有紧密连接，内皮外有基板、周细胞及星形胶质细胞突起的脚板(见图1-7-8)。

(姚宏波)

实验八　循 环 系 统

循环系统(circulatory system)是密闭而连续的管道系统，包括心血管系统和淋巴管系统两个部分。心血管系统包括心脏、动脉、毛细血管和静脉。心脏是促使血液流动的动力泵，推动血液在各级血管中循环流动。淋巴管系统是一个辅助的管道系统，包括毛细淋巴管、淋巴管和淋巴导管。毛细淋巴管以盲端起始于组织间隙，然后渐渐汇合形成淋巴管，最后汇合成左、右淋巴管，与大静脉连通。

一、光 镜 切 片

【实验目的】

(1)掌握毛细血管的光镜结构、超微结构和功能；大动脉、中动脉、小动脉的光镜结构特点和功能；心壁的光镜结构。

(2)熟悉动脉与静脉的主要区别。

【实验材料】 犬股动脉和静脉切片、犬主动脉切片、毛细血管铺片、人心脏切片；录像。

【实验内容】

1. 中动脉和中静脉(medium-sizedartery and mediurn-sized vein)

(1)制片方法：犬股动、静脉，HE 染色。

(2)肉眼观察：标本中有两个血管断面，管壁较厚、管腔小而相对圆的是中动脉；管壁较薄、管腔较大而不规则的是中静脉。

(3)低倍镜观察：

中动脉先找出内、外弹性膜，由此区分出内膜、中膜和外膜。

1)内膜(tunica intima)：为内弹性膜及其以内的组织。内弹性膜为近管腔侧一层粉红色、呈波浪状的薄膜。

2)中膜(tunica media)：为内、外弹性膜间数十层环行平滑肌。

3)外膜(tunica adventitia)：厚度与中膜大致相等，由结缔组织构成。外弹性膜为中膜外侧与内弹性膜相似的一层呈波浪状、断续性的粉红色薄膜(见图 1-8-1)。

(4)高倍镜观察：

1)内膜：可分为三层，分别为内皮、内皮下层和内弹性膜。内皮是位于管腔最内面的单层扁平上皮，一层蓝色细胞核略向腔内突出；其外侧较薄的结缔组织为内皮下层，由少量的胶原纤维、弹性纤维构成，有时可见平滑肌纤维；靠近中膜的一层均匀亮粉色、呈波浪状薄膜为内弹性膜(internal elastic membrane)。

2)中膜：最厚，主要由 10～40 层环行平滑肌构成，肌细胞间有少量的胶原纤维和弹性纤维。弹性纤维着粉红色，折光性强；胶原纤维着色浅，不易分清。

3)外膜：厚度与中膜相近，主要由结缔组织构成，其中含有弹性纤维、小血管和神经。其与中膜相连处为外弹性膜(external elastic membrane)，常呈断续状态(见图 2-8-2)。

(5)中静脉

镜下观察：与中动脉对比观察，了解其结构特点。

1)内膜：很薄，可见内皮和极少量的结缔组织构成的内皮下层，内弹性膜不发达，故与中膜分界不清。

2)中膜：较薄，主要由 3～5 层环行平滑肌组成，其间有少量结缔组织。

3)外膜：较中膜厚，主要由结缔组织构成，无外弹性膜(见图 1-8-3)。

2. 中动脉和中静脉

(1)制片方法：犬股动、静脉，弹性纤维染色。

(2)肉眼观察：可见两个蓝色的血管切面，壁厚、腔小而圆者为中动脉，另一壁薄、腔大而不规则者为中静脉。

(3)低倍镜观察：可见切片中染成紫蓝色条纹样结构的为弹性纤维,其他组织成分着色较浅。

（4）高倍镜观察：

1）中动脉

A. 内弹性膜：为近腔面的一条十分明显的波浪状条纹，着色较深。

B. 外弹性膜：为一层与中膜相连的薄而深染的薄膜。

C. 弹性纤维：在内皮下层中有较多的弹性纤维，中膜平滑肌间有少许弹性纤维，外膜的结缔组织中有较多的弹性纤维。

2）中静脉

A. 内膜：可见有较薄的内弹性膜。

B. 中膜、外膜：可见有分散的弹性纤维，呈点状或条纹状。

3. 大动脉（large artery）

（1）制片方法：犬主动脉，HE 染色。

（2）肉眼观察：为一个较大的血管横断面。

（3）低倍镜观察：由腔面向外观察，分为三层：内膜、中膜和外膜。内膜最薄，着色较浅；中膜最厚，着色较深；外膜较薄，着色最浅。

（4）高倍镜观察：

1）内膜：可分为内皮、内皮下层和内弹性膜三层。内皮为腔内表面的单层扁平上皮，其胞核为扁圆形；内皮外侧较厚的结缔组织为内皮下层，其中除胶原纤维和弹性纤维外，还夹有一些散在的纵行平滑肌的横断面；内弹性膜与中膜相移行，故分界不明显。

2）中膜：最厚，可见 40～70 层平行排列的弹性膜、呈波浪状，着粉红色，折光性强，其间夹有少量平滑肌纤维和胶原纤维。

3）外膜：较中膜薄，外弹性膜与中膜分界不明显，由疏松结缔组织构成，其中有血管和神经（见图 1-8-4）。

4. 大动脉（large artery）

（1）制片方法：犬主动脉，弹性纤维染色。

（2）肉眼观察：标本是一蓝染的较大血管的横断面。

（3）低倍镜观察：可见标本中有大量的紫蓝色条纹，为弹性纤维（见图 1-8-5）。

（4）高倍镜观察：可见中膜中有大量着色较深的弹性膜，膜间有较多的弹性纤维；内、外膜中也有少量的弹性纤维。

5. 毛细血管铺片（示教）（capillary）

（1）制片方法：动物肠系膜，HE 染色。

（2）肉眼观察：在淡粉红色薄膜中，染成深紫色、粗细不等的分支条纹是肠系膜中的小动、静脉及毛细血管网。

（3）低倍镜观察：先找到两条粗细不等，但平行走行的小血管，即为小动、静脉。小动脉又分成管径很细的微动脉，微动脉再分支互相连接成网，即毛细血管网。后者先汇合成毛细血管后微静脉，再汇入小静脉。

（4）高倍镜观察：

1）微动脉：管径较小，管壁较薄，管壁上除有内皮细胞外还有少量与血管长轴垂直的平滑肌细胞核。

2）毛细血管：微动脉再分支形成许多毛细血管，毛细血管相互通连吻合成网。毛细血管的管径很细，管壁很薄，只见一层内皮细胞核突向腔面，有时管腔内可见单行排列的红细胞。在内皮的外面可见周细胞。

3)微静脉：与微动脉相比较，管腔较粗，管壁很薄，内皮细胞外无平滑肌纤维（见图1-8-6）。

6. 心脏（heart）

(1)制片方法：人心壁，HE染色。

(2)肉眼观察：标本着浅粉色的一侧是心内膜，中间很厚，着红色的是心肌膜，其外面是心外膜。

(3)低倍镜观察：心壁分三层，由内向外依次观察：

1)心内膜（endocardium）最薄，淡红色。表面为内皮；内皮下层为很薄的结缔组织，其中的细胞为平滑肌纤维。内皮下层与心肌膜之间是心内膜下层（subendocardial layer），其中可见浅染的束细胞。

2)心肌膜（myocardium）最厚，占心壁的绝大部分，主要由心肌纤维组成，其间有少量的结缔组织和丰富的毛细血管（见图1-8-7）。

3)心外膜（epicardium）较心内膜厚，由间皮和疏松结缔组织构成浆膜（见图1-8-8）。

(4)高倍镜观察：

1)心内膜：分为二层，即内皮、内皮下层。内皮为单层扁平上皮；内皮下层由结缔组织构成，内层为细密的结缔组织，外层也称心内膜下层，由疏松结缔组织组成，有的部位含浦肯野纤维，直径较心肌纤维粗，胞质丰富，呈粉红色，颜色浅，胞核1~2个。

2)心肌膜：最厚，心肌纤维呈螺旋状排列，可分为内纵、中环、外斜三层，故在切片中可见到各种不同断面的心肌纤维，其间可见丰富的毛细血管和少量结缔组织。

3)心外膜：即心包脏层，由外表面的间皮和间皮下薄层疏松结缔组织构成，其中可见小动、静脉、毛细血管、神经及脂肪组织。

【思考题】

(1)光镜下观察中动脉有哪些特点？内、中、外三层膜依靠什么分界？

(2)中动脉的中膜成分与大动脉的中膜成分有何不同？

(3)心内膜下层的束细胞与心肌纤维有何异同？

(4)比较心房和心室的心肌膜在结构上有何异同？

(5)电镜下三类毛细血管壁有何差别？

二、电镜图像

1. 连续毛细血管（continuous capillary） 内皮细胞连续，基膜完整，可见游离面和基底面质膜内陷形成的许多吞饮小泡（见图1-8-9）。

2. 有孔毛细血管（fenestrated capillary） 内皮细胞不含核的部分很薄，并可见许多窗孔，孔上有隔膜。基底面可见连续的基板（见图1-8-10）。

3. 血窦（sinusoid） 管腔大而形状不规则，内皮细胞间隙宽、无基膜。

4. 小动脉（small artery） 内皮细胞扁平、有一、二层肌细胞。

5. 中动脉（medium-sized artery） 内皮细胞核横断面、可见内弹性膜、平滑肌细胞。

（孙　贺）

实验九　免疫系统

免疫系统（immune system）由淋巴器官、淋巴组织和免疫细胞构成。淋巴器官包括中枢淋巴器官(胸腺和骨髓)和外周淋巴器官(淋巴结、脾和扁桃体等);淋巴组织既是构成外周淋巴器官的主要成分,也广泛分布于消化管和呼吸道等非淋巴器官内;免疫细胞包括淋巴细胞、巨噬细胞、抗原提呈细胞、浆细胞、粒细胞和肥大细胞等,它们或聚集于淋巴组织中,或分散在血液、淋巴及其他组织内,以上成分或分散于全身各处,但可通过血液循环和淋巴循环相互联系,形成一个整体。在免疫应答中起中心作用的主要是淋巴细胞。

一、光　镜　切　片

【实验目的】

(1)掌握淋巴结和脾的组织结构、其异同点和功能。

(2)熟悉胸腺的组织结构、年龄变化及功能;腭扁桃的结构特点。

【实验材料】　小儿胸腺切片、成人胸腺切片、犬淋巴结切片、人脾切片、人腭扁桃体切片;录像。

【实验内容】

1. 小儿胸腺(children thymus)

(1)制片方法:小儿胸腺,HE 染色。

(2)肉眼观察:胸腺实质被分成许多大小不等的小叶,在小叶周边深紫蓝色的为皮质(cortex),而小叶中央着色较浅的为髓质(medulla)。

(3)低倍镜观察:自被膜向实质依次观察。

1)被膜:由薄层结缔组织构成,着粉红色。结缔组织伸入胸腺实质内形成小叶间隔,将实质分成许多不完全分离的胸腺小叶。

2)胸腺小叶:皮质呈强嗜碱性染色,位于小叶周边,多成 U 形;髓质嗜碱性较弱,位于小叶深部,各小叶的髓质都相互连续(见图 1-9-1)。其中可见大小不一、染成粉红的椭圆形小体,此为胸腺小体。

(4)高倍镜观察:

1)皮质:位于小叶的周边,皮质主要由密集排列的淋巴细胞和被膜下上皮细胞组成。淋巴细胞呈椭圆形,胞核染色较深;星形上皮细胞即通常所称的上皮网状细胞(epithelial reticular cell),此细胞数量较少,核较大,圆形或椭圆形,细胞可见多分支突起。

2)髓质:位于小叶的深部,与皮质对比观察,星状上皮细胞较多,而淋巴细胞较少。髓质内散在分布着胸腺小体(thymic corpuscle),胸腺小体呈圆形或椭圆形,大小不一,由数层扁平形的上皮细胞呈同心圆排列形成,小体外层的细胞有胞核,呈新月状,染色较浅;小体中央的细胞已完全角化,嗜酸性较强,被染成深红色,有时染成蓝色是钙化结果(见图 1-9-2)。

2. 成人胸腺(thymus)

(1)制片方法:成人胸腺,HE 染色。

(2)肉眼观察:可见胸腺实质着色深浅不一,差别较大。

(3)低倍镜观察:可见切片上淋巴组织明显减少,而出现大量的脂肪组织,实质呈退化现象。

3. 淋巴结(lymph node)

(1)制片方法:犬淋巴结,HE 染色。

(2)肉眼观察:切片呈圆形或椭圆形,其表面粉红色的结构为被膜,被膜下深蓝色部分为皮质,中央染色深浅不一的为髓质。有的标本在一侧有凹陷而无皮质结构这是淋巴结门部。

(3)低倍镜观察:全面观察标本,区分出被膜、小梁、皮质和髓质,然后自被膜向实质逐一进行观察。

1) 被膜(capsule)和小梁(trabecula)：淋巴结表面的薄层致密结缔组织为被膜。有时在淋巴结的凸面可见输入淋巴管。被膜伸入实质内形成小梁，小梁粗细不等，在切片中可被切成各种不同形状的切面。小梁内可见血管断面。

2) 皮质：由浅层皮质区、副皮质区和皮质淋巴窦构成。

A. 浅层皮质(peripheral cortex)：由淋巴小结及小结间的弥散淋巴组织组成。淋巴小结是由密集的淋巴组织构成的球形结构，淋巴小结的周边部着色较深，主要由密集的小淋巴结细胞排列而成；淋巴小结的中央部着色较浅，称为生发中心(germinal center)，主要由体积较大而幼稚的 B 细胞和 Th 细胞组成。发育完好的淋巴小结生发中心可分两极，近内侧为暗区(dark zone)，外侧为明区(light zone)，明区顶端有一染色深的半月形小淋巴结细胞群，形如帽状，称小结帽(cap)。

B. 副皮质区(paracortex zone)，又称胸腺依赖区，位于皮质深层，为厚度不一的弥散淋巴组织，与浅层皮质及髓质均无明显界限。可见高内皮微静脉。

C. 皮质淋巴窦(cortical sinus)：分布于被膜与淋巴组织之间以及小梁与淋巴组织之间，分别被称为被膜下窦和小梁周窦。皮质淋巴窦一般较狭窄，染色较浅，窦内细胞较稀疏。

3) 髓质：位于皮质的深层，与皮质无明显的界限，由髓索和髓窦组成。

A. 髓索(medullary cord)：是由密集的淋巴组织构成条索状结构。在切片中，髓索着深紫蓝色，粗细不等，形状不规则，可呈长条状或分支状。

B. 髓窦(medullary sinus)：为走行于髓索之间或髓索与小梁之间的浅色区域，其形状迂曲，窦腔较宽，并且分支吻合成网(见图 1-9-3)。

(4)高倍镜观察：

1) 弥散淋巴组织：可见大量小、圆、嗜碱性的淋巴细胞；网状细胞稀疏，核为不规则的卵圆形，染色浅，核仁明显，核周胞质较多，淡粉红色，有的细胞可见发出突起；巨噬细胞的核比网状细胞的小而色深，胞质嗜酸性强。交错突细胞和网状细胞形态相似，不能鉴别。

2) 淋巴小结：选正中纵切面者观察。生发中心的暗区较小，其内淋巴细胞密集而较大，胞质强嗜碱性，故整体着色深；明区较大，淋巴细胞相对稀疏而略小；两区都有网状细胞，明区有较多巨噬细胞以及滤泡树突状细胞，后者形态和网状细胞相似。小结帽由密集的小淋巴细胞构成，以近被膜下窦处最厚。

3) 高内皮微静脉：位于副皮质区，与一般微静脉相比，管径略粗，内皮细胞呈立方形或柱状；内皮细胞核较大，椭圆形，胞质较多；常见正在穿越内皮的淋巴细胞。

4) 淋巴窦：窦壁可见扁平的内皮细胞；窦内有星形的内皮细胞，形态似网状细胞，突起明显；巨噬细胞常以突起附着于内皮细胞；淋巴细胞散在(见图 1-9-4)。

4. 脾(spleen)

(1)制片方法：人脾脏，HE 染色。

(2)肉眼观察：标本被染成粉红色的结构为被膜，被膜下为实质，实质内大部分呈现红紫色，为红髓；其中散在分布的深蓝紫色球团状结构，为白髓。在红髓中可见粉红团块或条状物，为脾小梁。

(3)低倍镜观察：自被膜向实质依次观察(见图 1-9-5)。

1) 被膜与小梁：被膜由较厚的致密结缔组织组成，内含平滑肌纤维，被膜伸入脾实质内形成脾小梁，并在脾内呈现不同的断面，有些脾小梁中可见小梁动、静脉。

2)实质

A. 白髓(white pulp)：散在分布于脾实质中的淋巴组织团块即为白髓，染成深蓝色。它包括脾小体和动脉周围淋巴鞘两种结构：①脾小体：为脾内的淋巴小结，位于动脉周围淋巴鞘的一侧，中央动脉位于脾小体的一侧而呈偏心位，脾小体常有生发中心，此处着色较浅。特点与淋巴结的淋巴小结相似。②动脉周围淋巴鞘(periarterial lymphatic sheath)：为呈长筒状包绕在中央动脉周围的弥散淋巴组织。

B. 边缘区：位于白髓与红髓交界处的狭窄区域，与红髓脾索无明显界限，为弥散的淋巴组织，但淋巴细胞较稀疏。

C. 红髓(red pulp)：范围广，位于白髓之间及白髓与小梁之间，呈粉红色。有脾索和脾窦两部分组成：①脾窦(splenic sinus)：为红髓中不规则间隙。走行迂曲。窦腔内，有的空虚，有的含血细胞，以红细胞居多。②脾索(splenic cord)：为不规则的索条，互联成网，网孔即脾血窦。脾索由富含血细胞的淋巴组织构成(见图1-9-6)。

(4)高倍镜观察：重点观察脾索和脾窦的结构。

1)脾窦：窦腔不规则，窦壁内皮细胞为长杆状，沿脾窦长轴平行排列，细胞核所在处胞体向窦腔内隆起，内皮细胞之间有小间隙。若为脾窦横切，内皮细胞核呈圆形，突向腔面，窦腔内富含红细胞。

2)脾索：位于脾窦之间，呈不规则条索状，主要由网状组织构成，网眼中含有红细胞、粒细胞、单核细胞、巨噬细胞、淋巴细胞等(见图1-9-7)。

5. 扁桃体(palatina)

(1)制片方法：人腭扁桃体，HE染色。

(2)肉眼观察：切片一侧凹凸不平，蓝色部分为上皮，上皮深陷形成扁桃体隐窝(crypt)，其周围有大量的着蓝色的淋巴组织，其深层着粉红色部分为被膜。

(3)低倍镜观察：自标本凹凸不平侧依次观察上皮、隐窝、淋巴组织和被膜(见图1-9-8)。

1)黏膜：由复层扁平上皮和固有层组成。表面为复层扁平上皮，有的部位上皮向下方结缔组织凹入，形成较深的隐窝。固有层位于上皮深面，结缔组织较少，内含黏液腺。在隐窝周围固有层内，有许多淋巴小结和弥散淋巴组织，淋巴小结可有生发中心。

2)被膜：位于扁桃体的底面，由致密结缔组织构成。

【思考题】

(1)胸腺的髓质有什么特殊结构？

(2)淋巴结皮质主要有哪些结构？

(3)淋巴结和脾中的淋巴小结存在部位有何不同？

(4)脾的白髓中有哪些主要结构？

(5)什么是血-胸腺屏障？

(6)淋巴结和脾在发挥免疫应答时，淋巴结和脾内的哪些结构发生改变？

二、电镜图片

1. 血-胸腺屏障(blood-thymus barrier)　由下列结构组成：①连续毛细血管，其内皮细胞间有完整的紧密连接；②内皮周围连续的基膜；③血管周隙，内含巨噬细胞；④上皮基膜；⑤一层连续的胸腺上皮细胞。

2. 脾窦　脾血窦的横断面，窦壁由内皮细胞围成，切到核的细胞呈立方形，并突入管腔，内皮外有不连续的基膜（见图 1-9-9，图 1-9-10）。

3. 巨噬细胞 可见较多的溶酶体、线粒体、高尔基复合体、吞饮小泡。

4. 淋巴细胞 大量游离核糖体、少量嗜天青颗粒。

5. 胸腺皮质 胸腺上皮性细胞、淋巴细胞

（孙　贺）

实验十　皮　肤

人体皮肤的面积为 1.2～2m^2，约占体重的 8%，是面积最大的器官。皮肤由表皮和真皮组成，借皮下组织与深部的组织相连。皮肤内有毛、指（趾）甲、皮脂腺和汗腺，它们是由表皮衍生的皮肤附属器。皮肤直接与外界环境接触，对人体有重要的保护作用，能阻挡异物和病原体侵入，并能防止体内组织液丢失。皮肤内有丰富的感觉神经末梢，能感受外界的多种刺激。此外，对调节体温也起重要作用。

一、光　镜　切　片

【实验目的】

(1) 掌握表皮的组织结构及皮肤的角化形成。

(2) 熟悉汗腺、皮脂腺的形态结构；毛发的组织结构和毛发的生长；黑色素细胞，Langerhans 细胞的分布、结构特点和功能联系。

【实验材料】 人指皮切片、人头皮切片、人腹壁皮肤；录像。

【实验内容】

1. 指皮（skin from fingertip）

(1) 制片方法：人指掌面皮肤，HE 染色。

(2) 肉眼观察：染色较深的部分为表皮，下方染色浅的部分为真皮，真皮深层的疏松部分为皮下组织。

(3) 低倍镜观察：见图 1-10-1。

1) 表皮（epidermis）：为角化的复层扁平上皮，由表皮的基底向表面观察，可将表皮依次分为基底层、棘层、颗粒层、透明层和角质层五层。

A. 基底层（stratum basale）：位于基膜上，由一层立方或矮柱状的细胞组成。

B. 棘层（stratum spinosum）：位于基底层上方，由 4～10 层细胞构成。

C. 颗粒层（stratum granulosum）：位于棘层的上方。由 3～5 层细胞构成。

D. 透明层（stratum lucidum）：在颗粒层的上方，数层粉红色的扁平细胞构成。

E. 角质层（stratum corneum）：在透明层上方，较厚，由多层已角化的细胞构成，还可见到汗腺导管切面。

2) 真皮（dermis）：与表皮交界处凹凸不平，但分界清楚，分为乳头层和网状层。

A. 乳头层（papillary）：紧贴在表皮下，较薄，呈乳头状突起嵌入表皮底部，由疏松结缔组织构成，可见毛细血管和触觉小体（见图 1-10-2）。

B. 网状层（reticular layer）：位于乳头层的下方，较厚，与乳头层分界不清，为致密结缔组织，其中可见较大的血管、淋巴管和神经束，还可见汗腺导管的断面和环层小体（见图 1-10-3，

图 1-10-4)。

3)皮下组织(hypodermis):位于网状层的下方,与真皮无明显分界,含有脂肪组织、血管、神经和淋巴管等。

(4)高倍镜观察:

1)表皮

A. 基底层:细胞呈立方或矮柱状,胞核大而圆,胞质嗜碱性,染成蓝色。

B. 棘层:细胞较大,呈多边形,胞核大而圆,细胞周围伸出许多细短的棘状突起。

C. 颗粒层:细胞呈梭形,核与细胞器已退化,胞质内含有许多形状不规则、大小不等的强嗜碱性透明角质颗粒,染成蓝色。

D. 透明层:为数层胞质较透明、染成深粉红色的扁平细胞,细胞核消失,细胞界限不明显。

E. 角质层:细胞呈均质状,轮廓不清,细胞核和细胞器消失,细胞界限不明显。

2)汗腺(sweat gland):是单曲管状腺。分泌部位于真皮深层和皮下组织内,盘曲成团,管腔小。导管较细而直,开口于皮肤表面。分泌部由单层锥体形细胞组成,胞核圆形,位于细胞近基底部,胞质着色较浅。导管由两层立方形细胞构成。

2. 头皮

(1)制片方法:人头皮,HE 染色。

(2)肉眼观察:为一块长条形的组织,深染的表皮较薄,表皮下面染成红色的为真皮,真皮中可见毛根。

(3)低倍镜观察:

1)表皮:是角化的复层扁平上皮,较薄,角质层也薄,染成粉红色,有些部位可见表皮下陷而成毛囊(hair follicle),内含毛发。整个上皮凹凸不平,其棘层较指皮的棘层薄,基底层细胞内含有棕黄色黑色素颗粒。

2)真皮:较厚,由致密结缔组织组成,含许多毛囊、汗腺、皮脂腺及立毛肌(见图 1-10-5)。

3)头皮中的皮肤附属器

A. 毛发(hair):毛干露在外面,有的已脱落。毛根位于皮肤内,染成棕黄色,毛根末端膨大,底面内凹,有结缔组织突入为毛乳头,其中可见血管和神经(见图 1-10-6)。在毛和毛囊与皮肤呈钝角的一侧,可见一平滑肌束,即立毛肌(arrector pilli muscle)。

B. 皮脂腺(sebaceous gland):大多位于毛囊和立毛肌之间,为泡状腺,染色浅。由一个或几个囊状的腺泡与一个共同的短导管构成,导管为复层扁平上皮。

4)外泌汗腺(eccrine sweat gland):通常所说的汗腺。遍布全身的皮肤中,为单曲管状腺,分泌部由单层锥体形细胞组成,核呈圆形,靠近细胞基底部。导管细而直,开口皮肤表面。

(4)高倍镜观察:

1)皮脂腺:位于毛囊和立毛肌间的较大的泡状腺,由复层腺上皮围成,皮脂腺的周围部有一层基细胞,胞体较小,着色较深,越向中心细胞越大,呈多边形,胞质染色变浅,含有空泡增多,导管由复层扁平上皮构成。

2)立毛肌:位于毛囊的钝角侧,为一束斜行的平滑肌或部分断面,其一端附着在毛囊的结缔组织鞘,另一端则附着于真皮乳头层。

3. 体皮(示教)

(1)制片方法:人腹壁皮肤,HE 染色。

(2)镜下观察:结构同头皮,但毛发细稀少,皮脂腺与立毛肌不如头皮发达。

【思考题】

(1)人指皮的表皮分哪几层、真皮层有何主要结构，各有何功能？

(2)毛发的结构如何？

(3)从表皮各层细胞的组织结构讨论表皮的角化过程？

二、电 镜 图 片

1. 表皮基底层细胞　细胞核大而圆，染色浅，核仁明显。胞质内含丰富的张力丝。细胞间可见发达的桥粒(见图 1-10-7)。

2. 黑素细胞(melanocyte)　细胞核圆位于中央，有较多的突起被切断，最重要的特征为胞质内有多个圆形或椭圆形的黑素体。

3. 朗格汉斯细胞(Langerhans cell)　细胞散在表皮的棘细胞之间，胞核大而弯曲呈分叶状，胞质浅。

(孙　贺)

实验十一　消 化 管

消化系统(digestive system)由消化管和消化腺组成，起到消化食物、吸收营养物质和排除食物残渣及部分代谢产物的作用，还具有内分泌和免疫等功能。消化管(digestive tract)是一条连续性管道，依次为口腔、咽、食管、胃、小肠、大肠和肛门。

一、光 镜 切 片

【实验目的】

(1)掌握消化管壁的基本结构；食管、胃、小肠、结肠和阑尾的结构特点。

(2)熟悉舌背黏膜、牙和牙周组织的结构；胃肠内分泌细胞的分布，主要类型和其功能。

(3)了解消化管淋巴组织的分布及其免疫功能。

【实验材料】　人舌尖切片、人舌体切片、犬食管切片、犬胃切片、猫十二指肠切片、猫空肠切片、犬结肠切片、犬阑尾切片；录像。

【实验内容】

1. 舌尖

(1)制片方法：人舌尖，HE 染色。

(2)肉眼观察：切片略呈三角形，两边为自然缘，底为切面。一侧为凸凹不平的舌背黏膜，一侧为较平坦的舌底黏膜，中央为粉红色的舌肌。

(3)低倍镜观察：舌背黏膜上皮为复层扁平上皮，固有层为结缔组织，深层为骨骼肌。固有层与上皮一起向表面突起，形成舌乳头。舌底黏膜上皮也是复层扁平上皮，但不形成舌乳头。

1)丝状乳头(filiform papillae)：数量最多，遍布舌背，呈圆锥形，其上皮浅层常有角化现象，着粉红色，乳头中轴为固有层的结缔组织。

2)菌状乳头(fungiform papillae)：较少，散在于丝状乳头之间。乳头体积较大，呈蘑菇形。复层扁平上皮的浅层不角化。乳头两侧上皮内有时可见味蕾，固有层内富含毛细血管。

2. 舌体

(1)制片方法：人舌体，HE 染色。

(2)肉眼观察：在舌背黏膜面可见一较大的突起，即轮廓乳头。

(3)低倍镜观察：

轮廓乳头(circumvallate papillae)：是乳头中最大的一种，顶部平坦，周围黏膜深陷形成环沟，沟两侧的上皮有较多的味蕾，沟底有味腺开口。

1)味腺(taste gland)：在固有层的结缔组织内可见到纯浆液性腺，即味腺，其开口于环沟的沟底。

2)舌根腺：为纯黏液性腺。

3)味蕾(taste bud)：为淡染的卵圆形小体，存在于环沟两侧上皮组织内。其顶端直达上皮游离面，底部连于基膜，顶端有一小孔即味孔。味蕾由肌细胞和长梭形的 I 型和 II 型细胞组成。基细胞锥体形，较小，位于味蕾深部，是未分化细胞；I 型细胞着色深，II 型细胞着色浅。

3. 食管(esophagus)

(1)制片方法：犬食管，HE 染色。

(2)肉眼观察：切面为圆形。管腔内侧染成深蓝色的即黏膜上皮，外周染色较浅的为肌层，两者之间着色最浅者为黏膜下层，外膜肉眼较难看清。

(3)低倍镜观察：注意区分食管壁的四层结构，即由内向外的黏膜(上皮、固有层、黏膜肌层)、黏膜下层、肌层和外膜。

1)上皮(epithelium)：为管壁的最内层，由未角化的复层扁平上皮构成。

2)固有层(lamina propria)：由结缔组织构成。其浅部形成许多小突起，伸入上皮基部，称乳头。固有层内还可见淋巴组织，小血管及食管腺导管，后者由复层扁平上皮构成。

3)黏膜肌层(muscularis mucosae)：由较厚的纵行平滑肌构成，标本内的平滑肌被横切，这是食管的特点之一。

4)黏膜下层(submucosa)：由疏松结缔组织构成，其中可见较大的血管、神经和食管腺，食管腺主要是黏液性腺和少量的混合腺。腺泡染色浅，腺腔很小。腺细胞呈锥体形，胞质着浅蓝色，核染色深。腺导管小，由单层立方或矮柱状细胞围成。

5)肌层(muscularis)：为内环、外纵两层。构成食管各段的肌组织是不同的，因此通过观察标本肌层的肌组织成分，即可确定该标本为食管的哪一段。另外在两层组织之间，可见肌间神经丛，为着色较深的细胞团(见图 1-11-1)。

6)外膜(adventitia)：为纤维膜(fibrosa)，由结缔组织构成(见图 1-11-2)。

(4)高倍镜观察：注意观察肌间神经丛。可见神经丛内有较大的着色较深的细胞，即神经细胞。胞核较大，核仁明显，核膜清楚。在其周围可见较小的细胞，核圆形，胞质甚少，为神经胶质细胞。

4. 胃(stomach)

(1)制片方法：犬胃底，HE 染色。

(2)肉眼观察：有较大突起且着色较深面为黏膜，凸部为黏膜皱襞。着粉红色较平坦的为肌层，两者之间着色浅的为黏膜下层。

(3)低倍镜观察：分清胃壁的四层结构，然后再详细观察四层的具体结构。

1)黏膜：可分为上皮，固有层和黏膜肌层。

A. 上皮：为单层柱状上皮。上皮向固有层内凹陷，形成许多胃小凹(gastric pit)。

B. 固有层：较厚，为结缔组织，内含大量胃底腺。胃底腺几乎占满整个固有层，因而结缔组织成分较少看到。胃底腺为分支管状腺，切片中可见各种断面。仔细观察找出与胃小凹相连通的较完整的纵断面，大致可分出腺的颈部、体部和底部。在固有层中还常见有淋巴小结。

C. 黏膜肌层：为内环、外纵两层平滑肌。

2) 黏膜下层：由疏松结缔组织构成，其中可见较大的血管和神经。

3) 肌层：为平滑肌，可分为内斜、中环和外纵三层，但在切片中不易分清。可见肌间神经丛。

4) 浆膜(serosa)：由结缔组织和间皮构成(见图 1-11-3)。

(4) 高倍镜观察：重点观察胃上皮和胃底腺的细胞。

1) 上皮：为单层柱状上皮。上皮细胞顶部胞质内充满黏原颗粒，HE 染色着色较浅。胞核多呈椭圆形，位于细胞的基底部。

2) 胃底腺(fundic gland)：重点观察三种细胞。

A. 壁细胞(parietal cell)：壁细胞主要分布于腺的颈部和体部。体积较大，多呈圆锥形。胞质呈均质而明显的嗜酸性，染成红色。胞核圆而深染，位于细胞中央，有时可见到两个核的壁细胞。

B. 主细胞(chief cell)：主要分布于腺的底部和体部。数量最多，胞体呈柱状，胞质强嗜碱性，顶部充满酶原颗粒，但在普通固定的染色标本上，此颗粒易被溶解消失，使该部位呈泡沫状。胞核圆形，位于细胞的基部(见图 1-11-4)。

C. 颈黏液细胞(mucous neck cell)：数量较少，多位于胃底腺的颈部，夹在壁细胞之间，该细胞不易与主细胞区别。

5. 胃幽门部(示教)

(1) 制片方法：人胃幽门部，HE 染色。

(2) 镜下观察：胃幽门部的结构基本与胃底部相似。全面观察标本后，重点观察黏膜的构造。

1) 胃小凹：较深，几乎达到黏膜的中央部，小凹底与幽门腺相连通。

2) 幽门腺(pyloric gland)：腺分支较多，故可见各种断面。腺细胞呈柱状，胞质中充满黏原颗粒，着色较浅。细胞核稍偏，位于腺细胞的基底部。

3) 肌层：由平滑肌组成。由于中层环形肌明显增厚，形成幽门括约肌，故肌层分层不清。

6. 十二指肠(duodenum)

(1) 制片方法：猫十二指肠，HE 染色。

(2) 镜下观察：十二指肠管壁的构造与空肠基本相似，其绒毛高而宽，形如叶状。着重观察黏膜下层中十二指肠腺。

十二指肠腺：属黏液腺。腺细胞呈矮柱状，胞质着色甚浅，核圆形或扁圆形，位于细胞的基部。腺腔较小，有时可见腺导管开口于小肠腺(见图 1-11-5)。

7. 空肠(jejunum)

(1) 制片方法：猫空肠，HE 染色。

(2) 肉眼观察：切片的一侧可见有数个较大的突起，为小肠的环形皱襞，在其表面上可见有许多细小的突起，即小肠绒毛，此为黏膜面。切面较平坦的一侧着粉红色，即肌层。肌层和黏膜之间疏松的部分即黏膜下层。

(3) 低倍镜观察：分清四层，认清绒毛，肠腺和各层的组织结构(见图 1-11-6)。

1) 黏膜：黏膜表面最大的突起部分即小肠的环形皱襞，其中央部为黏膜下层，黏膜肌突入其中。在皱襞上伸出的小突起为绒毛。固有层内可见许多不同切面的肠腺，有时还可见孤立的淋巴小结。黏膜肌为内环、外纵的两层平滑肌。

2)黏膜下层：由疏松结缔组织构成，其中可见较大的血管，有时可见到黏膜神经丛。

3)肌层：为内环、外纵两层平滑肌，其间可见肌间神经丛。

4)浆膜：由间皮和结缔组织构成。

(4)高倍镜观察：注意观察绒毛、肠腺和肌间神经丛。

1)绒毛(villus)：包括上皮和固有层两部分。

A. 上皮：位于绒毛的表面，为单层柱状上皮，柱状上皮细胞游离面上可见清晰的纹状缘(striated border)(降下集光器观察)，柱状上皮细胞之间夹杂有杯状细胞。

B. 固有层：构成绒毛的中轴，为结缔组织。中央可见一由单层扁平上皮围成的管道，即中央乳糜管(central lacteal)(多数中央乳糜管官腔塌陷，不易分辨)，周围可见丰富的毛细血管，有时可见散在的平滑肌纤维(见图 1-11-7)。

2)小肠腺(small intestinal gland)：是一种单管状腺，其中可见各种断面，注意观察构成小肠腺的各种细胞。

A. 柱状细胞和杯状细胞(goblet cell)：同绒毛上皮。

B. 内分泌细胞和未分化细胞：HE 染色标本不易看到。

C. 潘氏细胞(Paneth cell)：常三五成群，位于小肠腺的底部。细胞呈锥体形，核圆形，位于细胞基底部。细胞顶部胞质内含有大量的嗜酸性分泌颗粒。

3)神经丛(nervous plexus)：肌间神经丛与食管的肌间神经丛结构相同，因此描述略。黏膜下神经丛多位于靠近黏膜肌层的黏膜下层中，神经细胞较小，密集排列成团。细胞核较大，着色较浅，核仁清楚；胞质甚少，不明显。神经胶质细胞更小，轮廓不清。

8. 空肠

(1)制片方法：猫空肠，爱尔蓝—PAS 复合染色。

(2)此标本只要求观察小肠上皮的柱状细胞纹状缘及杯状细胞中的黏原颗粒(mucinogen granule)。爱尔蓝能将酸性黏多糖染成绿色。各处的黏液着色不同，说明其含的黏多糖亦不同。

9. 回肠(示教)(ileum)

(1)制片方法：犬回肠，HE 染色。

(2)肉眼观察：切片外观同空肠，但较薄。

(3)镜下观察：区分回肠壁的四层结构。观察时注意与空肠和十二指肠比较，看皱襞绒毛和固有层等与空肠有何区别，有无十二指肠腺，重点观察集合淋巴小结。

集合淋巴小结：在固有层内可见大量染成深蓝色的集合淋巴小结。淋巴小结有时侵入黏膜下层，并向肠腔突起，该处的绒毛少而短。

10. 结肠(colon)

(1)制片方法：犬结肠，HE 染色。

(2)肉眼观察：切片一侧着蓝色，一侧着粉红色，红色侧为肌层，蓝色侧为黏膜，两者之间为黏膜下层。

(3)镜下观察：

1)黏膜：分上皮、固有层和黏膜肌层。

A. 上皮：属单层柱状上皮，其中杯状细胞较多。

B. 固有层：为结缔组织，其中充满单管状腺，即大肠腺。腺上皮中有较多的杯状细胞，因而仅在腺体之间可见少量结缔组织成分。固有层中有时可见淋巴小结。

C. 黏膜肌层：与小肠相同。

2) 黏膜下层：由疏松结缔组织构成。

3) 肌层：由内环、外纵两层平滑肌组成。外纵肌局部增厚形成结肠带。

4) 浆膜：由结缔组织和间皮构成，结缔组织中脂肪细胞较多。

11. 阑尾（示教）（vermiform appendix）

(1) 制片方法：犬阑尾，HE 染色。

(2) 肉眼观察：切片为阑尾横切面，管腔呈星形。管壁中可见许多染成蓝色的淋巴小结，周围着粉红色的组织为肌层。

(3) 镜下观察：区分阑尾的四层结构，注意与结肠比较。阑尾的肠腺稀少且短小，固有层和黏膜下层中有较多的淋巴小结，因此黏膜肌不完整且肌层甚薄，亦为内环和外纵两层平滑肌。浆膜较明显。

12. 消化管的内分泌细胞（endocrine cell of digestive tract）（示教）

(1) 制片方法：$AgNO_3$。

(2) 肉眼观察：切为棕褐色。

(3) 低倍镜观察：先全面观察切片，找到黏膜中的腺体组织，再找出深褐色或黑色的内分泌细胞。

(4) 高倍镜观察：内分泌细胞位于上皮细胞或腺细胞与基膜之间，胞体呈圆形或三角形，核圆形着色甚浅。细胞基部胞质内充满大小不等的染成棕黑色的嗜银颗粒。

【思考题】

(1) 胃和小肠的上皮结构有何区别？

(2) 胃底腺有哪几种细胞构成？

(3) 小肠腺有哪几种细胞构成？

(4) 消化管结构如何构成机体免疫系统的第一道防线？

二、电镜图片

1. 胃底腺主细胞（chief cell）　细胞呈柱状，核位于基部，基部及核两侧胞质内有大量粗面内质网，顶部胞质可见大量酶原颗粒（见图 1-11-8）。

2. 胃底腺壁细胞（parietal cell）　细胞呈圆锥形，基部宽，核卵圆形，居中，胞质内可见许多大而圆的线粒体。其特征性结构是胞质内可见由质膜内陷所形成的细胞内分泌小管，其腔内有许多微绒毛（见图 1-11-9）。

3. 杯状细胞（goblet cell）　细胞似高脚酒杯，两旁为吸收细胞，其游离面可见发达的微绒毛。顶部宽，基部窄，核小呈三角形，位于基部，核上胞质内充满了黏原颗粒。

4. 潘氏细胞（Paneth cell）　细胞呈锥体形，核圆位于基部，顶部胞质有许多粗大的分泌颗粒。核周尚可见溶酶体，细胞游离面可见微绒毛。

5. 内分泌细胞（endocrine cell）　游离面可见少许微绒毛，细胞呈不规则的圆锥形，其最显著的结构特征是基部胞质中含大量分泌颗粒。

（孙　贺）

实验十二　消　化　腺

消化腺(digestive gland)可分为两类：①大消化腺——为实质性器官，如大唾液腺、胰腺和肝脏，其分泌物经导管排入消化管、参与食物消化。②小消化腺—分布于消化管壁内，不单独构成器官，如消化管各段黏膜内的小唾液腺、胃腺、肠腺等。有的腺还有内分泌或其他重要功能。

一、光　镜　切　片

【实验目的】

(1)掌握浆液性腺泡、黏液性腺泡和混合性腺泡的结构特点；胰腺的结构和功能；肝的基本结构，肝细胞和肝血窦的光镜结构及超微结构。

(2)熟悉胆囊的光镜结构。

【实验材料】　人颌下腺切片、人腮腺切片、人舌下腺切片、豚鼠胰腺切片、猪肝切片、人肝切片；录像。

【实验内容】

1. 颌下腺(submandibular gland)

(1)制片方法：人颌下腺，HE 染色。

(2)肉眼观察：切片上可见许多小区，每一个小区即为一个腺小叶切面。

(3)低倍镜观察：分清被膜、腺小叶与小叶间结缔组织。

1)被膜：包绕在腺表面，由结缔组织构成。

2)腺小叶：小叶间为结缔组织。其中有较大的导管，即小叶间导管，以及血管和神经。

(4)高倍镜观察：

1)腺泡(acinus)：可分为三种。

A. 浆液性腺泡(serous acinus)：其切面呈圆形或椭圆形，腺腔较小，由浆液性腺细胞围成。腺细胞呈锥体形，着色较深；核圆形，位于细胞的中下部；顶部胞质中充满嗜酸性的酶原颗粒，着红色，基部胞质嗜碱性较强，着蓝色。

B. 黏液性腺泡(mucous acinus)：数量较少，由黏液性腺细胞围成，腺腔较大。腺细胞呈锥体形或柱状；核多呈扁圆形，位于细胞基部；胞质内充满黏原颗粒，一般情况下着色较浅、发亮，有时为嗜碱性，着蓝色。

C. 混合性腺泡(mixed acinus)：数量亦较少。在黏液性腺泡的一端附有若干浆液性腺细胞，浆液性腺细胞多形成半月(serous demilune)形帽状结构，称为浆半月。

2)导管(duct)：可分为闰管、纹状管和小叶间导管。

A. 闰管(intercalated duct)：始于腺泡、较短，管径较细，管腔甚小，管壁由单层扁平上皮或单层立方上皮围成，胞质甚少且着色浅，核椭圆形。

B. 纹状管(striated duct)：位于腺泡之间，管径较粗，管壁甚厚，由单层柱状上皮围成。上皮细胞胞质嗜酸性，着红色，基部胞质中可见纵纹，核椭圆形位于细胞中部。

C. 小叶间导管(interlobular duct)：位于小叶间结缔组织中，管腔较大，管径较粗，管壁由单层柱状上皮或假复层柱状上皮围成(见图 1-12-1)。

2. 腮腺（parotid gland）

（1）制片方法：人腮腺，HE 染色。

（2）肉眼观察：可见标本着色较深，但不均匀。

（3）低倍观察：腺实质被结缔组织分隔成许多腺小叶，小叶内可见大量腺泡、闰管、分泌管和散在的脂肪细胞，小叶间结缔组织中可见到小叶间导管（见图 1-12-2）。

（4）高倍镜观察：

1）腺泡：为浆液性腺泡、无黏液性腺泡和混合腺泡，故腮腺为纯浆液性腺。

2）导管：同颌下腺，唯闰管较长，镜下较易找到。

3. 舌下腺（sublingua gland）

（1）制片方法：人舌下腺，HE 染色。

（2）镜下观察：舌下腺是以黏膜性腺泡和混合性腺泡为主的混合腺，半月结构较多。无闰管，纹状管亦不明显。

4. 胰腺（pancreas）

（1）制片方法：豚鼠胰腺，HE 染色。

（2）肉眼观察：可见切片着色较深，有明显的小叶结构。

（3）低倍镜观察：胰腺表面结缔组织被膜，小叶分界明显。腺实质分为内、外分泌部。

1）外分泌部：有许多紫红色的腺泡及导管的各种断面。

2）内分泌部：散在外分泌部之间，为一团着色较浅、大小不等的细胞团，又称胰岛（pancreas islet）（见图 1-12-3）。

3）小叶间导管：在小叶间结缔组织中，管壁由单层柱状上皮围成。

（4）高倍镜观察：

1）腺泡：属于浆液性腺泡、腺腔较小。腺细胞为锥体形，核圆形，位于细胞基部，胞质丰富，顶部胞质中含有嗜酸性的酶原颗粒，基部胞质嗜碱性，腺腔中央有泡心细胞，此细胞体积较小，核圆形或卵圆形，着色较深，胞质甚少，不易看清。

2）胰岛：构成胰岛的细胞较小，着色甚浅，其种类 HE 染色标本上不易区分。细胞排列成索状或团状，互相吻合成网，网眼中有毛细血管。

3）闰管：较长，故腺泡之间较易找到。闰管由单层扁平上皮或单层立方上皮构成。管腔甚小，胞质染色较浅，有时不易看出（见图 1-12-4）。

5. 肝（liver）

（1）制片方法：猪肝，HE 染色。

（2）肉眼观察：切片多呈三角形，着色较深，仔细观察可见有多角形的肝小叶切面。

（3）低倍镜观察：全面观察切片，找到较规整的多角形的肝小叶切面。肝小叶中央的薄壁的小静脉为中央静脉，以其为中心，肝细胞呈放射状排列即肝板；肝板之间的空隙，即为肝血窦；小叶周边部的结缔组织为肝小叶间结缔组织，结缔组织较多的地方，即门管区，其中可见三种管道。切片一侧边缘的薄层粉红色结构为被膜（见图 1-12-5）。

（4）高倍镜观察：着重观察肝小叶的肝板和肝血窦的细胞成分。

1）肝小叶（hepatic lobule）

中央静脉（central vein）：位于肝小叶中央，壁薄而不完整，只有一层内皮细胞及很少量结缔组织围成。壁上有许多肝血窦的开口。

2）肝板（hepatic plate）：由一排多边形的肝细胞组成。肝细胞较大，胞质丰富、嗜酸性、着红色，且胞质中可见有颗粒状的嗜碱性物质，核圆形，一个或两个，位于细胞中央，核着色较浅，核仁与核膜明显。肝板互相连接成网。

3)肝血窦(hepatic sinusoid)：是位于肝板之间的血液通路，为肝细胞索之间的间隙，窦壁由内皮细胞构成。内皮细胞核椭圆形，着色较深，胞质为一薄膜。窦腔内可见有胞体较大、胞质丰富、核椭圆、具有突起的细胞，即肝巨噬细胞(又称 Kupffer 细胞)(见图 1-12-6)。

4)门管区(portal area)：是相邻几个肝小叶之间的结缔组织小区，包含有神经、胆管、淋巴管和血管的分支，并可见小叶间动脉(interlobular artery)、小叶间静脉(interlobular vein)、小叶间胆管(interlobular bile)。

A. 小叶间动脉：管壁较厚，由内皮和环形平滑肌组成，管腔小而圆。

B. 小叶间静脉：管壁甚薄，管腔大而不规则，腔中有较多的血细胞。

C. 小叶间胆管：管壁由单层立方或低柱状上皮围成，上皮细胞嗜碱性，染色较深，管腔小而规则(见图 1-12-7)。

6. 人肝

(1)制片方法：人肝，HE 染色。

(2)观察方法及内容参考猪肝所述进行，观察中注意比较人肝同猪肝的异同(见图 1-12-8)。

7. 肝糖原(glycogen granule)(示教)

(1)制片方法：猪肝，PAS 反应。

(2)镜下观察：可见肝细胞呈多边形，胞质内有很多紫红色的颗粒，即肝糖原(见图 1-12-9)。

8. 肝巨噬细胞(kupffer cell)(示教)

(1)制片方法：肝，给动物静脉注射卡红或墨汁，经数日后取材、制片。

(2)镜下观察：直接找到肝血窦，窦腔内可见有较大而不规则的细胞，胞质内充满了吞噬的色素颗粒，此细胞即肝巨噬细胞。

9. 胆小管(bile canaliculus)(示教)

(1)制片方法：肝，镀银染色。

(2)镜下观察：可见肝细胞为淡黄色，胆小管被染成黑褐色，呈丝状，互相连接成网(见图 1-12-10)。

10. 肝血管(blood vessel of liver)(示教)

(1)制片方法：肝，自门静脉注入卡红明胶取材后、固定、制片。

(2)镜下观察：切片中的血管腔被卡红明胶充填，显示出红色。可明显看出肝小叶内的肝血窦互相连接成网，并汇入中央静脉。

11. 胆囊(示教)(vesica fellea)

(1)制片方法：人胆囊，HE 染色。

(2)肉眼观察：切片呈弧形，类似小肠切片。

(3)镜下观察：首先分清管壁三层结构，即黏膜、肌层和外膜。

1)黏膜：向管腔内突出许多皱襞。黏膜由上皮和固有层组成。

A. 上皮：为单层柱状上皮。

B. 固有层：由结缔组织构成。其中有许多由上皮下陷形成的黏膜窦，有的深达肌层。

2)肌层：由排列不规则的平滑肌构成。

3)外膜：较厚，由疏松结缔组织构成，表面大部分覆有浆膜。

【思考题】

(1)比较三中唾液腺结构的异同点。

(2)简述胰腺外分泌部、内分泌部的组织结构。

(3)简述肝小叶的组织结构。

(4)试述肝门管区的镜下结构特点。

(5)根据本章学过的内容谈谈导致黄疸性疾病和肝硬化产生的原因。

二、电镜图片

1. 肝细胞(hepatocyte) 肝细胞胞质中有丰富的滑面内质网、线粒体和发达的高尔基复合体,相邻肝细胞交界处可见胆小管,其两边有紧密连接,肝细胞表面有许多微绒毛伸入胆小管腔内(见图 1-12-11)。

2. 胆小管(bile canaliculus) 肝细胞胞质中线粒体和滑面内质网丰富,高尔基复合体发达,极低密度脂蛋白位于高尔基复合体和滑面内质网内。相邻肝细胞质膜凹陷形成胆小管。

3. 胆小管(bile canaliculus)(冷冻蚀刻术) 可见胆小管内有微绒毛。相邻肝细胞膜之间有紧密连接和缝隙连接。

4. 肝血窦(sinusoid of liver) 肝细胞与肝血窦内皮细胞之间的狭窄间隙为窦周隙,肝细胞游离面有许多微绒毛伸入间隙,可见内皮细胞胞质窗孔,无隔膜(见图 1-12-12)。

5. 胰腺腺泡(pancreas alveolus) 腺泡细胞顶端窄,游离面有少量微绒毛,核位于基部,胞质内含丰富粗面内质网和高尔基复合体,胞质顶部有大量圆形的酶原颗粒。可见位于腺泡腔内的泡心细胞。

(孙 贺)

实验十三 呼 吸 系 统

呼吸系统(respiratory system)由鼻、咽、喉、气管、支气管和肺组成。可分为导气部和呼吸部。从鼻腔到肺内的终末细支气管为导气部,具有保持气道畅通和净化吸入空气的重要作用;从肺内的呼吸性细支气管开始直至终端的肺泡为呼吸部,其管壁都有肺泡开口,具有气体交换功能。此外,呼吸系统还具有嗅觉(鼻)、发音(鼻和喉)、内分泌和参与多种物质合成与代谢等功能。

一、光 镜 切 片

【实验目的】

(1)掌握导气部和呼吸部的结构,要特别注意肺内各级呼吸道的特点及其逐渐变迁的规律。

(2)掌握气管壁的结构,观察气管时,注意气管各层的界限及结构组成。

(3)了解鼻腔的分部及黏膜的结构特点。

【实验材料】 人上鼻甲切片、猫喉切片、猫气管切片、狗肺切片、兔肺切片、人肺切片;录像。

【实验内容】

1. 鼻嗅部黏膜(olfactory region)

(1)制片方法:人上鼻甲,HE 染色。

(2)肉眼观察：标本的光滑面为鼻嗅部黏膜。

(3)低倍镜观察：嗅黏膜由上皮和固有层构成。

1)上皮：为假复层柱状上皮。

2)固有层：由疏松结缔组织组成，其内有血管、成束的无髓神经纤维和浆液性嗅腺。

(4)高倍镜观察：

1)嗅上皮：为特化的假复层柱状上皮，由嗅细胞、支持细胞和基细胞构成。

A. 嗅细胞(olfactory cell)：形态呈细长梭形，核圆形、位于细胞中部，细胞顶部有少数嗅毛，但不易看清。

B. 支持细胞(sertoli cell)：分布于嗅细胞之间，细胞呈高柱形，顶部宽大，基部较窄，核卵圆形，位于细胞上部，有时在细胞质内可见到黄色的色素颗粒。

C. 基细胞：位于上皮的基底部，细胞呈圆形或锥形，有细小突起，核圆形，位于细胞中央，染色较深。

2)嗅腺：位于固有层内。

A. 腺细胞：呈柱状或锥体状，胞质嗜酸性，顶部可见棕黄色的色素颗粒。

B. 导管：为扁平上皮构成的管道，一端与腺细胞连接，另一端开口于上皮表面。

2. 鼻呼吸部黏膜(respiratory region)

(1)制片方法：人鼻甲，HE 染色。

(2)肉眼观察：鼻甲表面浅蓝色部位为呼吸部黏膜，中央深蓝色条状结构为鼻甲骨。

(3)低倍镜观察：比较嗅部黏膜和呼吸部黏膜的特点。

1)上皮：为假复层纤毛柱状上皮，上皮细胞间夹有杯状细胞，基膜明显。

2)固有层：为上皮下方的结缔组织，其中含有较多的浆液性腺、黏液性腺和混合性腺及较大的静脉管腔。此外，还有散在的淋巴细胞。

(4)高倍镜观察：仔细观察上皮中的各种细胞及固有层内的浆液性腺、黏液性腺及混合性腺。

3. 喉(larynx)

(1)制片方法：猫喉，HE 染色。

(2)肉眼观察：喉黏膜表面凹凸不平，表面凹陷形成喉室，喉室上下黏膜突起形成皱襞，上缘皱襞染色较深为室襞(venticular fold)；下缘突起染色较浅，为声襞(vocal fold)。

(3)低倍镜观察：室襞上皮为假复层纤毛柱状上皮，固有层结缔组织内含有混合腺和弥散淋巴组织。声襞被覆复层扁平上皮，固有层内含有大量的弹性纤维，不含腺体。固有层深部可见骨骼肌，为声带肌。

(4)高倍镜观察：室襞黏膜上皮内可见有杯状细胞，固有层内含有混合性腺、弥散的淋巴组织和腺体的导管。声襞黏膜固有层深面可见横纹肌断面。

4. 气管(trachea)

(1)制片方法：猫气管，HE 染色。

(2)肉眼观察：凹面为气管的黏膜，管壁中深蓝色的结构是外膜的透明软骨。

(3)低倍镜观察：由腔面向外分清气管的黏膜、黏膜下层和外膜三层膜构造(见图 1-13-1)。

1)黏膜：由上皮和固有层构成。

A. 上皮：为假复层纤毛柱状上皮，基膜很明显。

B. 固有层：由细密结缔组织构成，内含弥散淋巴组织，并可见腺导管的纵横断面。

2)黏膜下层：由疏松结缔组织组成，其中含有混合性腺体、血管及神经等。

3)外膜：由透明软骨和疏松结缔组织组成。在软骨环缺口处可见平滑肌纤维束，大部分为纵切面，小部分为横切面，注意与致密结缔组织相区别。此层也可见到混合性腺体。

(4)高倍镜观察：详细观察各层的结构。

1)黏膜：仔细观察上皮和固有层内的结构。

A. 上皮：为假复层纤毛柱状上皮，细胞间分布有杯状细胞，柱状细胞游离面可见纤毛，上皮下基膜明显，呈粉红色带状结构。

B. 固有层：其中可见较多的纵行的弹性纤维、气管腺的导管和小血管等结构。

2)黏膜下层：含有混合性腺体(气管腺)、腺导管、血管。

3)外膜：由结缔组织及透明软骨构成。

5. 肺(pulma)

(1)制片方法：狗肺，HE 染色。

(2)肉眼观察：肺切片为一小块海绵样组织，大部分是肺的呼吸部，其内有大小不等的腔隙，是肺内各级支气管的断面和动、静脉的断面。

(3)低倍镜观察：肺表面被覆浆膜，实质可分导气部和呼吸部。

1)导气部

A. 小支气管(small bronchus)：管腔较大，由黏膜、黏膜下层、外膜构成(见图 1-13-2)。①黏膜的上皮为假复层纤毛柱状上皮，细胞间有杯状细胞，黏膜深层有平滑肌束。②黏膜下层由结缔组织构成，其中含有混合性腺。③外膜由结缔组织和软骨片构成。其中见到的小血管，为支气管动、静脉的分支。

B. 细支气管(bronchiole)及终末细支气管(terminal bronchiole)：管腔比小支气管细，管壁薄，黏膜突向管腔形成许多纵行皱襞(见图 1-13-3)。前者上皮由假复层纤毛柱状转变为单层纤毛柱状，杯状细胞、腺体和软骨片逐渐减少或消失，环行平滑肌更为明显。后者上皮为单层柱状，杯状细胞、腺体和软骨片完全消失，形成完整的环行平滑肌。

与各级支气管相伴行的动脉为肺动脉的分支。

2)呼吸部

A. 呼吸性细支气管(respiratory bronchiole)：管腔不规则，管壁上出现肺泡的开口。肺泡上皮为单层立方上皮，上皮深面有少量结缔组织与平滑肌(见图 1-13-4)。

B. 肺泡管(alveolar duct)：是肺泡囊的共同通道。在相邻肺泡开口处，肺泡隔(alveolar septum)末端呈结节状膨大(见图 1-13-4)。

C. 肺泡囊(alveolar sac)：与肺泡管相似，由许多肺泡围成，但无结节状膨大(见图 1-13-4)。

D. 肺泡(pulmonary alveolus)：切片中所见到的囊泡状结构均为肺泡，相邻肺泡之间的结构为肺泡隔。

(4)高倍镜观察：

1)肺泡：为多面形囊泡，彼此紧密相连，肺泡壁很薄，内表面有一层肺泡上皮，上皮细胞包括Ⅰ型肺泡上皮细胞和Ⅱ型肺泡上皮细胞(见图 1-13-5)。上皮下方有少量结缔组织为肺泡隔，其中可见许多毛细血管断面。在肺泡隔和肺泡内可看到含有黑色颗粒的细胞即为尘细胞，单个或成群存在，胞核常被黑色颗粒遮盖而不清楚。

2)肺泡囊：为许多肺泡共同围成的囊腔，在相邻肺泡开口处无平滑肌，只有少量结缔组织，切片中看不到结节状膨大。

3)肺泡管：管壁有许多肺泡开口，相邻肺泡间的肺泡管处呈结节状膨大，其表面有单层立方上皮覆盖，内部有平滑肌。

4）呼吸性细支气管：管壁不完整，有肺泡开口，上皮为单层立方上皮或单层柱状上皮，上皮下的结缔组织中可见有少量平滑肌。

5）终末细支气管：上皮为单层柱状，部分细胞有纤毛，杯状细胞，腺体和软骨均消失，可见平滑肌围绕管壁形成完整的环形肌。

6）细支气管：上皮由假复层纤毛柱状上皮逐渐变成单层纤毛柱状上皮，腺体和软骨减少或消失，围绕管壁的平滑肌较完整。

7）小支气管：管壁较厚，内表面覆以假复层纤毛柱状上皮，上皮下方可见平滑肌纤维束，黏膜下层有气管腺，外膜中有不规则的软骨片。

6. 肺血管注射（示教）

（1）制片方法：兔肺，卡红明胶（注入肺血管内）染色。

（2）低倍镜观察：镜下所见到的红色部分都是肺血管，粗大的红色血管均为肺动、静脉（pulmonary artery and vein），两者在标本中不易区分。毛细血管呈密网状分布于肺泡壁上。

7. 肺弹性纤维（示教）

（1）制片方法：人肺，Weiger 来复红染色。

（2）低倍镜观察：标本中紫红色的细丝状结构都是弹性纤维。

（3）高倍镜观察：在肺导气部或呼吸部均可见到弹性纤维。肺泡隔内的弹性纤维交织成网，在肺泡周围的多呈环状缠绕（见图 1-13-6）。

【思考题】

（1）气管壁由内向外可分哪几层？镜下观察各有何结构特点？

（2）肺导气部各级支气管壁结构变化的规律如何？

（3）肺呼吸部包括哪些结构，它们在光镜下的结构特点是什么？

（4）试述肺泡的光镜和电镜结构及其功能。

（5）肺泡隔内哪些结构与其功能相适应？

（6）什么是气—血屏障，包括哪些结构？

（7）呼吸系统有哪些结构参与清洁吸入的空气和进行防御功能？试述其过程和作用机制。

二、电 镜 图 像

1. 嗅部黏膜上皮

（1）嗅细胞。

（2）支持细胞。

（3）基细胞（见图 1-13-7）。

2. 气管上皮

（1）气管上皮表面观：纤毛细胞（ciliated cell）、杯状细胞（goblet cell）、刷状细胞（brush cell）。（见图 1-13-8）。

（2）终末细支气管上皮细胞：纤毛、基板、clara 细胞分泌颗粒（见图 1-13-9）。

3. 肺泡上皮

（1）Ⅰ型肺泡上皮细胞（type I alveolar cell）：细胞器不发达，吞饮小泡较多，基膜明显（见图 1-13-10，1-13-11）。

(2) Ⅱ型肺泡上皮细胞(type Ⅱ aiveolar cell)：绒毛、线粒体、粗面内质网、高尔基复合体、嗜锇性板层小体(lamellar body)、糖原颗粒、内皮细胞、基膜(见图 1-13-10)。

（廉　洁）

实 验 十 四　泌 尿 系 统

泌尿系统(Urinary system)由肾、输尿管、膀胱和尿道组成。肾具有产生尿液的功能。肾的实质分为皮质和髓质两部分，肾皮质内主要有肾小体、近曲小管、远曲小管，集合小管和球旁复合体。髓质内主要有细段、集合小管、近端小管直部和远端小管直部。分布在肾小体、肾小管和集合小管之间的结缔组织、血管和神经等为肾间质。输尿管、膀胱和尿道属有腔器官，其管壁结构由黏膜、肌层和外膜组成。黏膜表面附有其特有的变移上皮，变移上皮的细胞层数和细胞形态可随器官功能的变化而改变。

一、光 镜 切 片

【实验目的】

(1) 掌握肾的光镜结构，注意肾各部分微细结构的组成、特点及其相互关系；肾小体、肾近端小管上皮细胞和肾远端小管上皮细胞的电镜结构。

(2) 了解膀胱和输尿管的光镜结构，注意膀胱在不同功能状态下的结构特点。

【实验材料】　人肾切片、兔肾切片、犬输尿管(横切)切片、犬膀胱切片；录像。

【实验内容】

1. 肾(kidney)

(1) 制片方法：人肾，HE 染色。

(2) 肉眼观察：标本为一个肾叶的纵切。表层色深的部分为皮质，深层较淡的部分为髓质。

(3) 低倍镜观察：

1) 被膜：被覆在肾皮质表面的薄层致密结缔组织。

2) 皮质：在被膜下方，可见大小不等、形状不一的小管断面和分布在其中的呈球形的肾小体。

A. 皮质迷路(cortical labyrinth)：其内可见肾小体和肾近端、远端小管曲部。肾小体呈圆球状，由血管球(毛细血管网)和肾小囊(由单层上皮构成的盲囊)组成。肾小体的周围为肾小管的断面，呈圆形、弧形等形状(见图 1-14-1)。

B. 髓放线(medullary ray)：是位于皮质迷路之间的髓质成分，其内可见一些平行排列的直管，即肾近端、远端小管的直部和集合小管，向外不达皮质表面，向内伸入髓质并构成肾锥体。在皮质内有小动脉、静脉的断面。

3) 髓质：主要为肾锥体(renal pyramid)，其内可见平行的直管自肾锥体底部伸向肾乳头，包括髓袢和集合小管。细段之间有细小的血管为直小血管。

在肾锥体之间的肾柱，构造与皮质相同。在皮质与肾锥体之间可见较大的血管为弓形血管的断面。

(4) 高倍镜观察：

1) 肾小体(renal corpuscle)：呈球形，位于皮质迷路内。

A. 血管球(glomerulus)：可见盘曲成球状的毛细血管的切面及一些蓝色的细胞核，难以辨认它们是哪种细胞的细胞核。

B. 肾小囊(renal capsule)：分脏、壁两层。肾小囊的脏层由足细胞(podocyte)构成，紧贴于毛细血管壁，镜下难以辨认；外周为肾小囊的壁层，由单层扁平上皮构成。

C. 肾小囊腔：位于肾小囊脏层与壁层之间的腔隙。

2) 肾小管(renal tubule)

A. 近端小管曲部(proximal convoluted tubule)：位于肾小体附近，管腔小而不规则。管壁细胞为立方形或锥体形，胞体较大，细胞界限不清；核圆形，位于细胞基部；胞质嗜酸性，染成粉红色。细胞基部有纵纹，细胞游离面有刷状缘(brush border)(见图 1-14-2)。

B. 远端小管曲部(distal convoluted tubule)：与近端小管相比较，断面数目较少，管径较小，管腔较大而规则。细胞较矮，呈立方形，分界较清楚；细胞核圆形，位于中央；细胞质嗜酸性较弱，故着色浅；细胞基部也有纵纹，但游离面无刷状缘。有时在肾小体的血管极处可见远端小管的切面，其贴近血管极侧的上皮细胞变高，呈柱状，细胞核排列紧密，即为致密斑。(见图 1-14-2)。

近端小管直部与远端小管直部：在髓放线内，结构分别与曲部相似(见图 1-14-3)。

C. 细段(thin segment)：位于髓质，管腔较小，由单层扁平上皮构成，含核部分较厚(见图 1-14-3)。

D. 集合小管(collecting tubule)：在髓放线或髓质内，管腔较大，由立方或柱状上皮构成，细胞界限清楚，染色较淡(见图 1-14-4)。

2. 球旁细胞(juxtaglomerular cell)(示教)

(1)制片方法：兔肾，结晶紫染色。

(2)低倍镜观察：肾小体染色较淡。在肾小体的血管极处，可见入球微动脉管壁平滑肌细胞变成上皮样，即为球旁细胞。

(3)高倍镜观察：球旁细胞体积较大，呈立方形，核大而圆，胞质弱嗜碱性，含丰富的分泌颗粒呈紫色。视野中大量呈红色的为肾小管。

3. 肾血管注射(injection of renal blood vessel)(示教)

(1)制片方法：兔肾，卡红明胶(经肾动脉向肾内灌注)染色。

(2)低倍镜观察：镜下所见的红色部分均为肾小管。

(3) 高倍镜观察：(见图 1-14-5)。

1)弓形动、静脉：位于皮、髓质交界处，血管较粗大。

2)小叶间动、静脉：位于皮质迷路内纵行的血管。

3)血管球：位于肾小体内，呈红色丝球状结构，入、出球微动脉不易区分。

4. 输尿管(ureter)

(1)制片方法：犬输尿管(横切)，HE 染色。

(2)低倍镜观察：分三层，由内向外依次为黏膜、肌层、外膜。

(3)高倍镜观察：

1)黏膜：形成许多纵行皱襞突向腔内，其上皮为变移上皮，固有层位于上皮下方，由结缔组织构成，其中有小血管。

2)肌层：由平滑肌构成。

3)外膜：由结缔组织构成。

5. 膀胱（vesica urinaria）

（1）制片方法：犬膀胱，HE 染色。

（2）肉眼观察：呈条状，厚者为收缩状态的膀胱壁，薄者为扩张状态的膀胱壁，不平整的一侧为黏膜，呈紫蓝色。

（3）低倍镜观察：可见膀胱壁很厚，凹凸不平面为黏膜面。其壁由内向外依次为黏膜、肌层和外膜。各层构造类似输尿管，也由三层组成，只是肌层较厚，各层界限不清。

（4）高倍镜观察：

1）黏膜：表面是变移上皮，上皮细胞有多层，表层细胞较大，胞核呈圆形；上皮下方为固有层，由较薄的结缔组织构成，其中可见一些小血管断面。

2）肌层：由平滑肌构成，较厚，分内纵、中环和外纵三层，但镜下表现为不同切面的平滑肌纤维束，不易分层。

3）外膜：膀胱顶部为浆膜，其余为纤维膜。浆膜外表面可见一层整齐的间皮；纤维膜则表面无间皮。

在观察中注意比较收缩状态的膀胱壁和扩张状态的膀胱壁形态结构有何不同？同时注意与复层扁平上皮相区别。

【思考题】

（1）肾滤过膜包括哪几层结构？

（2）什么是致密斑，其有何功能？

（3）近曲小管和远曲小管镜下有什么区别？

（4）原尿形成的结构基础是什么？蛋白尿形成部位及原因是什么？

（5）球旁复合体包括哪些结构？各有何形态特点及功能？

二、电镜图像

1. 肾小体　有孔毛细血管、足细胞的初级和次突起（primary process、secondary process），突起间的裂孔（slit pore）（见图 1-14-6，图 1-14-7）。

2. 肾小体滤过膜　内皮细胞孔、基膜、足细胞的裂孔膜（slit diaphragm）。

3. 近端小管上皮细胞　上皮细胞游离面有许多微绒毛，细胞基部胞膜内陷形成质膜内褶，褶间胞质内有许多纵行排列的线粒体。

4. 远端小管上皮细胞　上皮细胞游离面微绒毛少而短，基部有发达的质膜内褶，褶间胞质内线粒体多而长。

5. 球旁细胞　细胞内肌丝少，粗面内质网和核糖体多，高尔基复合体发达。

（廉　洁）

实验十五　内分泌系统

内分泌系统（endocrine system）由内分泌腺和分布于其他器官的内分泌细胞组成。本实验主要观察几种独立的内分泌腺。它们的组织结构的共同特点是细胞排列成团、成索或呈滤泡状；细胞之间有丰富的毛细血管。

一、光 镜 切 片

【实验目的】

(1)掌握甲状腺、肾上腺、脑垂体的光镜和电镜结构。

(2)了解甲状旁腺的光镜结构；内分泌腺的组织结构及功能的共同特点。

【实验材料】　犬甲状腺切片、犬甲状旁腺切片、人肾上腺切片、猫脑垂体切片、人松果体切片；录像。

【实验内容】

1. 甲状腺(thyroid)

(1)制片方法：犬甲状腺，HE 染色。

(2)肉眼观察：标本中圆形色深的部分为甲状旁腺，其余部分为甲状腺。

(3)低倍镜观察：甲状腺周围的结缔组织为被膜，实质由许多大小不等的、圆形或多边形滤泡(follicle)构成，滤泡腔内被染成粉红色均质样物质为胶质(colloid)，滤泡之间为结缔组织，其中含有毛细血管(见图 1-15-1)。

(4)高倍镜观察：

滤泡上皮(follicular epithelium)：上皮细胞形态为单层立方上皮，细胞界限不清，细胞形态随功能状态不同而有所变化；胞核圆形或椭圆形，位于细胞中央；胞质浅粉红色。滤泡旁细胞(parafollicular)位于滤泡上皮细胞之间或滤泡间结缔组织中，胞体较大，胞质着色浅(见图 1-15-2)。

在硝酸银染色标本中，滤泡旁细胞着色较深，呈棕黑色(见图 1-15-3)。

2. 甲状旁腺(parathyroid gland)

(1)制片方法：犬甲状旁腺，HE 染色。

(2)肉眼观察：甲状旁腺呈紫蓝色的团块状。

(3)低倍镜观察：

被膜：薄层结缔组织构成，分隔甲状腺与甲状旁腺组织(见图 1-15-1)。

(4)高倍镜观察：

1)主细胞(chief cell)：数量多，呈圆形或多边形；核圆形，位于细胞中央；胞质着色浅。细胞有时围成小滤泡，腔内有胶质。

2)嗜酸性细胞(acidophil)：数量少，单个或成群存在，胞体比主细胞大；核小而圆，染色深；胞质内充满嗜酸性颗粒，故染成红色。

3. 肾上腺(adrenal　gland)

(1)制片方法：人肾上腺，HE 染色。

(2)肉眼观察：周围染色较深的是皮质，中央狭窄浅染区为髓质。

(3)低倍镜观察：

1)被膜：由结缔组织构成。

2)皮质：由外向内依次为：球状带、束状带、网状带(见图 1-15-4)。

球状带(zona glomerulosa)：细胞集成球团状，染色深，此层较薄。

束状带(zona fasciculate)：细胞排列成索，染色浅，此层最厚。

网状带(zona reticularis)：位于皮质深层，细胞呈条索状并连接成网，胞质嗜酸性，呈红色。

(4) 高倍镜观察：

1) 球状带：由较小的矮柱状或锥形细胞构成球团状的细胞团，细胞核及细胞质均染色深，胞质嗜碱性。细胞团之间有窦状毛细血管和结缔组织。

2) 束状带：为平行排列的细胞索，细胞较大，呈多边形，胞质中有大量空泡，因而此层细胞着色浅，呈淡粉红色。细胞索间有大量血窦和少量结缔组织。

3) 网状带：细胞索分支吻合成网，胞质嗜酸性，并较束状带染色深，可见棕黄色的脂褐素颗粒，胞核圆形。

4) 髓质细胞(medullar cell)：呈多边形，胞体较大，核圆形，位于细胞中央。细胞排列成团、成索，HE 染色弱嗜碱性。经铬盐处理的标本，可见胞质内有许多黄褐色的嗜铬颗粒，因此胞质呈棕黄色。髓质中常见为数很少的交感神经节细胞，胞体大而不规则，核大而圆，染色浅，核仁明显，胞质染色深(见图 1-15-5)。

4. 脑垂体(pituitary gland)

(1) 制片方法：猫脑垂体，HE 染色。

(2) 肉眼观察：色较深的大部分是远侧部，另一部分色浅的为神经部，两者之间为中间部。

(3) 低倍镜观察：外有结缔组织的被膜。远侧部细胞密集成团、成索，彼此连接成网，网眼内有充满血细胞的血窦。中间部狭长，可见几个大小不等的滤泡，腔内充满红色胶状物。神经部染色较浅，细胞成分少，主要是神经纤维(见图 1-15-6)。

(4) 高倍镜观察：

1) 远侧部(pars distalis)：由三种细胞构成(见图 1-15-7)。

A. 嗜酸性细胞(acidophil)：数量中等，多分布于中央，胞体较大，圆形或椭圆形；细胞核圆形或椭圆形，着色浅；胞质内含有粗大的嗜酸性颗粒，染成红色。

B. 嗜碱性细胞(basophil)：数量最少，多分布于周边，细胞大小不等，圆形或多边形；细胞核圆形，位于一侧，着色浅；胞质内有嗜碱性颗粒，染成蓝色。

C. 嫌色细胞(chromophobe cell)：数量最多，一般成群存在，细胞较小，细胞轮廓不清；胞核圆形；胞质内无特殊颗粒，故着色浅。

2) 中间部(pars intermedia)：细胞多围成滤泡，滤泡由立方上皮细胞围成，滤泡腔内含有粉红色的胶状物。滤泡间还有一些嫌色细胞和较小的嗜碱性细胞。

3) 神经部：主要由无髓神经纤维和神经胶质细胞组成，其中有丰富的毛细血管。神经胶质细胞即垂体细胞(pituicyte)，形态不规则，胞质内有棕黄色的色素颗粒。此外，尚可见呈嗜酸性、大小不等的胶体性团块，即赫令体(Herring body)(见图 1-15-8)。

5. 松果体(pineal body)(示教)

(1) 制片方法：人松果体，HE 染色。

(2) 低倍镜观察：表面可见有结缔组织被膜，被膜分出若干小隔，将实质分成若干不规则小叶，小叶内主要为松果体细胞和神经胶质细胞。

(3) 高倍镜观察：

1) 松果体细胞(pinealocyte)：细胞排列成索；胞核大而圆，有的胞核有不规则凹陷或呈分叶状，核仁一个或多个；胞质嗜碱性，常含有脂滴，故染色较浅(见图 1-15-9)。

2) 神经胶质细胞：分布于血管及松果体细胞索之间，主要为星形胶质细胞。细胞核呈长椭圆形，着色较深；细胞质嗜碱性。细胞突起可伸至毛细血管间隙及松果体细胞之间。

【思考题】

(1)为什么滤泡上皮细胞形态不一？

(2)肾上腺的束状带为什么着色浅？

(3)脑垂体神经部的无髓神经纤维、赫令体来源何处？

(4)试述甲状腺、甲状旁腺、肾上腺和脑垂体有何共同特点？

(5)从甲状腺滤泡上皮细胞的结构说明甲状腺激素的合成、储存和释放过程。

(6)试述下丘脑与腺垂体、神经垂体的关系。

二、电镜图像

1. 甲状腺滤泡上皮细胞　胞核、粗面内质网、高尔基复合体、分泌颗粒、线粒体、微丝束、胶质。

2. 肾上腺皮质细胞　胞核、管状嵴线粒体、脂滴、粗面内质网、滑面内质网、糖原颗粒(见图 1-15-10)。

3. 肾上腺髓质细胞　胞核、高尔基复合体、分泌颗粒、线粒体。

4. 脑垂体远侧部细胞　促肾上腺皮质激素细胞(见图 1-15-11)。

5. 脑垂体神经部　无髓神经纤维、垂体细胞、赫令体。

(廉　洁)

实验十六　眼　和　耳

　　眼是视觉器官，由眼球及其附属器官组成。眼球包括眼球壁和眼球内容物。眼球壁分三层，即纤维膜、血管膜和视网膜；眼球内容物有晶状体、玻璃体和房水。眼附属器官包括眼睑、泪器及眼外肌等。耳由外耳、中耳和内耳组成，前两者传导声波，后者为听觉感受器和位觉感受器的所在部位。

一、光　镜　切　片

【实验目的】

　　(1)掌握眼球壁各层的光镜结构及视细胞的电镜结构，尤其是视网膜的细胞组成，以加深理解视觉的产生和传导；内耳螺旋器的光镜结构，找到蜗管在耳蜗的位置，重点观察螺旋器的组成结构，理解听觉产生的形态学基础。

　　(2)了解眼睑的光镜结构及屈光装置的光镜结构；壶腹嵴，味觉斑的光镜结构。

【实验材料】　人眼球前半部切片、人眼球后半部(水平切面)切片、人上眼睑切片、豚鼠内耳切片；录像。

【实验内容】

1. 眼球前半部(anterior part of eyeball)

(1)制片方法：人眼球前半部，HE 染色。

(2)肉眼观察：辨认角膜(cornea)、巩膜(sclera)、虹膜(iris)、睫状体(ciliary body)、晶状体(lens)、玻璃体(vitreous body)。

(3)低倍镜观察：

1)角膜：突向前方，染成粉红色。

2) 巩膜：连于角膜，为致密结缔组织。

3) 虹膜：位于角膜与晶状体之间，其中有丰富的血管和色素细胞，其中央空隙为瞳孔。

4) 睫状体：连于虹膜，呈三角形，前面突起为睫状突。

5) 晶状体：位于虹膜后方的椭圆形体，染成粉红色。

6) 玻璃体：位于晶状体后方，其中的胶体物质多因制片流失（见图 1-16-1）。

（4）高倍镜观察：

1) 角膜：由前向后分以下五层。

前上皮：又称角膜上皮(corneal epithelium)，位于角膜最外层，由复层扁平上皮构成。细胞有 5～6 层，排列规则，基部细胞平坦，表皮细胞不角化，胞质嗜碱性，染色较深。

前界层(nterior limiting lamina)：为一薄层均质膜，含胶原原纤维和基质，呈浅粉红色。

固有层：又称角膜基质(corneal stroma)，为角膜主要成分，占角膜厚度的 90%，是规则整齐的胶原板层，层与层之间散布着成纤维细胞。

后界层(posterior limiting lamina)：同前界层，只是更薄，也呈浅粉红色。

后上皮：又称角膜内皮(corneal endothelium)，为单层扁平或立方上皮（见图 1-16-2）。

2) 巩膜：其前方与角膜移行为角膜缘，巩膜向前突出形成嵴，为巩膜距(sclera spur)；巩膜距的前外侧有不规则的腔隙，为巩膜静脉窦(scleral venous sinus)；窦壁由一层内皮围成，其附近可见小梁网(trabecular meshwork)；巩膜由致密结缔组织构成，其间可见粗大的胶原纤维。

3) 虹膜：从前向后分为以下结构。

前缘层：位于虹膜最前面，表面高低不平，由一层不连续的成纤维细胞和色素细胞组成。

虹膜基质：构成虹膜的主要成分，为疏松结缔组织，有丰富的血管和色素细胞。

虹膜上皮：可分为两层，前层为肌上皮细胞，围绕瞳孔环形走行的瞳孔括约肌(sphincter pupillae muscle)，括约肌周围向周边放射状走行的为瞳孔开大肌(dilator pupillae muscle)；后层细胞较大，呈立方形，胞质内充满色素颗粒。

4) 睫状体：位于虹膜与脉络膜之间，在眼球矢状切面上大致呈三角形。前部较宽大，并向前内侧增厚形成许多突起，后部渐平坦，终止于锯齿缘。由前向后分以下 3 层。

睫状肌层：位于睫状体前层，由外侧纵行、中间放射状、内侧环形走行的平滑肌构成。

基质：位于肌层后方，富含血管。

睫状上皮层：位于睫状体最内层，由两层细胞构成，外层为色素上皮层，内层为非色素上皮层。

5) 晶状体：其外包有晶状体囊，为透明均质薄膜，晶状体赤道前方被覆单层立方的晶状体上皮，体内可见呈同心圆排列的纤维称晶状体纤维，为晶状体上皮细胞失去胞核后变形而成，其内为晶状体核（见图 1-16-3）。

2. 眼球后半部(posterior part of eyeball)

（1）制片方法：人眼球后半部（水平切面），HE 染色。

（2）肉眼观察：后壁中向外方突出物为视神经。

（3）低倍镜观察：从外向内分为以下 3 层膜。

1) 巩膜：眼球后壁最外层，为致密结缔组织。

2) 脉络膜(choroid)：占眼球后部绝大部分，衬于巩膜内面，为富含血管和色素细胞的疏松结缔组织。由于色素细胞很多，故呈棕黑色。与视网膜相贴的最内层为一均质透明的薄膜，称玻璃膜，由纤维和基质组成。

3）视网膜(retina)：位于眼球壁最内层，染色较深，由多层细胞构成。

视神经：主要由神经纤维构成，其内含血管。

(4) 高倍镜观察：仔细观察视网膜的结构，其四层细胞和神经胶质细胞有规则地成层排列，形成切片标本上的十层结构（见图 1-16-4）。

1）色素上皮层(pigment epithelium layer)：在玻璃膜内面，成于单层矮柱状色素上皮细胞，胞核圆形，染色浅，胞质内含有棕黄色色素颗粒。

2）视锥视杆层(layers of cones and rods)：染成粉红色，由视锥细胞(cone cell)和视杆细胞(rod cell)组成。

3）外界膜(outer limiting membrane)：为一条粉色的线状结构。

4）外核层(outer nuclear layer)：由较厚的蓝色视细胞核构成。

5）外网层(outer plexiform layer)：呈丝样结构，由神经纤维构成。

6）内核层(inner nuclear layer)：比外核层的细胞核稍大，排列密集，由双极细胞等细胞的细胞核构成。

7）内网层(inner plexiform layer)：由神经纤维组成。

8）节细胞层(layer of ganglion cells)：由节细胞含核胞体组成，胞体较大，核圆形，染色较浅，细胞数量较少。

9）神经纤维层(layer of potic fibers)：由平行排列的节细胞轴突构成。

10）内界膜(inner limiting membrane)：位于视网膜的最内层，为一薄层膜。

黄斑：为直径 3～4cm 的浅黄色区域，黄斑中央凹陷称为中央凹，此处视网膜最薄，只有色素上皮细胞和视锥细胞两层细胞，双极细胞和节细胞均斜向周围排列（见图 1-16-5）。

视神经盘：又称视神经乳头，此处没有视细胞，无感光作用，为神经纤维汇集区（见图 1-16-6）。

3. 眼睑(eyelid)（示教）

(1) 制片方法：人上眼睑，HE 染色。

(2) 肉眼观察：眼睑断面呈三角形，稍弯曲，边缘染成蓝紫色；稍凹侧蓝色边缘为睑结膜，稍凸侧蓝色边缘为皮肤；两者相接处为睑缘，睑缘对侧为眼睑基部。

(3) 低倍镜观察：自皮肤向内依次为：

1）皮肤：结构与有毛皮相同。睑缘毛为睫毛，较长；汗腺较大，开口于睫毛毛囊或睑缘，称睫毛腺（又称 Moll 腺）。

2）皮下组织：为薄层疏松结缔组织。

3）肌层：可见粗大的骨骼肌束（横切）为眼轮匝肌(orbicularis muscle)。

4）纤维层：由致密结缔组织构成，色浅均匀，亦称睑板(tarsal plate)；睑板腺为睑板内的皮脂腺，可见色浅的腺泡和色深的导管横断面，在睑缘附近可见导管的开口。

5）睑结膜：上皮为复层柱状，上皮下方有薄层疏松结缔组织。在睑缘处上皮与皮肤表皮相移行。

4. 内耳(internal ear)

(1) 制片方法：豚鼠内耳，HE 染色。

(2) 肉眼观察：切片中央为耳蜗(cochlea)，可见中央染成粉红色的蜗轴。蜗轴各有三、四个圆形断面，即耳蜗切面。

(3)低倍镜观察:

1)蜗轴:由松质骨构成。除骨细胞、骨板外,可见耳蜗神经和螺旋神经节,其形状不同,大小不等,节内神经细胞密集,染色较深。

2)骨蜗管:位于蜗轴两侧,断面呈圆形或卵圆形,周围的壁均为骨质。一个骨蜗管的断面可分为三部分,上部为前庭阶(scala vestibuli),下部为鼓室阶(scala tympani),中部为膜蜗管。膜蜗管的断面呈三角形,其上壁为前庭膜,外侧壁为血管纹,下壁为内侧的骨螺旋板以及外侧的膜螺旋板,或称基底膜(见图 1-16-7)。

(4)高倍镜观察:

1)膜蜗管

前庭膜(vestibular membrane):很薄,两侧覆盖单层扁平上皮,中部夹有少量结缔组织。

血管纹:为复层柱状上皮,上皮内可见毛细血管。上皮下方为螺旋韧带。

基底膜:从骨性螺旋板至螺旋韧带间的薄膜。基底膜上方的上皮分化为螺旋器,其下方为单层上皮。

2)螺旋器(spiral organ)

柱细胞(pillar cell):内、外柱细胞并列于基底膜上,细胞基部宽大,中部较细,彼此分开,顶部彼此嵌合。内、外柱细胞形成"人"字形支架,共同围成三角形的内隧道(inner tunnel)。内、外柱细胞的张力丝染色很深,细胞核位于柱细胞基部。

指细胞(phalangeal cell):位于内、外柱细胞的两侧。切面上内指细胞一个,位于内柱细胞的内侧;外指细胞 3~4 个,位于外柱细胞的外侧。指细胞呈长柱状,基底部位于基膜上,上端有指状突起。

毛细胞(hair cell):内毛细胞呈烧瓶形,位于内指细胞上方,外毛细胞呈柱状,位于外指细胞上方。毛细胞顶端可见静纤毛,核圆形,位于细胞基部。

盖膜(tectorial membrane):为均质膜,起于螺旋缘,覆盖在螺旋器上方(见图 1-16-8)。

【思考题】

(1)试述角膜透明的原因?比较角膜各层的结构和生理特点。

(2)眼球壁分几层结构?最内层的视网膜又分哪十层结构?

(3)简述内耳螺旋器的位置、结构及其功能。

(4)简述位觉感受器概念及其功能。

(5)眼球的屈光装置包括哪些结构?简述视觉产生的过程。

(6)试述虹膜的组织结构?讨论瞳孔扩大和缩小的结构基础。视觉冲动是如何传导的?

(7)简述房水的产生及其循环途径。

二、电镜图像

1. 视杆细胞和视锥细胞 外节、内节、内外节连接部、线粒体、膜盘(membranous disc)(见图 1-16-9)。

2. 内耳螺旋器 内柱细胞、外柱细胞、外指细胞、内指细胞、内毛细胞、外毛细胞、静纤毛(见图 1-16-10)。

(廉 洁)

实验十七 男性生殖系统

男性生殖系统(male reproductive system)由睾丸、生殖管道、附属腺及外生殖器组成。睾丸是产生精子和分泌雄性激素的器官。附睾、输精管和尿道组成生殖管道,具有促进精子成熟,营养贮存和运输精子的作用。附属腺包括前列腺、精囊和尿道球腺。附属腺和生殖管道的分泌物以及精子共同组成精液。

一、光镜切片

【实验目的】

(1)掌握生精小管光镜和电镜结构,以理解精子的形成过程;睾丸间质细胞光镜和电镜结构;特别是睾丸的组织结构与位置关系。

(2)了解输精管道和附属腺的光镜结构。其中注意输精管的管壁构造与输尿管和输卵管的区分。

【实验材料】 犬睾丸与附睾切片、人精液涂片、人输精管切片、人前列腺切片;人精囊切片、小龄犬阴茎切片;录像。

【实习内容】

1. 睾丸(testis)**与附睾**(epididymis)

(1)制片方法:犬睾丸与附睾,HE 染色。

(2)肉眼观察:标本中较大而致密的一侧为睾丸。睾丸中央较厚而红色的为睾丸纵隔(mediastinum testis),对侧小而疏松的为附睾。

(3)低倍镜观察:

睾丸的被膜:由外向内可见鞘膜和白膜(tunica albuginea),前者由单层扁平上皮和少量结缔组织组成;后者很厚,由致密结缔组织组成,其内侧含有血管。

睾丸的实质与间质:小叶与小叶间隔不易辨出,可见随小叶间隔进到实质内的较大血管和许多生精小管(seminiferous tubule)的断面,可见大量生精细胞和少量支持细胞。生精小管的基部有一层粉红色的基膜,基膜以内为数层大小不等的细胞。紧贴基膜外的梭形细胞,即肌样细胞(myoid cell)。在生精小管之间有结缔组织,构成睾丸间质成分,其中可见睾丸间质细胞。在睾丸纵隔内可见睾丸网,为一些大小不等、形状不规则的腔隙断面(见图 1-17-1,1-17-2)。

附睾的被膜:由结缔组织构成。

附睾的实质:其内可见两种不同形状的管道:一种管壁较薄而管腔不规则,为输出小管(efferent duct);另一种管壁较厚而管腔较规则,为附睾管(epididymal duct)。

(4)高倍镜观察:

1)生精小管:管壁可见生精细胞(spermatogenic cell)和支持细胞(sertoli cell)。

生精细胞:从外向内可见:①精原细胞(spermatogonium):位于基膜上,体积较小,呈立方形或椭圆形,细胞核呈圆形,着色较深。有时可见丝状分裂。②初级精母细胞(primary spermatocyte):有数层细胞,体积较大,呈圆形,细胞核也较大,呈圆形,核内粗大的染色体交织呈球状。③次级精母细胞(secondary spermatocyte):细胞较小,呈圆形,细胞核也较小,呈圆形,染色较深,由于其存在时间较短,在切片中不易见到。④精子细胞(spermatid):靠近管腔,有多层细胞,体积较小,细胞核圆而小,着色很深。⑤精子(spermatozoon):可见变态中的各期精子。在切片中可分出头和尾部。精子头呈芝麻粒形,位于管腔的表面,附于支持细胞的顶端(见图 1-17-3)。

支持细胞:位于生精细胞之间,基底部位于基膜上,游离面至腔面,但形态不易看清。该细胞的胞核较大,形状不规则,多呈三角形,其长轴与基膜垂直,核内染色质着色浅,核仁明显(见图 1-17-3)。

2)间质细胞(leydig cell):位于生精小管间的结缔组织内,常三五成群,细胞体积较大,呈圆形或椭圆形;细胞核圆形,多偏于一侧,着色浅,核仁明显,亦偏于一侧;胞质内含有类脂颗粒和棕黄色的脂褐素颗粒(见图 1-17-3)。

3)直精小管(tubulus rectus):位于小叶与纵隔交界处、生精小管和睾丸网之间。管壁上皮为单层立方或矮柱状。

4)附睾:附睾的头部主要由输出小管组成。输出小管上皮由高柱状纤毛细胞及低柱状细胞相间排列而成,故腔面不规则,上皮下方有少量环形平滑肌。附睾体和尾部由附睾管组成,为假复层纤毛柱状上皮,由主细胞和基细胞组成,主细胞在起始段为高柱状,而后逐渐变低,至末段转变为立方形。细胞表面有成簇排列的粗而长的静纤毛,管腔规则,管壁外侧有薄层平滑肌围绕,腔内常有许多精子(见图 1-17-4,见图 1-17-5)。

2. 精液涂片

(1)制片方法:人精液,HE 染色。

(2)低倍镜观察:精子(spermatozoon)头部呈芝麻状,染成蓝紫色,尾部细长,染成红色。

(3)高倍镜观察:精子头部有一椭圆形细胞核,染成蓝紫色,顶体部染色较浅。尾部占精子全长的大部分,染成红色。

3. 输精管(ductus deferens)

(1)制片方法:人输精管,HE 染色。

(2)肉眼观察:为一圆形断面。管壁很厚,中央有一狭窄的腔,腔面蓝色部分为黏膜上皮。

(3)低倍镜观察:由腔内向腔外可分为三层,即黏膜、肌层和外膜。

(4)高倍镜观察:

1)黏膜:上皮为假复层柱状上皮,有些上皮细胞有纤毛。

2)肌层:由内纵、中环、外纵三层平滑肌组成。

3)外膜:由结缔组织组成。

4. 前列腺(prostate)

(1)制片方法:人前列腺,HE 染色。

(2)肉眼观察:前列腺的一边有粉红色被膜。实质部分有许多大小不等、形状不一的小腔隙,即为前列腺腺泡,其余红色部分是结缔组织和平滑肌。

(3)低倍镜观察:腺体表面有结缔组织被膜,其中富有平滑肌纤维,被膜的结缔组织和其中的平滑肌伸入前列腺实质形成间质成分。构成腺实质的腺泡和导管不易区分。

(4)高倍镜观察:

1)腺泡:由单层立方、单层柱状和假复层柱状上皮构成,故腺腔不规则。其内可见圆形或卵圆形呈同心板层排列的结构,嗜酸性,染成粉红色,称为凝固体(concretion)(见图 1-17-6)。

2)导管:单层柱状或单层立方上皮,与腺泡不易区分。

5. 精囊(seminal vesicle)

(1)制片方法:人精囊,HE 染色。

(2)肉眼观察:可见大小不等、形状不一的数个管腔,腔面为黏膜,颜色较深。

(3)低倍镜观察：腔面有多而薄的皱襞，皱襞互连成网形成许多小的憩室。上皮为假复层柱状，囊腔内常有染成红色的分泌物。固有层薄，外为平滑肌，排列欠规则。再外则是疏松结缔组织。

(4)高倍镜观察：假复层柱状上皮顶端有分泌小泡突出，细胞质内含有分泌颗粒和黄色脂褐素，但不易分清。

6. 阴茎(penis)(示教)

(1)制片方法：小龄犬，HE 染色。

(2)肉眼观察：切片呈椭圆形，外面覆以染色较深的一层为皮肤，皮肤下染色较淡的组织为白膜，白膜下有尿道穿过的为尿道海绵体，另一对较大，且比较疏松的为阴茎海绵体。

(3)低倍镜观察：外面的皮肤为复层扁平上皮，白膜为致密结缔组织，内有大量小静脉、神经等。两个阴茎海绵体内有大量不规则的血窦，血窦之间是富含平滑肌纤维的结缔组织小梁，阴茎深动脉的分支螺旋动脉穿行于小梁中与血窦通连。尿道海绵体中有一不规则的管道为尿道，其上皮为变移上皮。

【思考题】

(1)试述精子的形态结构及其发生过程。

(2)试述睾丸间质细胞的形态及其功能。

(3)试述睾丸的结构及功能。

(4)试述前列腺的结构特点和年龄性变化。

二、电镜图像

1. 生精小管 肌样细胞、支持细胞、脂滴、B 型精原细胞、胞质桥。

2. 精子 顶体、细胞核、线粒体鞘、轴丝、支持细胞(见图 1-17-7，1-17-8)。

3. 精子细胞变态 顶体、细胞核、高尔基复合体。

(廉 洁)

实验十八 女性生殖系统

女性生殖系统(female reproductive system)包括卵巢、输卵管、子宫、阴道、外生殖器和乳腺。卵巢产生卵细胞，同时又分泌雌激素和孕激素。输卵管输送生殖细胞，是受精部位。子宫是产生月经和孕育胎儿的器官。乳腺则产生乳汁，哺育胎儿。青春期以后，在垂体激素的作用下，生殖器官迅速发育成熟，并在形态结构和功能上出现周期性变化。

一、光镜切片

【实验目的】

(1)掌握卵巢的光镜结构和卵泡发育过程中的构造变化；卵巢皮质内结构关系，各期卵泡的形态特点；子宫的光镜结构及增生期和分泌期子宫内膜的周期性形态改变。

(2)了解输卵管壁的三层结构，能与输尿管和输精管区别；阴道的光镜结构；乳腺的光镜结构及其变化。

【实验材料】 猫卵巢切片、人卵巢切片、人输卵管壶腹部(横切)切片、人增生期子宫切片、人分泌期子宫切片、人宫颈和阴道切片、人静止期和活动期乳腺切片；录像。

【实验内容】

1. 卵巢（ovary）

（1）动物卵巢

1）制片方法：猫卵巢，HE 染色。

2）肉眼观察：卵巢表面光滑，周边部分为较厚的卵巢皮质，其中可见很多大小不等的圆形空泡，即为各级卵泡。中央狭小部分结构疏松，为卵巢髓质。

3）低倍镜观察：卵巢表面为单层扁平或单层立方上皮，其下方为致密结缔组织构成的白膜，卵巢实质分为外周的皮质和中央的髓质。

皮质：位于白膜下方，卵巢的周边部，其中可见卵泡发育过程中的各级卵泡、闭锁卵泡、黄体及卵泡间的结缔组织。

髓质：位于卵巢的中央部，主要由结缔组织、血管及神经构成（见图 1-18-1）。

4）高倍镜观察：

A. 皮质：可见各级不同发育阶段的卵泡和黄体等结构。

原始卵泡（primordial follicle）：位于皮质浅层、白膜下方，数量多、体积小。卵泡中央较大细胞为初级卵母细胞（primaryoocyte），细胞核大而圆，色浅，核仁明显；其周围一层扁平细胞为卵泡细胞（follicular cell），因细胞质少，细胞界限不清，故只见卵圆形细胞核。

初级卵泡（primary follicle）：体积较原始卵泡大些，中央的初级卵母细胞开始增大，周围的卵泡细胞变成单层立方或柱状，并由单层增殖为多层（5～6 层），在卵泡细胞和卵母细胞之间还可见被染成粉红色的均质膜为透明带（zona pellucida），随着初级卵泡的增大，卵泡周围结缔组织中的梭形细胞逐渐密集形成卵泡膜。

次级卵泡（secondary follicle）：即出现卵泡腔（follicular antrum）的卵泡。卵泡腔内的物质为卵泡液；选择具有卵丘（cumulus oophorus）的卵泡观察：卵母细胞体积稍增大，卵母细胞周围的透明带更加清晰，为一层较厚的嗜酸性膜；再外是放射冠（corona radiata），它是一层柱状的卵泡细胞，呈放射状排列，有细突呈辐射状伸达透明带；构成卵泡壁的卵泡细胞为颗粒层（stratum granulosum）；随着卵泡的生长，卵泡周围的结缔组织形成了卵泡膜（theca folliculi），并且分为内、外两层，内层细胞多，血管丰富，外层细胞成分少，胶原纤维较多，并含有平滑肌纤维（见图 1-18-2，图 1-18-3）。

成熟卵泡（mature follicle）：为卵泡发育的最后阶段。卵泡体积很大，突向卵巢表面，卵泡腔很大，颗粒层变薄。

闭锁卵泡（atretic follicle）：为发育不同阶段的卵泡退化而成。卵母细胞核固缩，形态不规则；卵泡细胞退化甚至消失；卵泡腔不规则，透明带弯曲至消失；卵泡膜内层细胞变大形成间质腺（interstitial gland）。间质腺细胞排列成团或索条状。细胞较大，呈多边形，核圆，胞质染色浅，含空泡状脂滴。

黄体：是大的淡粉红色细胞团。由颗粒黄体细胞和膜黄体细胞构成。前者数量多，位于黄体中央，体积较大，呈多边形；核大，圆形或椭圆形，居中；胞质呈粉红色，可见小空泡状脂滴。后者数量较少，多位于周边，体积小，形态不规则，胞质和核染色较深（见图 1-18-4，图 1-18-5）。

B. 髓质：由疏松结缔组织构成，其中富含血管、神经。

（2）人卵巢

1）制片方法：人卵巢，HE 染色。

2）镜下观察：与动物相比，人的卵巢内各级卵泡的数目要少得多，但形态结构基本相同。人卵泡闭锁后形成的间质腺很少。

2. 输卵管（oviduct）

（1）制片方法：人输卵管壶腹部（横切），HE 染色。

（2）肉眼观察：腔内有很多皱襞，内面染成粉红色的部分为黏膜，周围染成红色的部分为肌层。

（3）低倍镜观察：可见管壁依次分为黏膜、肌层和浆膜三层。

1）黏膜：形成许多皱襞突入腔内，上皮为单层柱状，有的有纤毛，有的无纤毛，后者为分泌细胞。固有层较薄，由结缔组织构成，含丰富的血管。

2）肌层：由内环行、外纵行两层平滑肌组成。

3）浆膜：由间皮及结缔组织构成（见图 1-18-6）。

（4）高倍镜观察：观察上皮细胞，有纤毛的细胞较大，着色浅，无纤毛的细胞少且着色深。

3. 子宫（uterus）

（1）子宫[增生期（proliferative phase）]：

1）制片方法：人增生期子宫，HE 染色。

2）肉眼观察：标本上着色深的部分为子宫内膜。

3）低倍镜观察：可分三层。

内膜：由上皮及固有层组成。上皮为单层柱状，固有层内有子宫腺和血管。

肌层：由很厚的平滑肌组成。肌纤维分层排列，血管很多。

浆膜：由间皮及结缔组织构成。

4）高倍镜观察：重点观察子宫内膜。

上皮：为单层柱状，少数细胞表面有纤毛。

固有层：由结缔组织组成，人含基质细胞。子宫腺上皮是单层柱状，腺细胞染色较深，腺腔狭窄（见图 1-18-7）。

（2）子宫[分泌期（secreyory phase）]：

1）制片方法：人分泌期子宫，HE 染色。

2）肉眼观察：标本上颜色较深的部分为内膜，染成粉红色厚的部分为肌层。

3）低倍镜观察：可分为三层。

内膜：由上皮和固有层构成。上皮为单层柱状，固有层又分为功能层和基底层。功能层位于固有层浅层，有很多弯曲扩张的腺体，呈海绵状。许多小动脉的切面多成串分布，此即螺旋动脉。基底层位于固有层深部，紧贴肌层，有很多子宫腺的断面，着色较深。

肌层：由很厚的平滑肌组成。肌纤维成层排列，但分层不明显。血管很多。

浆膜：为结缔组织和间皮。

4）高倍镜观察：重点观察内膜的结构。

上皮：为单层柱状，少数细胞表面有纤毛。

固有层：含血管及子宫腺。与增生期子宫相比，此期内螺旋动脉更加伸长弯曲，并伸入内膜浅层，呈窦样毛细血管，并充血扩张。子宫腺也扩张，弯曲的腺体上皮细胞为单层柱状，腺细胞染色较浅（见图 1-18-8）。

4. 子宫颈和阴道(uterine cervix and vagina)(示教)

(1)制片方法：人子宫颈和阴道，HE 染色。

(2)肉眼观察：切片平整的一端是子宫颈的切缘，另一端呈分叉形，较长的是阴道壁，较短而宽的部分是子宫伸入阴道的部分，两者之间凹陷处是阴道穹窿。

(3) 镜下观察：

1)子宫颈：由黏膜、肌层和外膜三层构成。

黏膜：表面形成高大分支的皱襞，相邻皱襞之间的裂隙形成腺样的隐窝，隐窝内有分泌物。黏膜上皮为单层柱状，由纤毛细胞和分泌细胞组成。子宫颈阴道部的黏膜上皮为复层扁平上皮。

肌层：为平滑肌。

外膜：纤维膜。

2)阴道：由黏膜、肌层和外膜构成。

黏膜：表面有许多皱襞，上皮为未角化的复层扁平上皮，固有层由富有弹性纤维的致密结缔组织组成，富含血管。

肌层：为内环、外纵两层平滑肌。

外膜：纤维膜。

5. 乳腺(mammary gland)

(1)静止期乳腺

1)制片方法：人乳腺，HE 染色。

2)镜下观察：静止期乳腺的结缔组织和脂肪组织较多，将腺分成小叶。腺泡稀少，导管不发达，腺泡上皮为单层立方或矮柱状，腺腔小。小的导管与腺泡很难区分。

(2)活动期乳腺

1)制片方法：人乳腺，HE 染色。

2)镜下观察：结缔组织较少，腺泡多。腺泡由单层柱状或单层立方上皮构成，胞质中有脂滴，腺腔很大，其中的分泌物为乳汁，被染成粉色。有的可见有吞噬脂肪滴的巨噬细胞为初乳小体。小叶间导管上皮为单层柱状或复层柱状上皮(见图 1-18-9)。

【思考题】

(1)成熟卵泡光镜标本上很少见到，为什么？

(2)简述次级卵泡的结构？

(3)镜下如何辨别子宫内膜处于增生期还是分泌期？

(4)排卵后 3 天内，如果卵未受精，卵巢和子宫的结构有何变化？

(5)试述月经周期的定义及其变化。

(6)简述黄体的形成、结构和功能。

(7)静止期乳腺与活动期乳腺有何区别？

二、电镜图像

1. 卵泡 初级卵母细胞、透明带等(见图 1-18-10)。

2. 黄体细胞(lutein cell) 少量粗面内质网、管状嵴的线粒体、脂滴和游离核糖体。

3. 子宫上皮细胞 粗面内质网、高尔基复合体、线粒体、分泌颗粒、微绒毛。

(廉 洁)

实验十九 胚 胎 学

人体胚胎的发育过程是一个复杂而连续的演变过程。仅凭理论讲述难以使初学者理解透彻，所以胚胎学实习是了解胚胎演变的重要手段。实习课中，以观察模型为主，辅以实物标本、实验实习报告、录像等，帮助了解胚胎发育每个阶段的主要结构及其演变过程，把发育过程有机地联系起来，对胚胎的发育建立起发生、发展变化的动态概念。掌握正常发育的同时，还要求了解常见畸形。

一、人体发生学总论

人体胚胎是从受精卵开始发育形成的。卵子从受精至第 8 周的胚胎发育称早期发育(包括前 2 周的胚胎前期和 3～8 周的胚期)。人胚发育是一个复杂的连续的变化过程，由于不易获得人胚早期发育的标本，因此在实验课需要通过观察模型、标本、图解、照片和录像片，以及完成图解和图标作业，以建立立体的和动态的发展变化观点，去理解人胚胎早期发育和器官发生的演变过程，从而掌握器官常见畸形的成因。

【实验目的】

(1)掌握人胚胎前三周的发育过程及胚泡植入过程及其逐渐变迁的规律；人胚胎第四至第八周的发育过程；胎膜、胎盘的结构。

(2)了解胎儿期的外形变化。

【实验材料】 模型、大体标本、切片等；录像。

【实验内容】

(一)受精至胚泡形成(第一周)

1. 观看录像

(1)人胚早期发育。

(2)生命。

2. 观察模型

(1)受精卵(fertilized ovum)：精子与卵子结合形成受精卵的过程，称受精。形成一个大的受精卵，外被透明带。

(2)卵裂(cleavage)：受精卵进行特殊的有丝分裂，称卵裂。卵裂产生的子细胞称卵裂球。可见两个卵裂球和透明带。

(3)桑葚胚(morula)：卵裂球的数目达 12～16 个，共同组成一个实心胚。

(4)胚泡(blastocyst)：受精第 4 天，桑葚胚进入子宫腔，其细胞继续分裂，当卵裂球数达到 100 个左右时，细胞间出现若干小的腔隙，它们逐渐汇合成一个大腔，腔内充满液体。此时透明带溶解，胚呈现为囊泡状，故称胚泡。可见滋养层、内细胞群和胚泡腔(见图 1-19-1，图 1-19-2)。

(二)二胚层期(第二周)

1. 观看录像

(1)人胚早期发育。

(2)生命。

2. 观察模型

(1) 人胚植入过程：这是一套模型，显示人胚植入过程及内细胞群(inner cell mass)的变化。这里着重观察内细胞群的演变：其进行增殖分化，逐渐形成圆盘状的胚盘，邻近滋养层的一层柱状细胞为上胚层，靠近胚泡腔侧的一层立方形细胞为下胚层，了解上胚层、下胚层、成羊膜细胞、羊膜、初级卵黄囊和次级卵黄囊的来源及演变过程。

(2) 13 天人胚：可看到羊膜囊(amniotic sac)、卵黄囊(yolk sac)、胚盘(embryonic disc)及体蒂(body stalk)(见图 1-19-3)。

(三)三胚层期(第三周)

1. 观看录像

(1) 人胚早期发育。

(2) 生命。

2. 观察模型

(1) 16～17 天人胚：从外形可见羊膜、卵黄囊和体蒂。拿掉部分羊膜和卵黄囊露出胚盘，观察胚盘。

1) 背面观：可见神经板(neural plate)、原条(primitive streak)和原结(primitive node)、原沟(primitive groove)和原凹(primitive pit)。

2) 腹面观：可见内胚层(一部分上胚层细胞进入下胚层，并逐渐全部置换了下胚层的细胞，形成的一层新细胞，称内胚层)。

3) 胚体正中矢断面：可见外胚层的神经板、原结、原条；中胚层和脊索(notochord)；内胚层。头端可见口咽膜，尾端可见泄殖腔膜，口咽膜和泄殖腔膜的结构相同(见图 1-19-4，图 1-19-5)。

(2) 20 天人胚：此膜型显示胚盘及体蒂，胚盘边缘保留部分羊膜(amnion)和卵黄囊的壁。

1) 胚盘背面观：可见神经褶(neural fold)、神经沟(neural groove)和尾端的原条。神经沟中段两侧，可见三对体节(somites)。

2) 腹面观：可见原肠，前肠和后肠都很短。

3) 胚体中部横断：①外胚层(ectoderm)：可见体表的外胚层，神经褶，神经沟。②中胚层(mesoderm)：可见体节，间介中胚层，体壁中胚层和脏壁中胚层。③内胚层(endoderm)。

(3) 三胚层胚盘：第三周末，三胚层胚盘形成，分别称内胚层、中胚层、外胚层。三张不同颜色的盘状结构分别代表外、中、内三个胚层。三个胚层逐渐分化形成各种器官的原基。

(四)胚胎期(第四至第八周)

1. 观看录像

(1) 人胚早期发育。

(2) 生命。

2. 观察模型

(1) 22 天人胚：神经沟中段已愈合形成神经管，体节 7 对，原肠形成。体蒂转到胚体腹侧尾端。

(2) 25 天人胚：胚体呈圆柱状，前、后神经孔未闭，体节 14 对，腹侧出现膨大，中肠缩小。胚体正中矢状断面，可见神经管(neural tube)、脊索、口咽膜、原肠、泄殖腔膜，尿囊(allantois)及心脏。

(3) 28 天人胚：前、后神经孔均闭合，口凹周围出现三对鳃弓(branchialarch)，体节 25 对，心膨大明显。

(4) 30 天人胚：头明显增大，出现上肢芽和下肢芽，脐带形成，体节 34 对。

(五)胎儿期(第九周至出生)

1. 观看录像 生命。

2. 观看实体标本 观察各月正常胎儿浸渍标本，注意胎儿外形、大小及外部所见器官的演变。观察双胎以及联胎、寄生胎和无脑儿、脊髓脊柱裂等常见畸形的浸渍标本。

(六)胎膜与胎盘

1. 观看录像 生命。

2. 观察模型

(1)植入(implantation)：观察胚泡植入子宫内膜中的连续过程。

植入时，内细胞群的滋养层首先与子宫内膜接触，分泌蛋白水解酶，在内膜溶蚀出一个缺口，然后胚泡陷入缺口，逐渐包埋其中。在植入过程中，与内膜接触的滋养层细胞迅速增殖，滋养层增厚，并分化为内、外两层。外层细胞互相融合，细胞间界限消失，称合体滋养层(syncytiotrophoblast)；内层细胞界限清楚，由单层立方细胞组成，称细胞滋养层(cytotrophoblast)。后者的细胞通过分裂使细胞数目不断增多，并补充、融入合体滋养层。胚泡全部植入子宫内膜后，缺口修复，植入完成。

(2)胎膜(fetal membrane)与胎盘(placenta)：此模型显示胎膜与子宫内膜的关系，子宫壁的一侧内有一个胎儿在发育。

胎膜包括绒毛膜(chorion)、羊膜、卵黄囊、尿囊和脐带(umbilical cord)。植入时的子宫内膜改称蜕膜，根据蜕膜与胚的位置关系，将其分为三部分：①基蜕膜，位于胚深面；②包蜕膜，覆盖在胚的子宫腔侧；③壁蜕膜，是子宫其余部分的蜕膜。胎盘在基蜕膜一侧形成。胎膜和胎盘是对胚胎起保护、营养、呼吸、排泄等作用的附属结构，不参与胚胎本体的形成。有的结构还有内分泌功能。

3. 观察大体标本

(1)足月胎盘：是由胎儿的丛密绒毛膜与母体的基蜕膜共同组成的圆盘形结构。中心厚，边缘稍薄，平均厚约 2.5cm，直径 15～20cm，重约 500g。胎盘有两面：①母体面：粗糙，表面凸凹不平，为剥脱后的基蜕膜。有不规则浅沟，浅沟将母体分为 15～20 个略突出的胎盘小叶。②胎儿面：表面光滑、平整、透明、中央有脐带附着。透过表面的羊膜，可见深部脐血管。血管从脐带根部向边缘放射状走行。

(2)胎膜完整的胎儿浸渍标本：可见①透明的羊膜和羊水(amniotic fluid)；②丛密绒毛膜(chorion frondosum)；③脐带；④胎儿(见图 1-19-6～图 1-19-10)。

4. 镜下观察

(1)成熟胎儿的脐带

1)制片方法：成熟胎儿的脐带，HE 染色。

2)低倍镜观察：可见脐带外被羊膜，内含黏液性结缔组织。结缔组织内除有闭锁的卵黄囊和脐尿管外，还有两条脐动脉和一条脐静脉。脐动脉具有动脉管壁的典型三层膜结构，内弹性膜清晰可见。静脉管腔内可见许多血细胞。血管之间充满胶样结缔组织，由细胞和细胞间质构成，细胞间质内有较细的胶原纤维和黏多糖。

(2)成熟胎儿的胎盘

1)制片方法：成熟胎儿的胎盘，HE 染色。

2)肉眼观察：切片的光滑面为胎儿面，相对的一面为胎盘的母体面。

3)低倍镜观察：

从胎儿面开始依次可见：①羊膜：覆盖胎儿面由单层立方或单层柱状上皮构成；②绒毛膜板：为羊膜下方较厚的组织，染成淡粉色，其中含有较大的血管；③绒毛：切面形状不同，周边围以滋养层细胞，中轴呈浅粉红色胚性结缔组织，可见二三个血管断面；④绒毛间隙：为绒毛之间的空隙，含有血细胞；⑤基蜕膜：覆盖胎盘的母体面，含有较多多边形的嗜酸性蜕膜细胞。

4)高倍镜观察：

观察绒毛结构：①合体滋养层：位于绒毛最外层，细胞核小，染色较深，排列疏松，细胞界线不清楚；②细胞滋养层：几乎都退化，难以见到；③绒毛中轴组织：细胞梭形，胶原纤维细小，染色粉色。毛细血管丰富(见图 1-19-11)。

5. 畸形

(1)观察水泡状胎块的特点：在绒毛膜发育过程中，若血管发育不良或与胚体血管未通连，胚胎可因缺乏营养而发育迟缓或死亡，若滋养层细胞过度增生，绒毛内结缔组织变性水肿，血管消失，胚胎发育受阻，绒毛呈水泡状或葡萄状。

(2)联体双胎、无脑畸形与脊髓裂：联体双胎是指两个未完全分离的单卵双胎。当一个胚盘出现两个原条并分别发育为两个胚胎时，若两原条靠得较近，胚体形成时发生局部连接而导致(见图 1-19-12，图 1-19-13)。

无脑畸形与脊髓裂是一种神经管缺陷。第 4 周末时，神经沟应完全闭合形成神经管。如果因失去了脊索的诱导作用或受到环境致畸因子的影响，神经沟两端的神经孔未能闭合，就会出现脑和脊髓发育的异常。如果前神经孔未闭，会形成无脑畸形；如果后神经孔未闭，会形成脊髓裂(图 1-19-14)。

【思考题】

(1)从受精卵到胚泡的演变过程中，对细胞的分裂、分化有何体会，概念是否清楚？

(2)胚外中胚层是怎样形成的？是否了解胚外中胚层分布及胚外体腔？

(3)口咽膜和泄殖腔膜的结构有什么特点？

(4)归纳 3 个胚层的形成及早期分化。

(5)胎膜包括哪几种结构？在模型上指出这些结构。

(6)在模型上找到胎盘，阐述胎盘是怎样形成的？胎盘的结构如何？

(7)何为胎盘屏障？其结构如何？

(8)内细胞群是怎样演变成胚盘、羊膜囊和卵黄囊的？

(9)胚盘与胚外中胚层、滋养层的关系如何？早期胚胎如何吸取营养？

(10)脊索是怎样产生的？脊索对背面的外胚层有何影响？

(11)神经管发生的同时中胚层分化为哪些结构？各结构将进一步分化成什么组织或器官？

(12)人胚发育过程中产生过哪些胎膜，其中哪些退化，哪些发展？

(13)滋养层怎样演变为绒毛膜，它与子宫内膜有何关系？

(14)胚盘由扁平变成圆柱形胚体时，卵黄囊、尿囊、羊膜与胚体的关系如何？

(廉　洁)

二、人体发生学各论

(一)颜面和腭的发生

人胚第 4 周时，胚盘已向腹侧卷折成柱状。口咽膜破裂后，口凹周围各突起合并形成面部的结构。而腭则起源于正中腭突与外侧腭突两部分，从第 5 周开始发生，至第 12 周完成。

【实验目的】　掌握颜面的发生及常见先天性畸形的形成原因；腭的发生及腭裂的形成原因。

【实验材料】　模型等。

【实验内容】

1. 颜面形成

(1)正常发生模型：这组模型显示第四至第八周人胚颜面形成过程(见图 1-19-15)。重点选择如下几个时期重点观察。

1)4 周末人胚：在头部口凹周围，可见五个隆起，即一个额鼻隆起、左右上颌隆起及左右下颌隆起。

2)6 周人胚：除上述隆起外，在每个鼻窝两侧各形成一个内侧鼻隆起和一个外侧鼻隆起。鼻窝下缘与口凹以沟相通，眼鼻之间出现鼻泪沟。

3)8 周人胚：相应的隆起不断接近，最后合并形成上颌、下颌、人中、鼻尖、鼻梁、颊部等。8 周人胚面部初见人形。

(2)先天畸形模型

1)唇裂：是最常见颜面畸形。

多因上颌突与同侧的内侧鼻突未愈合所致，故裂沟位于人中外侧。多为单侧唇裂，也可见双侧唇裂。如果左右内侧鼻突未愈合，或两侧下颌突未愈合，可分别导致上唇或下唇的正中裂，但均少见。唇裂可伴有牙槽突裂和腭裂(见图 1-19-16)。

2)面斜裂：常双侧面斜裂，裂沟从上唇延伸到眼眶内侧缘，因上颌突与同侧外侧鼻突未愈合所致(见图 1-19-16)。

2. 腭的发生

(1)观察正常发生模型

1)口腔顶部表面观：了解正中腭突和左右外侧腭突的来源及位置。

左右内侧鼻突融合后，向原始口腔内长出一短小的突起，称正中腭突，将演化为腭前部的一小部分。之后，左右上颌突向原始口腔内长出一对扁平的突起，称外侧腭突(见图 1-19-17)。

2)三突合并形成腭：了解三个突起合并的过程及各形成腭的哪个部分。

起初，外侧腭突在舌的两侧斜向下方生长，以后，随着口腔扩大及舌变扁和位置下降，左右外侧腭突逐渐在舌的上方呈水平方向生长，并在中线融合，形成腭的大部分。其前缘与正中腭突汇聚融合，三者正中交会处残留一小孔，即切齿孔。以后，腭前部间充质骨化为硬腭，后部则为软腭。软腭后缘正中组织增生突起，形成腭垂(见图 1-19-17)。

(2)常见畸形

腭裂：腭裂有多种类型。

因外侧腭突与正中腭突未融合所致者称前腭裂，单侧或双侧皆可发生，常伴发唇裂，表现为切齿孔至切齿之间的裂隙；因左、右外侧腭突未在中线融合所致者称正中腭裂，表现为从切齿孔至腭垂间的矢状裂隙；前腭裂和正中腭裂兼有者称全腭裂(见图 1-19-18)。

【思考题】

(1)综合全套模型，说明颜面各部分的由来及演变。

(2)在颜面形成过程中可能出现哪些畸形？

(3)根据模型，分析面斜裂产生的原因。

(4)切齿孔是怎样形成的？

(5)腭起源于哪两部分？它们分别由哪些突起向口凹面突出、生长合并而形成的？

(郎尉雅)

(二)消化系统和呼吸系统的发生

【实验目的】

(1)掌握咽囊的位置和分化、甲状腺的发生及先天性畸形。

(2)了解原始消化管的形成和分化；消化管和消化腺的发生及先天性畸形；呼吸系统的发生及先天性畸形。

【实验材料】　模型。

【实验内容】

1. 原始消化管的形成和分化　观察正常发生模型：人胚第 3～4 周时，随着圆柱状胚体的形成，卵黄囊顶部的内胚层管道被包卷入胚体内，这个由内胚层形成的管道就是原始消化管(primitive gut)。

1)在原始消化管上分清前肠(foregut)、中肠(midgut)和后肠(hindgut)三段。其头段称前肠，与卵黄囊相连的中段称中肠，尾段称后肠。

2)观察前肠头端原始咽及后肠末端的泄殖腔。原始咽为消化管头端的膨大部分，起自口咽膜，止于喉气管憩室起始部，呈左右宽、腹背窄、头端宽、尾端窄的扁漏斗形。后肠末端的膨大部分为泄殖腔，其腹侧与尿囊相连，腹侧尾端以泄殖腔膜封闭。

2. 咽囊(pharyngeal pouch)**的分化及甲状腺的发生**

(1)观察正常发生模型

模型同上。

1)了解咽囊的位置、数量以及咽囊鳃弓(branchial arch)和鳃沟(branchial groove)的关系。

2)参照模型和图解，掌握中耳、鼓膜、咽鼓管、腭扁桃体、胸腺和甲状旁腺的始基、发生部位及演变过程。

3)在原始咽腹侧壁正中，齐第 1 对咽囊下方的水平处，可见甲状腺原基。

原始咽侧壁有 5 对膨向外侧的鳃沟相对，随着胚胎的发育，咽囊演化出一些重要的器官。

第 1 对咽囊：伸长演化为咽鼓管，末端膨大演化为中耳鼓室，第 1 鳃膜分化为鼓膜，第 1 鳃沟形成外耳道。

第 2 对咽囊：演化为腭扁桃体。

第 3 对咽囊：背侧份细胞增生，下移至甲状腺原基背侧，分化为下一对甲状旁腺；腹侧份细胞增生，形成左右两条细胞索，向胚体尾侧延伸，在未来的胸骨柄后方，左右细胞索汇拢，形成胸腺原基。

第 4 对咽囊：细胞增生并迁移至甲状腺背侧上方，分化为主细胞，形成上一对甲状旁腺。

第 5 对咽囊：形成一细胞团，称后鳃体，后鳃体的部分细胞迁入甲状腺内，分化为滤泡旁细胞。

(2)先天性畸形：甲状舌管囊肿(thyoglossal cyst)是甲状腺发生中常见的畸形。甲状舌管在发育过程中没有闭锁，局部残留小的腔隙，或全部残留成为细长的管道，当上皮细胞分化为黏液性细胞，黏液聚集便形成囊肿。

3. 消化管与消化腺的发生

(1)观察正常发生模型

1)4mm 人胚内胚层管道。

2)肝与胰的发生。

4 周：前肠末端侧壁的细胞增生，形成一向外突出的囊状肝憩室(hepatic diverticulum)，它是肝和胆囊的原基；4 周末，前肠末端侧近肝憩室的尾缘，内层细胞增生，向外突出形成腹胰芽(ventral pancreas bud)，其对侧细胞也增生形成背胰芽(dorsal pancreas bud)，它们将分别形成腹胰和背胰。

6 周和 7 周：因消化管的转运和管壁的均匀生长，腹胰和背胰愈来愈接近。

出生前：腹胰与背胰合为一体。最后形成单一的胰腺。在发育过程中，胰芽反复分支，形成各级导管及其末端的腺泡；一些上皮细胞游离进入间充质，分化为胰岛。

(2)先天性畸形

1)脐粪瘘(umbilicofecal fistula)：又称脐瘘，卵黄蒂未退化，回肠与脐之间残留一瘘管所致。生后可见脐部有粪溢出。

2)麦克尔憩室(Meckel's diverticulum)：又称回肠憩室，是由于卵黄蒂近端未退化所致。可见肠壁上距回盲部 40～50cm 处的囊状突起，其顶端可有纤维索与脐相连。

3)不通肛(imperforate anus)：又称肛门闭索，是由于肛膜未破或在肛凹和直肠之间有结缔组织相隔。

4. 呼吸系统的发生

(1)观察正常发生模型：在 4mm 人胚的内胚层管道模型上，第 4 周时，原始咽尾端底壁正中出现一纵行沟，称喉气管沟，其逐渐加深，形成一长形盲囊，称喉气管憩室。喉气管憩室位于食管的腹侧，两者之间的间充质隔称气管食管隔。喉气管憩室的上端发育为喉，中段发育为气管，末端膨大，形成两个分支，称肺芽(lung bud)。左、右肺芽分别形成左右支气管及左右肺。

(2)先天性畸形

1)气管食管瘘(tracheoesophageal fistula)：因气管食管隔发育不良，导致气管与食管分隔不完全，两者之间有瘘道。

2)透明膜病(hyaline membrane disease)：由于Ⅱ型肺泡上皮细胞分化不良，不能产生足够的表面活性物质，致使肺泡表面张力增大。胎儿出生后，因肺泡不能随呼吸运动而扩张，出现呼吸困难，故又称新生儿呼吸窘迫综合征。

【思考题】

(1)甲状腺始基怎样演变成甲状腺？

(2)前肠、中肠和后肠各演变成消化管的哪一段？

(3)呼吸系统原基的名称是什么？怎样形成的？

(4)内胚层演变成消化系统和呼吸系统各器官的哪些结构？其余结构来自何处？

(廉　洁)

(三)泌尿和生殖系统的发生

【实验目的】 了解前肾、中肾和后肾的发生及其先天性畸形；尿生殖窦的形成、演变及先天性畸形；生殖腺与生殖管道的发生。

【实验材料】 模型。

【实验内容】

1. 泌尿系统的发生

(1)观察正常发生模型

1)5 周人胚胚体后半部：除神经管、背主动脉、后主静脉外，还可见 1 对发育着的中肾(mesonephros)、中肾小管、肾小囊及背主动脉分支形成的血管球。中肾管尾端入泄殖腔。输尿管芽已分化为输尿管和后肾的一部分。输尿管仍与中肾末端相连。

2)8 周人胚胚体后半部：尿直肠隔已把泄殖腔和泄殖腔膜彻底分为背、腹两部分，分别为：尿生殖窦(urogenital sinus)和尿生殖窦膜(urogenital membrane)、直肠(rectum)和肛膜(anal membrane)。

尿生殖窦分为三段：上段较大，发育为膀胱；中段狭窄，保持管状，在男性形成尿道的前列腺部和膜部，在女性形成尿道；下段在男性形成尿道海绵体部，在女性扩大为阴道前庭。

(2)先天性畸形

1)多囊肾(polycystic kidney)：在肾的组织中有大小不等的囊泡。是由于远曲小管与集合管未接通，尿液在肾小管内积聚所造成。

2)马蹄肾(horseshoe kidney)：肾在上升过程中受阻于肠系膜下动脉根部，左右两肾下端连在一起呈"U"字形。

2. 生殖腺及生殖管道的发生

(1)观察正常发生模型

1)6 周人胚胚体后半部(同上)：在中肾内侧可见 1 对梭形隆起，即生殖腺嵴(genital ridge)。在中肾管外侧可见 1 对中肾旁管(paramesonephric duct)。

2)8 周人胚胚体后半部(同上)：生殖腺嵴明显增大。

(2)先天性畸形

1)隐睾(cryptorchidism)：睾丸未完全下降，停留在腹膜腔或腹股沟管中。可发生单侧或双侧。

2)先天性腹股沟疝(congenital inguinal hernia)：如果鞘膜腔与腹腔之间的通道不闭合或闭合不全，当腹内压增高时，部分肠管可突入鞘膜腔，导致先天性腹股沟疝。

3)双子宫：由于左右中肾旁管下段未合并所致，常伴有双阴道。若仅中肾旁管下段的上半部分未融合，则形成双角子宫。

4)阴道闭锁：窦结节未形成阴道板，或形成阴道板后未形成管道，则导致阴道闭锁。

3. 外生殖器的发生

(1)观察正常发生模型

1)未分化期(9 周前)：了解男性和女性外生殖器发生的原基：生殖结节(genital tubercle)(1 个月)，尿生殖褶(urogenital fold)(1 对)，阴唇阴囊隆起(labioscrotal swelling)(1 对)。

2)男性外生殖器的分化：在雄激素作用下，生殖结节明显伸长、增粗，形成阴茎；左、右尿生殖褶随生殖结节生长，在腹侧中线闭合，形成尿道海绵体，参与阴茎的形成。左、右阴唇阴囊隆起向尾端牵拉，于中线融合，形成阴囊。

3)女性外生殖器的分化：无雄激素作用，外生殖器自然分化为女性。生殖结节稍增大为阴蒂；左、右尿生殖褶发育为小阴唇；两侧阴唇阴囊隆起，并继续增大和隆起，形成大阴唇；其头端合并为阴阜，尾端合并与会阴相连。

(2)先天性畸形

尿道下裂：为男性外生殖器常见畸形。由于左、右尿生殖褶闭合不全，导致阴茎腹侧另有尿道开口所致。

【思考题】

(1)肾单位来源于什么组织？

(2)多囊肾是怎样形成的？

(3)双子宫和双角子宫有什么不同？

(4)原始生殖细胞起源于何处？怎样迁入生殖腺嵴？

（廉　洁）

(四)循环系统的发生

【实验目的】　掌握心脏的发生以及心脏和大血管的先天性畸形；胎儿血循环的特点。

【实验材料】　模型。

【实验内容】

1. 心脏发生的外形演变

观察模型

(1)18 天人胚矢状断面：在口咽膜头侧可见生心区，其内有生心板(cardiogenic plate)及围心腔(pericardial coelom)。围心腔在生心板的背侧。

(2)25 天人胚：心脏转到咽的腹侧。

(3)3～5 周人胚心脏：这套模型显示心脏发生的外形演变。区分心球(bulbus cordis)、心室、心房和静脉窦(sinus venosus)各段。

2. 心脏内部分隔

(1)观察正常发生模型

1)5 周人胚心脏：先看外形，区分心球、心室、心房和静脉窦。心管的头端与动脉相连，两端固定在心包上。心管各段因生长速度不同，先后出现四个膨大，由头端向尾端依次称心球、心室、心房和静脉窦。

房室管分隔：心房与心室之间原以狭窄的房室管通连。此后，房室管背侧壁和腹侧壁的心内膜组织增生，各形成一个隆起，分别称为背腹心内膜垫(endocardiac cushion)。两个心内膜垫彼此相向生长，互相融合，便将房室管分隔成左、右房室孔。围绕房室孔的间充质增生，并向腔内隆起，演化形成房室瓣，右侧为三尖瓣，左侧为二尖瓣。

心球和动脉干的分隔：胚第 5 周时，动脉干和心球的内膜组织局部增生，形成一对相向生长的纵嵴，并呈螺旋状走行，上段称动脉干嵴(truncal ridge)，下段称球嵴(bulbar ridge)。它们在中线融合，便形成螺旋状走行的隔，称主动脉肺动脉隔(aortico-pulmonary septum)，将动脉干和心球分隔成肺动脉干和升主动脉，它们互相缠绕。主动脉和肺动脉起始处的内膜组织增厚，各形成三个薄片状隆起，逐渐演变为半月瓣。

2) 人胚心脏的房、室分隔

心房分隔：胚第 4 周末，在原始心房顶部背侧壁的中央出现较薄的半月形矢状隔，称第一房间隔(septum primum)。此隔沿心房背侧及腹侧壁渐向心内膜垫方向生长，其游离缘靠近心内膜垫时并不融合而暂留一小孔，称第一房间孔。此孔逐渐变小，最后由心内膜垫组织向上凸起，并与第一房间隔游离缘融合而封闭。在第一房间孔闭合之前，第一房间隔上部的中央形成若干小孔，逐渐融合成一个大孔，称第二房间孔。这样原始心房被分成左、右两部分，但仍以第二房间孔相通。胚第 5 周末，在第一房间隔的右侧，从心房顶端腹侧壁再长出一个新月形的第二房间隔，此隔较厚，向心内膜垫方向生长，并遮盖第二房间孔。当其前、后缘与心内膜垫接触时，下方游离缘与心内膜垫之间留有一个卵圆形的孔，称卵圆孔(foramen ovale)。卵圆孔的左侧被第一房间隔遮盖，这部分第一房间隔称卵圆孔瓣。

心室分隔：胚第 4 周末，心尖部组织向心室腔内凸起形成一个较厚的半月形肌性嵴，称室间隔肌部。此隔不断向心内膜垫方向生长，上缘凹陷，与心内膜垫之间留有一孔，称室间孔，保持左、右心室相通。胚第 7 周末，由于心球内部形成一对球嵴，相向生长并融合，同时向下延伸，分别与室间隔肌部的前缘和后缘融合，关闭室间孔上部的大部分区域；室间孔其余部分则由心内膜垫的组织封闭，这样便形成了室间隔膜部。室间孔封闭后，左、右心室完全分隔，肺动脉干与右心室相通，主动脉与左心室相通。

3) 8 周人胚心脏：可见二尖瓣及完整的室间隔。

(2) 常见畸形

1) 房间隔缺损(atrial septal defect)：缺损程度不同，都使左右心房相通。

原因：①卵圆孔瓣上出现许多穿孔；②第一房间隔在形成第二房间孔时过度吸收，导致卵圆孔瓣太小，不能完全遮盖卵圆孔；③第二房间隔发育异常，形成过大的卵圆孔，不能完全被卵圆孔瓣遮盖；④第一房间隔过度吸收，同时第二房间隔又形成过大的卵圆孔，导致更大的房间隔缺损；⑤心内膜垫发育不全，第一房间隔不能与其融合，也可造成房间隔缺损。

2) 室间隔缺损(ventricular septal defect)：有室间隔膜部缺损和室间隔肌部缺损。膜部缺损常见，是由于心内膜垫组织扩展时不能与球嵴和肌部融合所致。肌部缺损少见，是由于其形成过程中心肌膜组织过度吸收，造成室间隔肌部出现一个或多个孔道，使左、右心室相通。

3) 法洛四联症(tetralogy of Fallot)：表现为肺动脉狭窄，室间隔膜部缺损、主动脉骑跨、右心室肥大。发生的主要原因是动脉干与心球分隔不均，致使肺动脉狭窄和室间隔缺损，肺动脉狭窄造成右心室代偿性肥大，粗大的主动脉向右侧偏移而骑跨在室间隔缺损处。

【思考题】

(1) 心脏原基由哪个胚层发生？

(2) 膜性室间隔的 3 个起源是什么？

(3) 法落四联症的主要成因是什么？

(4) 分析胎儿血液循环的特点、径路。出生后为什么会发生变化？主要变化有哪些？

(廉　洁)

第二章　病　理　学

疾病是一个极其复杂的过程。在病原因子和机体反应功能的相互作用下，患病机体有关部分的形态结构、代谢和功能都会发生各种改变，这是研究和认识疾病的重要依据。病理学(pathology)的任务就是运用各种方法研究疾病的原因(病因学，ethiology)、在病因作用下疾病发生发展的过程(发病学，pathogenesis)以及机体在疾病过程中的功能、代谢和形态结构的改变(病变，pathological changes)，阐明其本质，从而为认识和掌握疾病发生发展的规律，为防治疾病，提供必要的理论基础。

实验一　细胞和组织的适应与损伤

细胞和由其构成的组织、器官能耐受内、外环境中各种有害因子和刺激的作用而得以存活的过程，称为适应。适应在形态学上一般表现为萎缩、肥大、增生和化生。

组织和细胞遭受不能耐受的有害因子刺激后，可引起细胞和细胞间质发生物质代谢、组织化学、超微结构乃至光镜和肉眼可见的异常变化，称为损伤。损伤发生的原因即疾病发生的原因。这些原因通过破坏细胞膜、损伤活性氧类物质、损伤细胞质内高游离钙、引起缺氧、化学性细胞损伤及遗传物质变异等机制造成组织、细胞的损伤。在一定程度内这种损伤为可复性，形态上表现为变性和物质异常沉积。重度损伤则引起细胞和组织的死亡。

可逆性损伤(reversible injury)，旧称变性(degeneration)，是指新陈代谢障碍时，细胞或细胞间质内出现一些异常物质或正常物质异常蓄积。变性的组织细胞功能下降，但通常为可复性，严重者可发展为坏死。变性的种类繁多，如：细胞水肿，脂肪变性，玻璃样变等。

轻度损伤主要引起变性(亚致死性损伤)，严重损伤引起坏死。

【实验目的】

(1)掌握细胞水肿、脂肪变、玻璃样变的大体和镜下标本的病变特征。

(2)掌握不同类型坏死(脾凝固性坏死、肾凝固性坏死、淋巴结干酪样坏死、肝脓肿(液化性坏死)、足干性坏疽、足湿性坏疽)的大体和镜下表现。

(3)掌握淋巴结干酪样坏死的镜下表现。

(4)熟悉萎缩的病理变化。

(5)熟悉肥大及鳞状上皮化生的镜下表现。

【实验材料】

(1)大体标本：脊柱骨压迫性萎缩、脑室积水、肾压迫性萎缩、子宫肥大、左心室肥大、子宫萎缩、心脏萎缩、肾细胞水肿、肝脂肪变、肝细胞水肿、主动脉粥样硬化时动脉内膜斑块玻璃样变、脾凝固性坏死、肾凝固性坏死、淋巴结干酪样坏死、肾结核病、肺结核病、肝脓肿、足干性坏疽、足湿性坏疽。

(2)组织切片：淋巴结干酪样坏死、宫颈腺体鳞状上皮化生、胃黏膜肠上皮化生、肝细胞水肿、肝脂肪变性、肾细胞水肿、纤维结缔组织玻璃样变、淋巴结干酪样坏死。

【实验内容】

1. 大体标本

(1)脊柱骨压迫性萎缩：脊柱由于受压而呈两头凸起、中间凹陷，略呈弓状。其凹陷处骨质及间盘萎缩，此即为动脉瘤压迫所致。

(2)脑室积水(压迫性萎缩)：脑室腔扩大，脑沟变宽变深，脑回变窄，脑皮质变薄。

(3)肾压迫性萎缩：肾质地变硬韧。肾脏外表体积增大，切面见肾盂肾盏扩张呈囊状，肾实质受压萎缩变薄，皮髓质分界不清，囊腔内原来充满潴留的尿液。

(4)子宫肥大：子宫体积增大，重量增加，肌壁增厚。内膜明显增厚，灰白或淡黄色。

(5)左心室肥大：高血压性心脏病时，左心室心肌代偿性肥大，左心室壁增厚可达 2.0cm，肉柱、乳头肌均增粗。主动脉内壁可见动脉粥样硬化斑块。

(6)子宫萎缩：子宫体积缩小，重量减轻，肌壁变薄，内膜光滑甚薄。

(7)心脏萎缩：心脏体积缩小，重量减轻，呈深褐色或棕褐色。心脏表面的冠状动脉呈蛇行状迂曲，切面可见心壁变薄。

(8)肾细胞水肿：肾脏体积增大，重量增加，被膜紧张已剥脱，切面隆起，边缘外翻，颜色变淡苍白混浊，肾脏失去正常光泽，状如水煮过，皮质、髓质分界不清。

(9)肝脂肪变性：肝脏体积增大，边缘钝圆，表面光滑，切面稍隆起，边缘外翻。色淡黄、质柔软、有油腻感 (见图 2-1-1)。

(10)肝细胞水肿：标本为肝脏的冠状切面。肝脏体积肿大，肝脏颜色呈弥漫一致浅灰褐色，混浊无光泽。

(11)主动脉粥样硬化时动脉内膜斑块玻璃样变：主动脉的内膜因发生动脉粥样硬化而形成突出于表面的斑块。该斑块内的胶原纤维增生并透明变，呈灰白色、均质、半透明、质韧。

(12)脾凝固性坏死(梗死)：新鲜梗死时，脾表面坏死处略膨隆，周边有暗红色充血出血带。

陈旧性梗死时，脾表面坏死区边界清楚，略凹陷，周边出血带为黄褐色。切面见坏死区为三角形或楔形，灰白色，质实而干燥。其立体形状为锥体形，尖端指向脾门，圆锥底位于脾的表面。

(13)肾凝固性坏死(梗死)：肾的表面见一边界清楚，形状不规则梗死灶，呈土黄色或灰白色，均匀一致，质实且干燥，稍凹陷。其立体形状为锥体形，尖端指向肾门，圆锥底位于肾表面。周边出血带为黄褐色。切面见肾动脉主干内有一血栓栓塞 (见图 2-1-2)。

(14)淋巴结干酪样坏死：淋巴结体积增大，切面正常淋巴结结构消失。新鲜干酪样坏死为浅黄色，质地松脆、细腻，状似奶酪。固定后及陈旧性干酪样坏死呈灰白色。

(15)肾结核病(干酪样坏死，继发空洞)：肾脏体积增大。切面肾实质呈多灶性坏死，坏死物色黄、质松脆、细腻似奶酪，部分液化为干酪样坏死物经输尿管排出后形成囊腔。

(16)肺结核病(干酪样坏死，继发钙化)：于肺尖处可见小片灰白色，奶酪样或豆渣样凝固性坏死灶，其中继发钙盐沉积，致使该坏死灶呈石灰样外观并较硬。

(17)肝脓肿(液化性坏死)：肝脏切面可见两个黄白色脓肿腔，呈圆形，腔较大，边界清楚。有一较厚的脓肿壁，由灰白色的纤维结缔组织构成。黄色脓肿液已流掉，留下坏死空腔。

(18)足干性坏疽(dry gangrene of foot)：标本为足趾，自其远端起始发生凝固性坏死，坏死组织干燥皱缩僵硬，变硬，呈黑褐色，与周围健康组织之间有明显的分界 (见图 2-1-3)。

(19)足湿性坏疽(moist gangrene of foot)：足明显肿胀，湿润。呈深蓝、暗绿或污黑色，且与正常组织间分界不清 (见图 2-1-4)。

2. 组织切片

(1)胃黏膜肠上皮化生(intestinal metaplasia of gastric epithelium)

1)低倍镜观察：胃窦黏膜固有的黏液腺体部分被肠上皮替代。

2)高倍镜观察：化生的肠上皮细胞质粉染，游离缘致密，常有杯状细胞掺杂其间，有时可见潘氏细胞。

(2)宫颈腺上皮鳞状上皮化生(metaplasia of cervical glands)

子宫颈的组织学结构：子宫颈壁由黏膜、肌层及纤维膜构成。宫颈黏膜由上皮和固有层构成。固有层由致密结缔组织构成，含少量平滑肌纤维，有的平滑肌纤维成束，肌纤维在宫颈上部较多，在阴道部缺如。宫颈阴道部黏膜光滑，表面被覆复层鳞状上皮，其结构与阴道相似。宫颈阴道部以上的黏膜及其隐窝均被覆单层柱状上皮。由大量黏液分泌细胞和少量纤毛细胞组成。肌层由平滑肌和富有弹性纤维的结缔组织组成。纤维膜为纤维性结缔组织。

宫颈腺上皮鳞状上皮化生：宫颈管黏膜固有的部分柱状上皮被复层鳞状上皮替代，宫颈腺体增生，腺体柱状上皮呈鳞状上皮化生，部分腺体腺泡腔消失，为鳞状细胞团所取代，鳞状细胞分化成熟，细胞团周围有完整基底膜。部分宫颈黏液腺腺泡腺腔尚可辨认。近腺腔上皮细胞仍是黏液腺上皮细胞，其下方为鳞状细胞。腺泡之间结缔组织内有淋巴细胞及浆细胞等慢性炎细胞浸润。(见图 2-1-5)。

(3)肝细胞水肿(cellular swelling of liver)

肝的组织学结构：肝小叶呈六面体形。薄壁小静脉位于小叶中央的为中央静脉。以中央静脉为中心肝细胞呈放射状、条索状排列，肝细胞索为立体结构上的肝板。肝板间的空隙，为肝血窦。小叶周边部的结缔组织为肝小叶间结缔组织，三个相邻肝小叶间结缔组织较多，即门管区。其中可见小叶间动脉、小叶间静脉和小叶间胆管(门三联管)。

肝细胞水肿：

1)低倍镜观察：肝小叶结构仍存在。但肝索增宽、排列较紊乱，肝窦变窄甚至消失。

2)高倍镜观察：肝细胞体积增大，胞质内有嗜伊红染色的颗粒，颗粒较小，大小不等，部分肝血窦扩张、空虚或含有少量红细胞，部分肝血窦受压变窄。有些肝细胞体积变圆、细胞质几乎透亮，即为肝细胞的气球样变 (见图 2-1-6)。

(4)肝细胞脂肪变性(fatty degeneration of liver)

1)低倍镜观察：肝小叶结构尚存在。许多肝细胞的细胞质中含有空泡(该空泡处原被脂滴填充，制作切片时被脂性溶剂溶去) (见图 2-1-7)。

2)高倍镜观察：大部分肝细胞体积增大，变圆，细胞质内出现了脂肪滴空泡，这是肝脂变的组织学特点。空泡大小不等，圆形，但边界清楚。有的空泡细小、量多，分布在核周围，有的融合成一个较大脂滴空泡，细胞核可被挤压至细胞的一侧。形似脂肪细胞。有时多个严重变性的肝细胞融合成较大的脂囊。脂变明显处肝索增粗变宽，排列紊乱，肝窦狭窄，甚至消失 (见图 2-1-8)。

(5)肾细胞水肿(cellular swelling of kidney)

肾的组织学结构：表层色深的部分为皮质，深层较淡的部分为髓质。被膜是被覆在肾皮质表面的薄层致密结缔组织膜。皮质包括髓放线和皮质迷路。前者是由髓质伸向皮质的一些纵行管道，其中有肾小管直部和集合管；后者位于髓放线之间，含有肾小体、曲行的肾小管和小叶间动、静脉。髓质位于皮质深层，不含肾小体，主要是直行的肾小管和集合小管。皮髓质交界处常可见到弓形动、静脉。

肾细胞水肿：

1)低倍镜观察：区分肾皮质和髓质。首先找到肾小体，在肾小体周围的近曲小管，管腔狭窄，腔缘不整。在皮质部分着重观察近曲小管的形态变化。

2)高倍镜观察：近曲小管上皮细胞肿胀变大，大部分细胞界限不清，细胞腔侧缘不甚清楚，且向腔内突出，致管腔变狭小，呈星芒状。细胞质内有伊红染色的微细颗粒物质（电镜证实：肿胀的线粒体和扩张的内质网所形成的），大小较一致。部分上皮细胞因极度肿胀破裂，致使腔内有红染的颗粒状蛋白性物质堆积。肾间质中毛细血管受挤压不易见到（见图 2-1-9）。

（6）平滑肌瘤伴玻璃样变（leiomyoma with hyaline degeneration）

结缔组织的组织学结构：可见纤维纵横交错，排列疏松，浅粉色带状结构为胶原纤维束，着色轻微的细丝为弹性纤维。纤维之间分布有许多细胞，包括成纤维细胞，巨噬细胞，浆细胞，脂肪细胞，肥大细胞。

平滑肌的组织学结构：平滑肌细胞聚集成束或成层分布。平滑肌细胞呈长梭形，无横纹，细胞核呈长椭圆形或杆状。位于中央，核两端的肌浆较丰富。

平滑肌瘤伴玻璃样变：

1）低倍镜观察：肿瘤有包膜，瘤组织由形态一致的长梭形瘤细胞构成，排列成束状，相互编织，瘤细胞与正常的平滑肌细胞在形态上相似。大片致密而粗大的胶原纤维束，形成均质的粉染半透明的玻璃样物质。（见图 2-1-10）。

2）高倍镜观察：瘤细胞呈梭形，细胞质红染，分界不清。胞核多呈长杆状，两端略钝圆，无异型。同一束内的细胞核常排列成栅栏状，核分列像罕见。间质结缔组织发生玻璃样变，纤维细胞明显减少，胶原纤维变粗，彼此融合，形成均质的梁状或片状粉染半透明的玻璃样物质。（见图 2-1-11）。

（7）淋巴结干酪样坏死（caseous necrosis）

1）肉眼观察：大部分红染，在切片的周边部有少量蓝染组织。

2）低倍镜观察：切片中大部分淋巴结组织结构已破坏消失，中央为大片红染无结构的颗粒状物质，外周可见残存的淋巴结结构。

3）高倍镜观察：坏死组织中细胞结构和组织轮廓彻底破坏，大部分细胞核溶解消失，呈一片红染模糊颗粒状物质。坏死部之外围可见细胞的坏死过程，其中有的细胞核变小、浓缩，染色质结构不清，此即核固缩，有的胞核碎裂，形态为大小不等的蓝染颗粒，此即核碎裂；有的胞核溶解消失或不清，此即核溶解。周边可见上皮样细胞和多核巨细胞。（见图 2-1-12）。

【思考题】

（1）简述萎缩的分类？

（2）机体的适应性反应主要有哪些？发生机制是什么？

（3）化生常见于哪些组织？有何意义？试举出几种化生的实例？

（4）水变性好发于什么细胞？

（5）肝细胞水肿和肝细胞脂肪变性光镜下如何鉴别？

（6）在 HE 染色的切片上，发现细胞内有空泡，应考虑哪些病变？如何鉴别？

（7）细胞坏死与细胞凋亡在形态学上如何鉴别？

（8）试述光镜下坏死的形态学变化过程？

（王立平）

实验二　损伤的修复

损伤造成部分细胞、组织丧失后，机体进行吸收清除，并以实质细胞再生和／或纤维结缔组织增生的方式对缺损进行修补恢复称修复。修复后可部分或完全恢复原组织的结构和功能。若通过相邻存留的同种细胞再生进行修补恢复，可完全恢复原有的结构和功能称为再生性修复或完全性修复。若组织缺损全部或部分由新生的富于小血管的纤维结缔组织即肉芽组织来修复，并形成瘢痕，不能完全恢复原有的结构和功能，称为瘢痕性修复或不完全性修复。

【实验目的】

(1)掌握肉芽组织的形态学结构。掌握创伤愈合中肉芽组织的作用。

(2)熟悉瘢痕组织的形态学结构。

(3)了解各种组织的再生能力和过程，创伤愈合过程和特点，骨折愈合的过程。

【实验材料】

(1)大体标本：肉芽组织，瘢痕组织。

(2)组织切片：肉芽组织。

【实验内容】

1. 大体标本

(1)肉芽组织(granulation tissue)：标本为踝部皮肤。在皮肤缺损处可见表皮消失，被肉芽组织所取代，肉芽组织表面附有少量渗出物。渗出物脱落处能看见许多小颗粒突向表面，此颗粒在新鲜标本时为鲜红色。

(2)瘢痕组织(scar tissue)：瘢痕组织是由肉芽组织成熟转变而来的老化阶段的纤维结缔组织。肉眼观，局部成收缩状，颜色苍白或灰白半透明状，质硬韧，缺乏弹性。肉芽组织间质水肿消退，炎细胞减少并逐渐消失，毛细血管部分闭塞，部分改建成为小动脉或小静脉，数量减少，纤维母细胞产生越来越多胶原纤维，其数量逐渐减少，成熟为纤维细胞；胶原纤维发生玻璃样变性，细胞及毛细血管成分更少；最后转变为瘢痕组织（见图2-2-1）。

2. 组织切片

肉芽组织(granulation tissue)

1)低倍镜观察：由创面移向深层大致分为三层：低倍镜见肉芽组织的表面为红染的纤维素性炎性渗出物。深层由大量新生的毛细血管和纤维母细胞构成。此外还有大量炎细胞(单核细胞，嗜中性粒细胞及嗜酸性粒细胞)。毛细血管彼此相互平行，与创面垂直。间质富含液体而显疏松（见图2-2-2）。在肉芽组织层的深部是由大量胶原纤维形成的"瘢痕层"。在瘢痕层内，毛细血管减少改建为小动脉或小静脉以至消失，纤维母细胞转变为纤维细胞；间质内胶原纤维增多、致密，中性粒细胞等各种炎细胞消失。瘢痕层内的胶原纤维最终发生透明变性（见图2-2-3）。

2)高倍镜观察：毛细血管：长梭形内皮细胞核突向毛细血管腔内，管壁周边粉红色线条为内皮细胞胞质，此外，毛细血管内有时可见红细胞。

纤维母细胞：分布在毛细血管之间，胞体偏平，多突起，界限不清楚，细胞质丰富细致、淡蓝色，有1~2个小核仁。

纤维细胞：长梭形细胞，核细长，两端尖细，深蓝染。胞核多为椭圆形、染色质致密。

嗜中性白细胞：细胞为圆形，细胞质染色浅，含有细小并淡染的中性颗粒。细胞核一般为分叶状，2~5个叶，杆状核较少。

嗜酸性粒细胞：细胞质中含有粗大圆形的橘红色颗粒；紫蓝色核，多分为两叶。

单核细胞：细胞体积大，圆形或椭圆形，细胞质丰富呈灰蓝色。核为肾形，卵圆形或马蹄铁形，偏位于细胞的一侧。核染色质呈网状，染色较淡(见图2-2-4)。

【思考题】

(1) 肉芽组织可于何种情况下出现？肉眼与镜下有何主要特点?它的发生、发展是怎样的，在病理学中有何意义？

(2) 腹部无菌手术后，何时拆线为宜，为什么？

(3) 是不是任何组织损伤后，机体都可完全修复？为什么？

(4) 某患者右食指第一指骨中 1 / 2 处离断，经显微外科行断指再植术，都涉及哪些组织的再生，它们是如何再生的？

（王立平）

实验三　局部血液循环障碍

健康机体的血管内血容量、血管壁的完整性、血液的凝固性和通透性以及血管内外的渗透压等处于动态平衡状态，一旦该平衡被打破就会导致血液循环紊乱或体液内环境失蘅，导致血液循环障碍，引起组织器官的充血、水肿、出血、血栓形成、栓塞，甚至梗死等改变，严重者可导致机体死亡。血液循环障碍可分为全身性和局部性，局部血液循环障碍是指局部组织或某器官的循环异常。

【实验目的】

(1) 掌握淤血时组织器官的病理变化(尤其肺、肝淤血的大体形态特点及镜下形态特点)和后果。

(2) 掌握血栓的形态特点，掌握形成条件、形成过程，结局及可能产生的危害。

(3) 观察肾、脾贫血性梗死、肺出血性梗死梗死灶的形态，掌握梗死的形态特点，发生机制及对机体的不同危害。

(4) 观察心室附壁血栓的大体形态及混合血栓镜下形态，掌握血栓的形态特点，并联系形成条件，形成过程，分析可能产生的危害。

(5) 熟悉血栓机化的形态特征。

(6) 了解淤血性肝硬化的大体及镜下特点。

【实验材料】

(1) 大体标本：肺淤血，肝淤血，脑出血，静脉血栓，心室附壁血栓，脾贫血性梗死，肾贫血性梗死，肠出血性梗死，肺出血性梗死。

(2) 组织切片：肺淤血，肝淤血，淤血性肝硬化，肺褐色硬化，肺出血性梗死，混合血栓，血栓机化，脾贫血性梗死，肾贫血性梗死。

【实验内容】

1. 大体标本

(1) 肺淤血(congestion of lung)：肺脏因淤血而体积增大，重量增加，被膜紧张，边缘较钝圆，饱满感。颜色暗红，质地较实，失去疏松状态。切面见暗红色略带棕褐色。若新鲜标本切开时可见大量血性泡沫状液体流出(见图 2-3-1)。

(2) 肝淤血(槟榔肝 nutmeg liver)：肝表面光滑，被膜紧张，边缘钝圆，体积轻度增大。切面可见呈点状暗红色区，均匀而弥漫分布(肝小叶的中央区)，它的周围呈灰黄色(小叶的边缘区)，部分区域暗红色点相互融合，形成条索状(淤血的肝窦及中央静脉)，与灰黄色条索(脂肪变的肝细胞)相互交错，形成红黄相间的花纹，似槟榔或豆蔻的切面，故称槟榔肝(见图 2-3-2)。

(3)脑出血(cerebral hemorrhage)：大脑水平切面(或冠状切面)：二侧不对称，增大的一侧脑组织内见出血灶，灶内见深红色的凝血块(固定后呈灰黑色)，脑组织多被破坏，同侧脑组织肿大。侧脑室扩大，内也可见积血，此时脑室的透明隔可发生移位或遭到破坏。

(4)静脉血栓(thrombus of vein)：在一段纵行剖开的静脉管腔内见一条索形血栓，大部分为暗紫色或灰白色。表面粗糙、质硬。一侧与腔壁紧密黏着(即相当于血栓头部)，其他部分多与腔壁附着(血栓体、尾部)。

(5)心室附壁血栓(mural thrombus of ventrium)：左心室心肌发生了梗死，心室壁变薄，左心室略扩大。在左心室内有球形血栓，紧密地附着在心室壁内膜上，表面粗糙，干燥、质脆，无弹性，不易脱落(试问：心室附壁血栓属于什么血栓?这类血栓可能对机体产生的影响?)

(6)脾贫血性梗死(anemic infarct of spleen)：脾的切面上，可见在被膜下有一梗死灶，大致呈楔形(立体为锥形)灰白色病灶，其尖端指向脾门，底向脾脏表面，微隆起。边界清楚，周围有较窄的反应带，此乃存活的脾组织对坏死组织的炎症反应(早期)和机化反应(后期)。梗死早期的炎症反应带因有出血而呈暗红色；于梗死的后期，该出血带因继发含铁血黄素沉积而呈棕褐色。(见图2-3-3)。

(7)肾贫血性梗死(anemic infarct of kidney)：表面有一略向下凹陷的梗死瘢痕，边界清楚，呈星状或放射状。在肾脏的纵剖面上，有一个略呈三角形灰白色梗死区域，其尖端指向肾门；底向肾脏表面。质地均匀一致，无结构。

(8)肠出血性梗死(hemorrhagic infarct of intestine)：肠梗死灶呈节段性、暗红色，肠壁因淤血水肿呈明显增厚，随之肠壁坏死，质脆易破裂。肠浆膜面可被覆有纤维素性渗出物。

(9)肺出血性梗死(hemorrhagic infarct of lung)：肺组织肿胀，肺被膜紧张，切面呈棕褐色；在肺的剖面上，于近边缘处有一个暗红色或暗紫色(因出血呈暗红色)边界清楚的梗死灶，其质地变实，略向表面隆起。大致呈楔形，其尖端指向肺门，基底位于胸膜之下。梗死灶分界不清。从立体看梗死区呈圆锥体。梗死灶处的胸膜较厚、被覆灰白色的纤维素(见图2-3-4)。

2. 组织切片

（1）肺淤血(congestion of lung)

肺的组织学结构：肺表面被覆浆膜，实质可分为导气部和呼吸部。导气部包括：小支气管、细支气管、终末细支气管。与各级支气管并行的动脉为肺动脉的分支。呼吸部包括：呼吸性细支气管、肺泡管、肺泡囊、肺泡。相邻肺泡之间的组织称肺泡间隔。肺泡壁表面被覆单层肺泡上皮，有基膜。肺泡壁由Ⅰ型和Ⅱ型两种肺泡上皮细胞组成。光镜下不易区别。相邻肺泡紧密相贴，仅隔以薄层纤维结缔组织，称肺泡间隔。其内有密集的连续毛细血管和丰富的弹力纤维。在肺泡间隔还有纤维母细胞、肺泡巨噬细胞(尘细胞)、肥大细胞、浆细胞、毛细淋巴管、神经纤维。

肺淤血：

1)低倍镜观察：肺间质小静脉和肺泡壁内毛细血管明显扩张充血，血管腔内可见红细胞数量增多，致肺泡壁增宽。肺泡腔内有均质粉染的蛋白水肿液、巨噬细胞及少量红细胞。有的肺泡腔内可见心力衰竭细胞(即细胞质内含有棕色含铁血黄素的巨噬细胞)。肺间质有黑色炭末沉着。

2)高倍镜观察：心力衰竭细胞：细胞为圆形或不规则形，细胞质丰富，其中可见许多金黄色或棕黄色小颗粒，形状不一，大小不等，为含铁血黄素。旋动微螺旋，其颗粒具有折光性。注意与尘细胞区别：尘细胞质内含黑色炭末颗粒，旋动微螺旋，无折光性(见图2-3-5)。(思考：

肺泡腔内水肿液是如何形成的?病人会出现何种临床症状?)

(2)肝淤血(congestion of liver)

1)低倍镜观察:辨认出肝小叶、中央静脉、肝索、肝血窦及汇管区。

2)高倍镜观察:肝小叶内中央静脉及其周围的肝血窦扩张,充满红细胞;与淤血血窦相邻的肝细胞索受压萎缩,甚至消失。有些肝小叶的淤血波及小叶外带,并与相邻小叶中央淤血区通过淤血带相连。肝小叶周边部淤血较轻,该处的肝细胞呈不同程度的脂肪变性。这种淤血区域与脂变区域的相互交织,形成了慢性肝淤血时肉眼所见红黄相间的"槟榔肝"的形态(见图 2-3-6)。(试用槟榔肝镜下改变解释肉眼改变?)

(3)淤血性肝硬化:肝小叶结构紊乱。小叶中央区肝细胞几乎全部丧失,被星芒状的纤维组织所取代,并与邻近的小叶中央区相连,包绕残存的肝组织,形成以汇管区为中心的"反包围"现象。星芒状纤维的中心常见扩张的中央静脉或肝静脉。肝细胞索受压萎缩。

(4)肺褐色硬化(brown induration of lung):长期的左心衰竭和慢性肺淤血,会引起肺间质网状纤维胶原化和纤维结缔组织增生和少量平滑肌细胞增生、肥大(硬化),使肺质地变硬,肺泡壁增厚,有纤维结缔组织增生。肺泡壁毛细血管扩张、淤血减轻。肺泡腔内及间质内有大量的心力衰竭细胞及其死亡崩解所释放的含铁血黄素颗粒(褐色),肺呈棕褐色,称为肺褐色硬化。

(5)肺出血性梗死(hemorrhagic infarct of lung)

1)肉眼观察:切片部分呈紫红色组织疏松区,另一部分呈暗红色组织致密区(梗死区)。

2)低倍镜观察:梗死区肺泡轮廓可见,但肺泡壁组织结构不清,具有坏死特征;梗死区肺泡腔内有大量红细胞(出血)。梗死区四周之肺组织有出血、淤血现象(见图 2-3-7)。

3)高倍镜观察:梗死灶内肺泡上皮已坏死,核消失,只剩下一个模糊的肺泡壁轮廓,肺泡腔内充满红细胞,部分血管尚保存,但有扩张充血现象。梗死区周围肺泡结构清楚,肺泡壁毛细血管扩张、充血,肺泡腔内可见红细胞、白细胞、纤维蛋白等。

(6)混合血栓(mixed thrombus)

1)低倍镜观察:阻塞血管腔的血栓成分为伊红色小梁状条纹和浅红色区相交织(见图 2-3-8)。

2)高倍镜观察:血栓中可见许多伊红色无结构的小梁网架由血小板聚集而成。血小板形态较小不规则,其周围胞质透明,略呈淡蓝色,中央有许多蓝紫色颗粒。小梁边缘附有一些中性粒细胞;血小板梁之间为丝网状、浅(或深)红色的纤维蛋白及较多的红细胞。红细胞呈圆盘状,无核,中央染色浅,周边染色深。

(7)血栓机化(organization of thrombus)

1)肉眼观察:椭圆形组织,外环行带呈淡红色为血管壁。

2)低倍镜观察:血管腔内可见血栓的一侧与管壁紧密相连;血栓与血管壁相连处可见较多由毛细血管、成纤维细胞和炎细胞组成的肉芽组织长入血栓内(血栓机化)。血栓机化过程中由于水分被吸收,血栓干燥收缩使血栓内部和血栓与血管壁之间出现裂隙(见图 2-3-9)。

3)高倍镜观察:血栓内可见较多毛细血管形成的小腔隙及散在的成纤维细胞、炎细胞。血栓内散在大小不等的不规则裂隙,内皮细胞长入并被覆其中大的裂隙内,形成新的大的血管腔隙并有血液再度灌流(有的内含红细胞),此即血栓再通。

(8)脾贫血性梗死(anemic infarct of spleen)

脾的组织学结构:

脾的组织包括:被膜、小梁、白髓和红髓。被膜为较厚的致密结缔组织,内含平滑肌纤维和丰富的弹力纤维，表面覆有间皮。被膜伸入脾内形成小梁，并在脾内呈现不同的断面，大小不等，较大的小梁中可见小梁动、静脉。脾实质中散在的蓝色的淋巴组织团块即为白髓，它包括动脉周围淋巴鞘、淋巴小结和边缘区三种结构。红髓是位于白髓与小梁之间的粉红色部分，由脾血窦和脾索组成。

脾贫血性梗死：

1）肉眼观察：梗死灶为均质红染区其周围有一淡红色带包绕，带外为紫红色区。

2）低倍镜观察：大约一半的切片组织呈现许多淋巴细胞和血窦等（为存活的脾组织）；另一半为一片粉染区域，此即梗死的脾组织，这两者截然分界（见图 2-3-10）。

3）高倍镜观察：梗死灶内脾组织已坏死，呈一片粉红色细颗粒状结构，尚能认出脾小梁、血管及脾索等原来组织结构的轮廓，不易见到细胞核或仅有核残屑。梗死组织边缘可见成团黄染的丝状结晶—橙色血晶，并有炎症反应，肉芽组织机化，以及纤维包裹。梗死灶之外为正常脾组织。（见图 2-3-11）。

(9) 肾贫血性梗死（anemic infarct of kidney）

1）肉眼观察：肾皮质部有一略呈楔形粉染区域（梗死区），其余的大部分为肾组织正常结构。

2）低倍镜观察：梗死区肾小管和肾小球的细胞均已坏死，但结构轮廓尚可辨认。其与正常组织交界可见带状出血，毛细血管扩张，并可见炎细胞浸润（见图 2-3-12）。

3）高倍镜观察：梗死灶内仍可见模糊的原来组织结构组织轮廓（如肾小球、肾小管），但细胞有明显的坏死特征（核固缩、核碎裂、核溶解），细胞结构模糊，细胞质呈颗粒状。梗死区边缘有炎细胞（中性白细胞、单核细胞、淋巴细胞）浸润带，其外为充血、出血带，可见毛细血管扩张充血及血管外有红细胞。梗死灶外可见正常肾组织，肾小球、肾小管细胞清楚，结构完好。

【思考题】

(1) 为什么在骨折固定时上夹板或打石膏绷带不能过紧？

(2) 简述血栓形成的条件及血栓类型？

(3) 动脉瘤内形成的血栓属哪类血栓？它可能会有哪些结局？

(4) 血栓形成、栓塞、梗死三者有何关系？

(5) 心耳内血栓如何形成，试以混合性血栓的结构来推测血栓形成的过程？

(6) 出血性梗死好发生在哪些脏器？在病变上和贫血性梗死有何异同点？

(7) 血栓与死后凝血块的鉴别？

(8) 肺出血性梗死与肺淤血的镜下变化有何不同？主要区别是什么？

(9) 坏死、坏疽、梗死的区别和这三者之间的病理学联系？

(10) 试用槟榔肝的镜下改变解释其肉眼病变特征。

(11) 透明血栓的形态特点及对机体的影响如何？

(12) 出血性梗死需具备哪些条件？

(13) 淤血的后果有哪些？

(14) 梗死对机体的影响取决于哪些因素？

(15) 对可疑是由创伤性脂肪性栓塞引起死亡的病例应如何取材做组织切片？

（王立平）

实验四 炎 症

炎症是具有血管系统的生活机体对损伤因子发生的复杂的防御反应。通过炎症过程可以消灭或者局限损伤因子，清除吸收损伤造成的坏死组织细胞。同时炎症也可导致内皮损伤和组织破坏。因此某些炎症反应结束后会产生一些对机体不利的合并症或并发症。炎症反应主要的病理过程是局部的血管反应和白细胞渗出。基本病理变化变质、渗出和增生。炎症与修复关系密切，由致炎因子和炎症反应破坏的组织最终被再生的实质细胞取代和／或由纤维瘢痕组织填补。

【实验目的】

(1)掌握急性炎症时的血流动力学变化和白细胞渗出的过程、机制及作用。

(2)掌握吞噬作用的过程和被吞噬的细菌在嗜中性白细胞溶酶体内被消化的过程。

(3)掌握各类急性炎症的病变特点，深入理解渗出性炎症，如：纤维素性心外膜炎(绒毛心)、黏膜假膜性炎(菌痢、白喉)、肝脓肿、脑脓肿、化脓性阑尾炎、化脓性脑膜炎的大体及镜下病变特点。

(4)掌握一般慢性炎症(慢性扁桃体炎)与肉芽肿性炎症(肺粟粒性结核、异物性肉芽肿)的病变特点。

(5)掌握炎症的经过和结局。

(6)熟悉吞噬作用的过程和被吞噬的细菌在嗜中性白细胞溶酶体内被消化的过程及其机制。

(7)了解炎症的生物学意义。

【实验材料】

(1)大体标本：黏膜假膜性炎，纤维素性心外膜炎，化脓性脑膜炎，肝脓肿，慢性扁桃体炎，慢性胆囊炎，各型阑尾炎，肠息肉，胸膜炎。

(2)组织切片：急性蜂窝织炎性阑尾炎，纤维素性胸膜炎，慢性扁桃体炎，异物性肉芽肿，慢性胃炎。

【实验内容】

1. 大体标本

(1)黏膜假膜性炎

白喉时，在咽喉和气管表面呈现灰白色、污秽的糠皮样膜样物，即假膜。咽部之假膜与其下部组织连接紧密，不易剥离称固膜；而在气管黏膜表面者，假膜卷曲，部分已剥离，好像浮于表面称浮膜。

菌痢时，肠黏膜表面覆盖着圆形，椭圆形灰白色糠皮样膜状物，直径 1~2cm。部分脱落形成较大而不规则的"地图样"溃疡。该糠皮样膜样物即是由痢疾杆菌在局部诱发的炎症所产生的纤维素性渗出物、坏死的黏膜组织和痢疾杆菌等凝固形成的一层灰白色糠皮样结构即"假膜"又称 "伪膜"。

(2)纤维素性心外膜炎(绒毛心 fibrinous pericarditis)：心脏外膜表面粗糙，附着一层灰白色纤维素性的渗出物。呈棉絮状或条索状，分布大致均匀。条索状渗出物互相连结成网，在心脏波动下，表面形成絮状外观，故称绒毛心。(见图 2-4-1)。

(3)化脓性脑膜炎：在蛛网膜下腔有许多黄色脓液积聚，覆盖于脑膜表面，脑膜混浊，脑膜血管高度扩张充血。脑回变宽，脑沟变浅，结构模糊 (见图 2-4-2)。

(4)肝脓肿(abscess of liver)：在肝脏的剖面上见一较大空腔，即脓肿腔。近似圆形，直径约4cm。腔内的脓液已在制作标本时流失。脓肿壁为较厚的灰白色致密结缔组织。脓肿周围的肝组织变实（见图 2-4-3）。

(5)慢性扁桃体炎(chronic tonsillitis)：扁桃体明显肿大，表面高低不平。部分表面覆有少许灰白色菲薄黏膜或粘连物。

(6)慢性胆囊炎(chronic cholecystitis)：胆囊体积增大或缩小。胆囊壁因慢性炎症时的纤维组织增生而明显增厚，质韧。胆囊腔缩小或扩张。黏膜皱襞变平坦或增粗呈小梁状。

(7)各型阑尾炎

1)急性单纯性阑尾炎(acute simple appendicitis)：阑尾轻度的肿胀，浆膜面充血，失去正常光泽。

2)急性化脓性阑尾炎(acute purulent appendicitis)：阑尾肿胀、增粗，浆膜面高度充血、失去光泽，附着灰白或淡黄色脓苔，粗糙，污秽，小静脉因显著淤血而清晰可见。横断面上：管壁增厚，管腔扩张或狭小，腔内含黄白色脓液或被粪石填塞。黏膜充血（见图 2-4-4）。

3)急性坏疽性阑尾炎(acute gangrenous appendicitis)：阑尾显著肿大，呈暗红色而带灰绿、灰黑色并附有多量化脓性炎性渗出物，易并发穿孔。请推测病人可能有哪些临床表现？

(8)肠息肉：肠壁增厚，有凸出于黏膜表面的约有 3cm 长，大致椭圆形肉样肿块，表面光滑。蒂较宽。

(9)胸膜炎(inflammation of pleurae)：胸膜表面原有的纤维蛋白性渗出物已机化成为黄白色纤维结缔组织，致胸膜增厚，脏、壁层胸膜有纤维黏连而显粗糙，其余部分结构紧密而具有光泽。

2. 组织切片

(1)急性蜂窝织炎性阑尾炎(acute phlegmonous appendicitis)

阑尾的组织学结构：在阑尾横切面上，管腔呈星芒形，管壁中可见许多染成蓝色的淋巴小结，周围粉红色的组织为肌层。阑尾壁由内及外分别为：黏膜、黏膜下层、肌层和浆膜四层结构构成。黏膜分上皮、固有层和黏膜肌。黏膜下层由疏松结缔组织构成。其内可见密集的静脉丛。肌层很薄，由内环、外纵两层平滑肌构成。浆膜由结缔组织和间皮构成，结缔组织中脂肪细胞较多。

急性蜂窝织炎性阑尾炎：

1)肉眼观察：阑尾之横断面，切片为椭圆形组织块，中央呈星形的管腔，有红色的出血坏死组织及蓝色的黏膜，周围粉红色的组织为肌层。

2)低倍镜观察：由腔内向外依次观察阑尾结构层次，注意阑尾腔内及阑尾壁各层的病变。

阑尾壁：从黏膜层、黏膜下层、肌层至浆膜层，均呈现水肿、淤血，并有大量中性粒细胞渗出，弥漫地浸润于组织间隙中，使原来较致密的管壁变得非常疏松。这种病变在肌层内尤为明显。平滑肌细胞因脓性浸润而分离稀疏。浆膜层表面附有少量纤维蛋白及脓细胞。

阑尾腔：充满以中性粒细胞为主的渗出物。这就是肉眼所见的脓液。部分区域黏膜上皮坏死脱落，形成缺损。

阑尾系膜（即阑尾周围的脂肪组织）：阑尾浆膜及系膜明显充血，并附有纤维素及嗜中性粒细胞为主的炎性渗出物。

3)高倍镜观察：阑尾腔内见变性、坏死的嗜中性粒细胞即脓细胞、浆液渗出和红细胞漏出，构成粉染絮状的脓性渗出物。黏膜层、黏膜下层、肌层及浆膜层各层均可见明显的血管充血、间质水肿及大量嗜中性粒细胞弥漫浸润。并可见出血及坏死。

渗出的中性粒细胞呈现不同程度的变性和坏死，变为脓细胞。淤血、扩张的毛细血管和小静脉内含有很多嗜中性粒细胞。其中一些中性粒细胞黏附在管壁上(附壁)，将要游出。组织中的水肿液和炎细胞便是经过这些淤血的小血管壁渗出的(见图 2-4-6)。

(2)纤维素性胸膜炎(fibrinous pleurisy)

1)低倍镜观察:

从上至下依次可见到三部分结构:组织最表面为较多条状、网状或颗粒状的红染物质。其下为由纤维结缔组织构成的脏层胸膜。最下层为病变的肺组织(见图 2-4-7)。

2)高倍镜观察:红染物质为纤维素性渗出物、间以少量巨噬细胞、红细胞等,肺组织毛细血管扩张、充血,肺泡腔内见水肿液、红细胞、巨噬细胞等。

(3)慢性扁桃体炎(chronic tonsillitis)

扁桃体的组织学结构:上皮为未角化的复层扁平上皮,上皮向固有层内凹陷形成隐窝,隐窝周围固有层内有淋巴小结和弥散淋巴组织,有的淋巴小结可见生发中心,深层的致密结缔组织为被膜。

慢性扁桃体炎:

1)低倍镜观察:扁桃体内淋巴组织显著增生,淋巴滤泡增多、增大,生发中心扩大,淋巴组织内及黏膜上皮下可见大量炎细胞,隐窝内可见炎性渗出物。

2)高倍镜观察:炎细胞主要是浆细胞和中性粒细胞。

(4)异物性肉芽肿(foreign body granuloma)

1)低倍镜观察:组织切片中可见红染的角化物作为异物(部分切片中为不规则的空白区,其内有浅蓝染半透明物质,此乃坏死的脂肪组织作为异物)。于异物周围有许多巨噬细胞、淋巴细胞、成纤维细胞和异物多核巨细胞等围绕形成结节状结构(见图 2-4-8)。

2)高倍镜观察:异物多核巨细胞胞体较大,细胞质红染,丰富,细胞界限欠清,核数目多,集结于细胞中央呈重叠排列。

(5)慢性结肠炎

1)低倍镜观察:部分肠黏膜脱落,固有层内结缔组织及淋巴细胞增生。有时可见新增生出来的小腺体。

2)高倍镜观察:在腺体与腺体之间的间质中见大量的浆细胞浸润。浆细胞呈椭圆形,核位于细胞质一侧,核之境界清楚,染色质浓染成块,排列成车轮状,细胞质略呈嗜碱性染色,细胞核附近细胞质丰富侧染色较浅。同时还有淋巴细胞、巨噬细胞浸润(见图 2-4-9)。

【思考题】

(1)以木刺(异物)刺入皮肤并继发感染所形成的脓肿为例,说明:急性化脓性炎症的发生、发展过程和结局。

(2)绒毛心是发生在何部位的什么性质的炎症?其后果如何?

(3)试从部位、病因、机制、大体及镜下特点几个方面比较脓肿与蜂窝织炎。

(4)描绘各种炎细胞形态特点并说明它们有哪些功能?常出现在哪些炎症中?

(5)炎症的基本病变有哪些?举例说明它们之间的相互关系。

(6)确定感染性肉芽肿和异物肉芽肿的主要依据是什么?

(7)炎症渗出液有哪些作用?渗出液与漏出液异同?区别它们有何意义?

(8)在观察大体标本和镜下标本时,如何诊断它们有炎症?其病理根据是什么?

(9)纤维素性炎症常发生在哪些部位?各有何特点?

(王立平)

实验五　肿　瘤

恶性肿瘤是危害人类健康的严重疾病。在我国位居死亡原因的第一位。肿瘤（tumor）又称为"新生物（neoplasm）"，是机体的组织细胞在各种致瘤因素作用下，在基因水平上失去对其生长的正常调控，导致异常增殖而行成的新生物。其具有不断生长的能力即使致瘤因素去除仍存在并继续成长。肿瘤是遗传因素和环境因素共同作用的结果。我国常见的恶性肿瘤有肺癌、胃癌、食管癌、肝癌、结直肠癌、乳腺癌、宫颈癌、鼻咽癌和白血病等。

目前对肿瘤的诊断和治疗都取得了长足的进步，但迄今尚未找到有效的治疗方法，肿瘤的危害尚未消除，肿瘤的防治仍是医疗卫生界的工作重点，是人们关注的重点。

【实验目的】

1. 观察常见肿瘤的镜下形态，掌握肿瘤的异型性、分化程度、肿瘤的生长方式。
2. 判断肿瘤的良、恶性及组织来源。
3. 掌握常见肿瘤的分类、命名原则及肿瘤良、恶性的鉴别诊断及组织来源判断标准。
4. 掌握癌和肉瘤在形态上的区别。
5. 掌握恶性肿瘤的扩散途径及原发瘤与转移瘤的鉴别诊断。
6. 熟悉肿瘤的发病机制要点。
7. 了解常见的致瘤因素。

【实验材料】

1. 大体标本：脂肪瘤，纤维瘤，乳头状瘤，平滑肌瘤(小肠)，平滑肌瘤(子宫)，卵巢畸胎瘤，卵巢黏液性囊腺瘤，卵巢浆液性囊腺瘤，血管瘤，乳腺纤维腺瘤，恶性黑色素瘤，弥漫性浸润性胃癌，溃疡型胃癌，肠癌，阴茎癌，纤维肉瘤，骨肉瘤，软骨肉瘤。

2. 组织切片：皮肤乳头状瘤，乳腺纤维腺瘤，鳞状细胞癌，基底细胞癌，胃腺癌，毛细血管瘤，脂肪瘤，平滑肌瘤，平滑肌肉瘤，多形性横纹肌肉瘤，纤维瘤，纤维肉瘤，恶性黑色素瘤，肝转移性腺癌，淋巴结内癌转移。

【实验内容】

1. 大体标本

(1)脂肪瘤(lipoma)：标本全部为肿瘤组织，扁圆形，略呈分叶状，边界清楚，有极薄的完整包膜。切面：黄色或淡黄色、油腻状，质地较软。似正常脂肪组织。瘤组织内有纤细之纤维组织间隔。（见图 2-5-1）。

(2)纤维瘤(fibroma)：标本全部为肿瘤组织，呈球形或结节状，膨胀性生长，有完整包膜，边界清楚。切面：灰白色，实性，质硬韧，可见纵横交错的编织状纹理。

(3)乳头状瘤(papilloma)：标本为皮肤肿物，表面呈树枝状、绒毛状、细乳头状或菜花状外观。突出于皮肤表面呈外生性生长，肿瘤基底部较狭窄成蒂与正常组织相连，无浸润现象；切面肿物呈灰白色，质脆、硬、粗糙，界限清楚，可继发出血、感染等。注意：一般蒂越细长，良性的可能性越大；肿物基底宽广者，应警惕其恶性的可能。

(4)平滑肌瘤(小肠)(leiomyoma of intestine)：标本为部分小肠组织，可见一肿物突出肠外，蒂较宽。肿物为椭圆形，直径约 8cm。灰白色、质较硬。有完整的包膜与周围组织分界清楚。

(5)平滑肌瘤(子宫)(leiomyoma of uterus)：标本为全切除的子宫。子宫形状已改变，几乎难以辨认。子宫平滑肌瘤可为多个，大小不等，圆形，质硬，与周围组织分界清楚，但无包膜，周围正常平滑肌组织可承受压状改变。切面灰白色，可见旋涡状、编织状条纹。瘤体位于子宫壁肌间(肌壁间肌瘤)呈实性结节状。瘤体突入宫腔内(黏膜下肌瘤)呈息肉状。黏膜下肌瘤有时甚至穿越宫颈管而垂入阴道内。平滑肌瘤也可向子宫外生长,突入盆腔内(浆膜下肌瘤)。肿瘤常合并灶性玻璃样变性或黏液样变性(见图 2-5-2)。

(6)卵巢畸胎瘤(teratoma):肿瘤包膜完整,切面见多为囊性。囊腔内含有大量灰黄色软膏状皮脂样物。混有毛发等。囊的内壁上可见结节状隆起(头结节),其上可见牙齿生长,或含有骨质、软骨,以及其他各胚层分化的组织。

(7)卵巢黏液性囊腺瘤(mucinous cystadenoma):肿瘤呈球形或椭圆形,表面不平,呈现许多大小不等的囊性结节。切面为多房性,见大小不等的囊腔,内壁光滑,囊壁较薄,有的囊壁可厚薄不均,囊腔内含灰白色或灰褐色的胶冻样黏液。系黏液凝固而成,灰褐色是因为有出血所致。

(8)卵巢浆液性囊腺瘤(serous cystadenoma):肿瘤呈囊状,外壁光滑,包膜完整。切面多为单房性,房腔内充满清亮的浆液,其内表面的腺上皮向腔内增生形成许多细小的乳头状物。有时,在肿瘤的外表面也有乳头状物生长(外生性乳头状囊腺瘤)。

(9)血管瘤(hemangioma):血管瘤多呈膨胀性或浸润性生长,无包膜,不规则,与周围组织无明显分界。发生于皮肤或黏膜者呈蕈状隆起或为变色之斑块,一般为暗红色或紫红色,质地软。若肿瘤切面见大小不等的薄壁血窦,内含血液(血凝块),其间有薄的间隔,状似海绵,称海绵状血管瘤(见图 2-5-3)。

(10)乳腺纤维腺瘤(fibroadenoma of breast):肿瘤为圆形或卵圆形结节状,表面光滑,边界清楚,有完整包膜,切面实体状,灰白色,质地均匀硬韧,可见纤维组织的纹理,还可见大小不等的裂隙(此为扩张的腺腔),有的裂隙表面呈细乳头状突起。

(11)恶性黑色素瘤:在趾甲下可见一球形肿物,呈灰黑色,表面不光滑,该处之正常组织已为肿瘤组织所破坏,瘤组织呈浸润性生长。

(12)弥漫性浸润型胃腺癌:胃壁弥漫性增厚,黏膜面粗糙、皱襞消失,弹性减退,但无明显的结节性肿物突入胃腔。胃壁的剖面上见黏膜层的灰白色肿物穿越肌层侵及浆膜层,在肿瘤穿越肌层处呈现灰白色纹理。

(13)溃疡型胃癌:胃黏膜面有一溃疡型肿物突入胃腔内(直径约 6cm),溃疡多呈皿状,边缘隆起呈不规则的火山口状,溃疡底部凸凹不平,组织质脆,有出血、坏死,周围黏膜皱襞有中断现象。

(14)肠癌:肿瘤突出于肠黏膜表面,呈椭圆形,直径约 7cm,表面凸凹不平,似有胶冻状物质覆盖。切面肿瘤为灰白色,基底部宽大,并向肠壁浸润性生长。致使肠壁增厚,肠腔狭窄。

(15)阴茎癌:肿瘤组织呈菜花状,灰白色,干燥质脆,表面凸凹不平,同时向深层组织内浸润,无明显界限。

(16)纤维肉瘤(fibrosarcoma):肿瘤为结节分支状,质硬,切面灰白或灰红色,湿润而具有光泽似鱼肉状,包膜不完整,边界不清。

(17)骨肉瘤(osteosarcoma):肿瘤位于股骨下端,切面见瘤组织充满骨髓腔,并穿破骨皮质及骨膜,向软组织中生长,形成大肿块。肿瘤组织灰白色,有坏死出血,并有黄色点状及条状(有的呈放射状)的骨样组织及骨组织(见图 2-5-4)。

(18)软骨肉瘤(chondrosarcoma):肿瘤破坏正常骨皮质,切面呈半透明、灰白色,分叶状,内常有一些淡黄色的钙化小灶。

2. 组织切片

(1) 皮肤乳头状瘤 (papilloma of skin)

皮肤的组织学结构：皮肤由表皮、真皮和皮下组织构成。表皮为角化的复层扁平上皮，由基底至表面可分为基底层、棘层、颗粒层、透明层和角质层五层。真皮：分为乳头层和网状层。皮下组织与真皮无明显分界，富含脂肪细胞，血管和神经。

皮肤乳头状瘤：

1) 肉眼观察：瘤组织呈乳头状向皮肤表面突出生长。

2) 低倍镜观察：切片中可见肿瘤性上皮呈乳头状向外生长。乳头的表面被覆增生的鳞状上皮即肿瘤实质，乳头轴心是纤维结缔组织和血管即肿瘤间质，其中可见少量炎细胞浸润，间质与实质构成"手指手套状"的关系(见图 2-5-5)。

3) 高倍镜观察：瘤细胞形态、排列层次及方向性与正常皮肤鳞状上皮组织相似，细胞层数明显增多，但无细胞形态异型性，并呈现正常的各层次分化，基底膜完整，未见向深部浸润。主要表现为组织结构的异型性(呈乳头状)，故为良性肿瘤。

(2) 乳腺纤维腺瘤 (fibroadenoma of breast)

乳腺的组织学结构：

乳腺一般结构：结缔组织将乳腺分为 15~25 叶，每叶又分为若干小叶，每个小叶为复管泡状腺；腺泡上皮为单层柱状或立方，且有肌上皮细胞。小叶内导管、小叶间导管和总导管分别由单层柱状、复层柱状和复层扁平上皮构成。

活动期乳腺的腺泡多，结缔组织和脂肪组织较少。腺泡由单层高柱状或扁平上皮构成。胞质中有脂滴，腺腔很大，其中有粉红色的分泌物(乳汁)。

静止期乳腺的结缔组织和脂肪组织极为丰富，将乳腺分成小叶。导管不发达，腺泡稀少。腺泡上皮为单层立方或矮柱状，腺腔小。

乳腺纤维腺瘤：

1) 低倍镜观察：肿瘤组织内无正常乳腺小叶结构，全部为肿瘤组织，其周边有纤维包膜。肿瘤实质由增生的纤维组织和腺管两种成分构成(见图 2-5-6)。

2) 高倍镜观察：增生的纤维和导管上皮细胞分化成熟，无明显异型性。增生的腺上皮呈柱状、立方或扁平状，单层或复层排列，核深染，大小一致，与正常乳腺导管上皮相似。在腺上皮细胞与基底膜之间尚可见到肌上皮细胞。腺体周围及腺体间为纤维结缔组织，在接近腺体处的纤维组织疏松，胞核呈三角形、长梭形或星形，细胞质呈淡蓝色，即黏液样变性。增生的纤维组织从四周伸向腺管并压迫和推挤腺管，使其管腔变窄、变形，呈分枝裂隙状(思考：本切片肿瘤的实质是什么?间质是什么?)。

(3) 鳞状细胞癌 (高分化型 squamous cell carcinoma)

1) 低倍镜观察：鳞状上皮失去正常的排列方式，突破基底膜，在上皮下形团块状或成片状癌巢即肿瘤实质，边界清楚，癌巢之间为纤维结缔组织及血管即肿瘤间质。

2) 高倍镜观察：癌巢由分化较好的似鳞状细胞的癌细胞构成，癌细胞层次较分明，最外周细胞类似基底细胞，呈立方形，细胞质少，核梭形，染色深；其内相当于棘细胞层细胞，癌细胞为多角形，多层、排列紊乱。癌细胞大小不一，核大，核深染，且分布不均，核仁明显，可见病理性核分裂象，有的癌细胞间可见到细胞间桥；癌巢中央"棘层细胞"逐渐变梭、变薄，细胞分化成熟并产生角化物，形成大小不等的同心层状红染的角化物质，即癌珠又称角化珠。癌巢之间是肿瘤间质(血管、结缔组织等)，并可伴有少量炎细胞浸润现象(见图 2-5-7)。

试问：高分化鳞癌的组织学特点(或诊断标准)是什么?

(4)基底细胞癌(basal cell carcinoma)

1)低倍镜观察：癌表面常形成溃疡，癌巢主要由浓染的基底细胞样的癌细胞构成（见图2-5-8）。

2)高倍镜观察：癌细胞形态较一致，形成不规则的细胞团或细胞巢。癌巢外周细胞为柱状，呈栅状排列，中央的癌细胞呈多边形、圆形、卵圆或梭形。核大，细胞质少，不见细胞间桥。可见核分裂象。

(5)胃腺癌(adenocarcnoma of stomach)

胃的组织学结构：

胃壁有四层结构：黏膜、黏膜下层、肌层和浆膜。黏膜可分为上皮、固有层和黏膜肌层。上皮为单层柱状上皮，上皮向固有层内凹陷，形成许多胃小凹。固有层较厚，为结缔组织，内含大量胃底腺(或贲门腺、幽门腺)。胃底腺为分支管状腺。胃底腺几乎占满整个固有层，因而结缔组织成分则较少看到。在较完整的腺体纵断面，大致区分出腺的颈部、体部和底部。在固有层中还常见淋巴小结。黏膜肌层由内环、外纵的两层平滑肌组成。黏膜下层由较致密的结缔组织构成，其中可见较大的血管、淋巴管和神经，尚可见成群的脂肪细胞。肌层由内斜、中环和外纵三层平滑肌构成，但在切片中不易分清，较厚，肌层之间可见神经丛。浆膜由间皮和结缔组织构成。

胃腺癌：

1)低倍镜观察：首先找到近似正常的胃黏膜，位于正常胃黏膜与癌变黏膜的交界处。然后，重点观察胃癌区域：肿瘤实质由排列紊乱、大小不等、形状不规则的腺样结构的癌细胞所构成，癌巢之间的肿瘤间质由少量血管纤维构成，并有炎细胞浸润。肿瘤可向黏膜下层、肌层内浸润性生长，甚至可达浆膜层(见图 2-5-9)。

2)高倍镜观察：构成腺样结构的癌细胞明显异型：呈单层或多层高柱状排列，形态不一，大小不等。核大而深染，卵圆形、圆形或不规则形，染色质粗糙、深染，核分裂象易见。癌细胞或形成不规则的腺体或数个聚集成团，甚或单个散在。

(6)毛细血管瘤(肉芽肿型 hemangioma)

1)低倍镜观察：见病变组织向上隆起，覆盖的表皮变薄，在蒂颈处表皮呈衣领状增生，为本病的诊断性特征之一，表皮下见瘤组织由增生的毛细血管构成，呈分叶状排列较密集而紊乱，增生的毛细血管大小较一致。血管间可见少量结缔组织(如何与肉芽组织进行区别?)(见图2-5-10)。

2)高倍镜观察：毛细血管内皮增生较活跃，有者可向腔内呈乳头状突起，可见核分裂象。

(7)脂肪瘤(lipoma)

1)低倍镜观察：肿瘤组织边缘可见较薄的纤维包膜。肿瘤实质成分为分化成熟的脂肪细胞，排列紊乱。间质为纤维血管组织，将瘤细胞团分隔成大小不等、形状不规则的小叶结构(见图2-5-11)。

2)高倍镜观察：瘤细胞中央有一大脂滴，细胞质较薄，位于细胞周边，包绕脂滴。在 HE切片上，脂滴被溶解成一大空泡。胞核扁圆形，被脂滴推挤到细胞一侧，连同部分细胞质呈新月形。

(8)平滑肌瘤(leiomyoma)

平滑肌的组织学结构：平滑肌细胞聚集成束或成层分布。平滑肌细胞呈长梭形，无横纹，细胞核呈长椭圆形或杆状。位于中央，核两端的肌浆较丰富。

平滑肌瘤：

1)低倍镜观察：肿瘤有包膜，瘤组织由形态一致的长梭形瘤细胞构成，排列成束状，相互编织，瘤细胞与正常的平滑肌细胞在形态上相似(见图 2-5-12)。

2)高倍镜观察：瘤细胞呈梭形，细胞质红染，分界不清。胞核多呈长杆状，两端略钝圆，无异型。同一束内的细胞核常排列成栅栏状，核分列像罕见。间质为多少不等疏松纤维结缔组织及血管。

(9)平滑肌肉瘤(leiomyosarcoma)

1)低倍镜观察：瘤细胞似平滑肌细胞，呈长梭形，聚集成束，纵横交错排列或杂乱排列；间质血管丰富。

2)高倍镜观察：瘤细胞明显异型、大小不等、形态不一，可呈短梭形、长梭形、卵圆形、圆形或不规则形。细胞核增大，且大小不等，染色质增多，颗粒粗糙，核仁明显，核分裂活跃。可见病理性核分裂象。也可见瘤巨细胞。间质内胶原纤维含量少。

(10)多形性横纹肌肉瘤(rhabdomyosarcoma)

1)低倍镜观察：瘤细胞胞体较大，弥散分布，具有显著的异型性。

2)高倍镜观察：瘤细胞大小相差悬殊，形态多样。呈卵圆形、圆形、多边形、带状、梭形、网球拍形或蝌蚪形(横纹肌母细胞)。细胞质红染而丰富，可见横纹或纵纹。瘤细胞单核或多核，核形多不规则而深染，核分裂象易见。易见瘤巨细胞。

(11)纤维瘤(fibroma)

1)低倍镜观察：切片中无正常组织，全部是肿瘤组织；瘤组织由丰富的胶原纤维及分化成熟的纤维细胞构成。瘤细胞及其间的胶原纤维呈束状，旋涡状错综交织排列(见图 2-5-13)。

2)高倍镜观察：瘤细胞与正常纤维细胞相似，细胞呈长梭形，大小较一致；胞核小，着色深，核卵圆形，两端尖尖的细长梭形。细胞及其胞核大小较一致。瘤细胞附近有红染的胶原纤维，与瘤细胞一起排列成束，相互交错成编织状；肿瘤细胞间散布一些小血管，为肿瘤间质。

(12)纤维肉瘤(fibrosarcoma)

1)低倍镜观察：肿瘤富于细胞成分，弥漫成片，胶原纤维量明显减少，瘤细胞散在分布，不形成巢或索与间质混杂存在(此即肉瘤的一般特点) 纤维间质少，但血管丰富。还可见出血、坏死区。

2)高倍镜观察：瘤细胞的大小不等、形状不一，多呈梭形或不规则形。细胞境界不十分清楚。细胞质较少，胞核体积明显增大，呈梭形，卵圆形，圆形或不规则形，有明显异型性，核大，深染，大小不等；核膜较厚，染色质粗糙。核分裂象易见，部分为不对称、多极性等病理性核分裂象。肿瘤细胞间可见少量红染的胶原纤维；可见少数瘤巨细胞。肿瘤细胞间散布一些血管，为肿瘤间质。部分切片边缘可见坏死。

(13)恶性黑色素瘤(malignant melanoma)

1)低倍镜观察：瘤细胞组织结构呈多样性，呈条状、条索状或腺泡样排列。

2)高倍镜观察：瘤细胞较大，大小、形状一般比较一致，呈多边形或梭形，核大，常有粗大的嗜酸性核仁，瘤细胞内、外可见黑色素颗粒，是其重要特征。可见核分裂象(见图 2-5-14)。

(14)肝转移性腺癌(metastatic malignant tumor of liver)

1)低倍镜观察：大部分为正常肝组织，部分肝组织被癌组织破坏取代。在癌组织周边的肝细胞被压迫而萎缩。

2)高倍镜观察：参考腺癌描述。

(15)淋巴结内癌转移(metastatic carcinoma of lymph node)

淋巴结的组织结构：切片椭圆形或圆形，一侧凹陷为淋巴结门，其紧密包围薄层粉红色结构为被膜。被膜下方的深蓝色部分为皮质，中央色浅部分为髓质。淋巴结表面由薄层结缔组织构成的被膜，有时可见穿通的输入淋巴管。被膜的结缔组织伸入实质形成小梁，有的可见小梁动脉或小梁静脉。皮质由浅层皮质、副皮质区及皮质淋巴窦组成。浅层皮质由淋巴小结和薄层弥散的淋巴组织组成。副皮质区是皮质的深层，位于浅层皮质与髓质之间，与周围组织无明显界限。皮质淋巴窦位于皮质与被膜之间及皮质与小梁之间。髓质由髓索和髓质淋巴窦(髓窦)组成。髓索可见淋巴组织呈索条状排列，染色深，互相吻合成网。髓窦位于髓索之间以及髓索与小梁之间。

淋巴结内癌转移：

1)低倍镜观察：标本为一圆形淋巴结，淋巴结结构大部分被破坏，被癌组织取代。边缘残存少许正常淋巴组织。在淋巴窦内(首先是边缘窦内)以及窦周围组织内可见许多形成大小不等的腺腔样结构之癌细胞团，其间有少许纤维间质(见图 2-5-15)。

2)高倍镜观察：癌细胞具有明显的异型性：形态不一，核形不规则，染色质增多。核分裂象易见。

(16)大肠腺癌

大肠组织结构：肠壁有四层结构包括黏膜、黏膜下层、肌层和外膜。黏膜分为上皮、固有层和黏膜肌层。上皮为单层柱状，固有层有孤立淋巴小结，黏膜肌层由内环外纵两层平滑肌组成。黏膜下层在结缔组织内有小动脉、小静脉和淋巴管，可有成群脂肪细胞。肌层内环外纵两层平滑肌组成。外膜结缔组织中常有脂肪细胞聚集。

大肠腺癌

1)低倍镜观察：肿瘤实质由排列紊乱、大小不等、形状不规则的腺样癌巢构成，癌巢之间为肿瘤间质，由少量纤维血管构成，并伴炎细胞浸润(见图 2-5-16)。

2)高倍镜观察：见癌细胞明显异型、核分裂象易见。

【思考题】

(1)通过实验你对肿瘤的概念和特性有哪些认识？

(2)某女性患者因白带过多就医，宫颈活检病理报告为："慢性子宫颈炎伴鳞状上皮化生"。你认为这是否属于癌前病变，是否需要手术切除？

(3)某男 51 岁，持续性消化不良，食欲减退及上腹部不适，胃镜取材活检病理报告："胃窦部慢性萎缩性胃炎伴腺体肠上皮化生，部分腺体呈重度不典型增生"。这属于什么性质的病变，临床医生应采取什么措施？

(4)颈淋巴结肿大的可能原因有几类？如怀疑为转移癌，你认为癌的原发病灶可能在哪里？应进一步做哪些检查？

(5)肿瘤实质的概念及有何生物学意义？

(6)在切片中，高分化鳞癌与高分化腺癌各有何形态特征？

(7)癌与肉瘤的区别？

(8)以癌为例，试述肿瘤局部浸润和蔓延的机制？

(9)什么是肿瘤的异型性？试以纤维瘤和纤维肉瘤的镜下观来比较其异型性。

(10)何谓转移瘤？简述肝脏和肺脏转移肿瘤的临床病理特点。

(11)恶性肿瘤血道转移时，最常见的部位是肺，其次是肝，为什么？

(12)试述良性肿瘤和恶性肿瘤的区别？

(13)指出下列疾病中那些是良性肿瘤？那些是恶性肿瘤？白血病、何杰金氏病、尤文氏瘤、蕈样霉菌病、皮样囊肿、肌母细胞瘤、精原细胞瘤、黑色素瘤。

(14)比较皮肤乳头状瘤、鳞癌Ⅰ级、鳞癌Ⅱ级它们之间的不同点。

(王立平)

实验六　心血管系统疾病

心血管系统由心脏、动脉、毛细血管和静脉组成，它是维持血液循环、血液与组织间物质交换和传递体液信息的结构基础。心血管系统的器官或组织形态结构发生变化，常导致其功能改变，引起全身或局部血液循环障碍和一些严重的并发症。

目前我国经济建设日益发展，人民生活水平不断提高，城市和农村的疾病谱正在发生变化，传染病已减少，人均寿命在延长，心血管疾病特别是高血压、脑卒中及冠心病的发病和死亡率较40年前有明显升高。

【实验目的】

(1)掌握风湿病、动脉粥样硬化、心肌梗死、高血压、心瓣膜病的基本病变、临床与病理联系。掌握感染性心内膜炎心瓣膜上赘生物的特点、动脉粥样硬化、心肌梗死、高血压病主要脏器的大体病变及肾脏的病理改变。

(2)熟悉感染性心内膜炎的病理变化。

(3)了解心肌病的病理变化，风湿病、动脉粥样硬化、高血压、感染性心内膜炎的发病机制。

【实验材料】

(1)大体标本：风湿性心内膜炎、风湿性二尖瓣狭窄、风湿性二尖瓣关闭不全、风湿性主动脉瓣狭窄、风湿性主动脉瓣关闭不全、梅毒性主动脉瓣关闭不全、亚急性感染性心内膜炎、高血压心、高血压肾、高血压脑出血、主动脉粥样硬化、冠状动脉粥样硬化、脑动脉粥样硬化、心肌梗死、克山病心脏、扩张性心肌病。

(2)组织切片：风湿性心肌炎、主动脉粥样硬化、冠状动脉粥样硬化、心肌梗死、高血压肾细动脉硬化、克山病、主动脉瘤、纤维素性心包炎、细菌性心内膜炎。

【实验内容】

1. 大体标本

(1)风湿性心内膜炎(rheumatic endocarditis)：在二尖瓣的闭锁缘上可见到单行排列的粟粒大小的疣状赘生物。如串珠状，半透明灰白色，与瓣膜附着牢固，不易脱落。瓣膜仍甚薄，仅赘生物附着处轻度增厚，腱索很细。心腔扩张，心尖钝圆，乳头肌与肉柱略变扁平。(思考：赘生物属何种血栓?为什么不易脱落?分析其结局。)

(2)风湿性二尖瓣狭窄(mitral stenosis)：心脏的二尖瓣膜纤维化增厚，变形变硬，无光泽，无弹性；瓣膜彼此黏连。腱索缩短，乳头肌也增粗，二尖瓣口径变小，即为二尖瓣狭窄。部分标本，从左房往下看，则见高度狭窄的二尖瓣呈鱼口状。左心房高度扩张，肌壁增厚；右心室和右心房肌壁也增厚，心腔扩张；左心室肌壁无明显增厚，心腔无扩张，甚至缩小。心脏的外形因此如同倒置的梨形（"梨形心"）。请试分析上述病变产生的机制及血流动力学的改变（见

图 2-6-1)。

(3) 风湿性二尖瓣关闭不全(mitral insufficiency)：二尖瓣的腱索明显增粗、缩短，将瓣膜向下方拉。瓣膜亦增厚、变形、变硬、卷曲、缩短。当心室收缩时，二尖瓣不能完全关闭，即为二尖瓣关闭不全。心脏增大，左右房室的肌壁均增厚；心腔扩张，以左心明显。心脏的外形因此如同球形（"球形心"）。请试分析上述病变产生的机制及血流动力学的改变。

(4) 风湿性主动脉瓣狭窄(aortic valve stenosis)：主动脉瓣增厚、变形、变硬、钙化、瓣膜黏连，瓣膜上有血栓脱落的痕迹。左心室肌壁呈向心性肥厚，可继发心腔扩张。心脏的外形因此近似靴形（"靴形心"）。请试分析上述病变产生的机制及血流动力学的改变。

(5) 风湿性主动脉瓣关闭不全(aortic valve insufficiency)：心脏的主动脉瓣增厚、变形、短缩、变硬、弹性减弱或消失；左心室肌壁增厚，心腔明显扩张；其他心腔无明显变化。心脏的外形因此近似靴形（"靴形心"）。请试分析上述病变产生的机制及血流动力学的改变。

(6) 梅毒性主动脉瓣关闭不全：升主动脉的内膜呈现树皮样皱纹，管腔显著扩张；左心室主动脉口的瓣膜环也扩张，主动脉瓣膜增厚、卷曲，致使瓣膜口关闭不全。左心室肌壁增厚、心腔扩张。心脏的外形因此近似靴形（"靴形心"）。

(7) 亚急性感染性心内膜炎(subacute infective endocarditis)：二尖瓣及主动脉瓣上有黄褐色或灰棕色的赘生物，呈息肉状、菜花状、鸡冠状或扁平状，大小不等，质脆、易脱落，赘生物附着在瓣膜对向血流的一面。可见瓣膜有变形、增厚、缺损或有溃疡形成以及相应的心壁肥厚或心腔扩张(见图2-6-2)。

(8) 高血压心(heart of primary hypertension)：心脏体积增大，质量增加，可达 400g(正常为250～350g) 以上。左心室肌层明显增厚为本病突出性病变，部分标本左心室肌壁厚达 1.5～2.5cm(正常小于 1.2cm)，乳头肌及肉柱增粗变圆，但心腔不扩张，甚至略缩小，称为向心性肥大(产生的机制?)。说明心脏尚处于代偿阶段。部分标本除左心室心肌肥厚外，左心腔明显扩张，表现为心尖钝圆，乳头肌，肉柱变扁平，称离心性肥大。二尖瓣、主动脉瓣膜口径变大，说明失代偿。进而发生左心衰竭。升主动脉内膜常可同时见到轻重不等的动脉粥样硬化。

(9) 高血压肾(kindey of primary hypertension)：双侧肾脏体积对称性明显缩小，质量减轻，单侧肾脏 50～100g(正常成人单侧肾质量约 150g)，质地变硬，表面见均匀弥漫的细颗粒状突起；切面皮质变薄，小于或等于 0.2cm(正常厚 0.3～0.6cm)，皮髓质分界不清，皮髓质交界处的肾小动脉壁增厚变硬，呈哆开状。肾盂黏膜光滑，周围脂肪组织增多。

(10) 高血压脑出血：在大脑的冠状切面可见一个大的出血灶，破入侧脑室内。出血区域的脑组织被完全破坏，形成囊腔，其内充满坏死的脑组织和凝血块(见图 2-6-3)。脑动脉管壁增厚、管腔狭小(思考：高血压患者发生脑出血时为什么基底节区域容易出血?)。

(11) 主动脉粥样硬化：胸主动脉和腹主动脉的内膜面可见散在的浅黄色条纹，微微隆起于内膜表面(脂纹和脂斑，属于早期病变)；另有形状、大小不等的灰白色或淡黄块状突起，呈蜡滴样半透明，此即"纤维性斑块"；内膜上散在大小不等明显隆起的灰黄色斑块，切面见斑块表面覆以纤维帽，深层有多量黄色粥糜样物即粥样斑块(又称粥瘤)，有的粥样斑块破溃后形成"粥样溃疡"，于该溃疡处可继发钙化和血栓形成。动脉分支开口周围处的粥样硬化病变明显。

(12) 冠状动脉粥样硬化(coronary atherosclerosis)：冠状动脉粥样硬化最多见于左前降枝，其次为右冠状动脉等。在动脉横切面上的内膜面见灰黄色粥样斑块，呈半月形隆起，使冠状动脉腔呈偏心性狭窄，病变往往在靠近心肌的一侧较重(见图 2-6-4)。有时，在硬化的冠状动脉腔内可见血栓形成，使管腔完全阻塞。分析患者有何临床表现?

(13)脑动脉粥样硬化(atherosclerosis of brain)：脑动脉粥样硬化主要见于脑基底动脉，动脉粗细不匀，管壁增厚变硬。内膜呈不规则增厚，可见灰黄色或灰白色粥样斑块，致动脉外观呈节段性或串珠状变化。血管伸长、弯曲，管腔狭窄甚至闭塞。

(14)心肌梗死(myocardial infarction)：梗死部位在左室前壁近心尖处及室间隔的前2/3。梗死区心壁明显变薄，梗死灶形状不规则。由于伴有出血而呈暗红或紫褐色。(较新鲜标本，质软，灰黄色无光泽。如为较陈旧的病变，由于纤维化而呈灰白色。)梗死区心内膜处可见灰褐色的附壁血栓形成(见图 2-6-5)；有的标本可见梗死灶处室壁向外膨出形成"室壁瘤"(见图 2-6-6)；如梗死波及心外膜，则在外膜面有纤维素渗出，在近心尖的心壁可见一裂痕。请同学们试分析上述附壁血栓和室壁瘤产生的机制和后果是什么？

(15)克山病心脏：心脏体积增大，质量增加，外观上近于球形，心腔扩张，左室扩张较右室显著，心壁变薄，乳头肌及肉柱变扁平。在心壁切面上，尤其在心肌内层，可见散在灰白色(大米粒样的)条索状或片块状瘢痕灶，略有凹陷。有的标本心室腔内伴有附壁血栓。

(16)扩张性心肌病(dilated cardiomyopathy)：心脏呈中度至重度肥大，质量增加，成年患者心脏重 500g 左右，少数可达 1000g。心脏呈球形(见图 2-6-7)，心室和心房均明显扩张，心室壁一般中度增厚，两心室内膜可增厚，心室和心房内可有附壁血栓形成。晚期，由于心腔高度扩张(见图 2-6-8)，瓣膜环随之扩张，常导致二尖瓣和三尖瓣相对性关闭不全。

2. 组织切片

(1)风湿性心肌炎(rheumatic myocarditis)

1)心脏的组织学结构：

A. 肉眼观察：可见被染成粉红色的心肌层。心肌层厚者为心室，薄者为心房。在房室交界处有浅色的膜状结构为心瓣膜，有瓣膜的一侧为心腔面。

B. 低倍镜观察：自心腔面向外依次观察。

心内膜：染色较浅，由内皮和内皮下层组成。位于心腔的单层扁平上皮为内皮，内皮下方一薄层结缔组织为内皮下层，可分为内外两层：内层为含有少量平滑肌纤维的结缔组织；外层也称心内膜下层，为疏松结缔组织，含小血管和神经，其中并可见束细胞，束细胞比一般心肌细胞粗大。

心瓣膜：位于心腔侧，瓣膜表面被覆一层内皮，内部为致密结缔组织。

心肌膜：是构成心壁的主要部分。可以看到不同切面的心肌纤维，其间有少量的结缔组织和丰富的毛细血管断面。

心外膜：为浆膜(心包脏层)，由间皮和疏松结缔组织构成。浆膜借助一些结缔组织与心肌膜相连，其结缔组织内有大量的脂肪组织、血管和神经。

高倍镜观察：

心内膜：内皮与内皮下层的结构同血管壁的相应结构相似。着重观察心内膜下层，其结缔组织与内皮下层相连续没有明显界限，心内膜下层中有不同切面的束细胞。束细胞比心肌纤维粗大，核大，位于细胞中央，肌丝束少，多在细胞周边，故束细胞染色淡。束细胞的闰盘发达。

心肌膜：可见心肌纤维的不同切面，大致可分为内纵行、中环行和外斜行三层，其间结缔组织中有大量的毛细血管断面。心肌纤维呈短柱状，多数有分支，相互连接成网状。心肌纤维的核呈卵圆形，位居中央，有的细胞含有双核。心肌纤维的肌浆较丰富，多聚在核的两端处。心肌纤维亦显示有横纹。

2)风湿性心肌炎

A.低倍镜观察：首先辨认出心肌纤维，心肌纤维无明显变化。心肌间质充血、水肿，心肌纤维排列疏松。在心肌间质小血管周围可见由成簇细胞构成的梭形或椭圆形病灶，此即风湿小体(见图 2-6-9)

B. 高倍镜观察：风湿小体中央为少量红染无结构絮状物质(胶原纤维的纤维素样坏死)；附近有成团的风湿细胞及少量淋巴细胞、浆细胞浸润；风湿细胞体积较大，呈梭形或多边形，胞界清而不整齐，胞质丰富均质，略嗜双色；核大，单核或多核，呈圆形或卵圆形，核膜清晰，核染色质集中于中央并呈细丝状向核膜扩散，因而横切面呈枭眼状，长形核的纵切面呈毛虫状。

诊断要点：心肌间质形成具有特征性的 Aschoff 小体(风湿小体)。

(2)主动脉粥样硬化(atherosclerosis of aorta)

主动脉组织学结构：

低倍镜观察：

内膜：较厚，着色较浅。中膜：最厚，着色较深。外膜：为结缔组织，着色最浅。

高倍镜观察：

内膜：由内皮和内皮下层构成，与中膜界限不清。最内表面的单层扁平上皮为内皮，内皮外侧较厚的疏松结缔组织为内皮下层，其内弹性膜与中膜相移行，故分界不明显。中膜：由40～70 层弹性膜和平滑肌构成，其弹性膜的形态和内弹性膜相同，其间夹有少量环行平滑肌纤维和胶原纤维。外膜：由疏松结缔组织构成，其中有小血管和神经纤维。

主动脉粥样硬化：

1)肉眼观察：主动脉内膜呈现淡染的斑块状隆起，即粥样斑块。

2)低倍镜观察：该斑块位于内膜层，表面为红染的均质状玻璃样变性的纤维帽，其深层为淡染无结构的粥样坏死物质。坏死物内含有针状或近菱形的胆固醇结晶空隙；坏死的边缘和底部有肉芽组织生长，并在粥样物边缘内膜纤维组织间可见多量吞噬脂质的泡沫细胞，胞质丰富淡染，散在或成堆分布。病变严重者中膜可呈不同程度萎缩。外膜可见毛细血管新生、结缔组织增生及淋巴细胞、浆细胞浸润。

3)高倍镜观察：泡沫细胞的胞质丰富透亮呈泡沫状，核位于细胞中央或偏于一侧。也有少量淋巴细胞浸润，偶见粥样坏死物内钙盐(蓝染的粗颗粒)沉着。

诊断要点：内膜表面纤维组织增生，玻璃样变性；内膜深层内为大量坏死物，并可见胆固醇结晶及钙化物；内膜底部和边缘可有肉芽组织增生，外周可见少许泡沫细胞；中膜不同程度萎缩。

(3)冠状动脉粥样硬化(coronary atherosclerosis)

冠状动脉组织学结构：

低倍镜观察：

内膜：较厚，着色较浅。中膜：最厚，着色较深。外膜：为结缔组织，着色最浅。

高倍镜观察：

内膜：由内皮和内皮下层构成。内皮下层较薄，为疏松结缔组织，其与中膜交界处有一层内弹性膜。中膜：由10～40 层环行平滑肌纤维构成，其间有少量弹力纤维和胶原纤维。外膜：由疏松结缔组织构成，其中有小血管和神经纤维。在中膜与外膜交界处有明显的外弹性膜。

冠状动脉粥样硬化：

1)肉眼观察：在一块心肌组织一侧，可见一冠状动脉的横断面。冠状动脉管腔呈偏心性狭窄、内膜呈半月形增厚。增厚部分即为病变所在区。

2)低倍镜观察：表层为纤维组织增生及玻璃样变所形成的纤维帽，其下见淡伊红色无结构之粥样斑块，中膜平滑肌轻度萎缩（见图2-6-10）。

3)高倍镜观察：基本病变与同主动脉粥样硬化（见图2-6-11）。

诊断要点：内膜增厚、纤维化；内膜下见粥样斑块。

（4）心肌梗死（myocardial infarction）

1)低倍镜观察：心肌组织内可见到不同的梗死灶，其分布参差不齐。心肌间质内纤维组织增生。血管壁有不规则增厚。

2)高倍镜观察：梗死的心肌细胞肿胀、断裂，肌浆呈嗜酸性变（深粉染至红染），肌原纤维纵纹及其横纹结构均消失，胞核浓缩或消失，细胞轮廓清晰（属凝固性坏死），间质显著水肿、出血并有一些嗜中性白细胞浸润。部分梗死灶内心肌轮廓模糊或仅剩网状纤维支架。部分区域属陈旧性梗死，呈现大量肉芽组织增生、机化；残存的心肌细胞多较大，核深染。

（5）高血压肾细动脉硬化

1)低倍镜观察：见肾入球小动脉（细动脉）玻璃样变性，呈伊红色均质状，管壁增厚、管腔狭窄。其旁肾小球萎缩、纤维化、玻璃样变性，其所属的肾小管发生萎缩或消失。部分肾小球代偿性肥大，肾小管管腔代偿性扩张。间质纤维组织增生和淋巴细胞浸润。请同学们试分析其肉眼改变与镜下病变的关系。

2)高倍镜观察：入球小动脉壁发生透明变性，其肌层的平滑肌细胞核减少或消失，管壁正常结构消失，被红染均质无结构的玻璃样物质取代，使其管壁增厚，管腔狭窄。小动脉（弓形动脉及小叶间动脉）内膜纤维组织增生，管壁增厚，管腔狭窄（见图2-6-12）。

诊断要点：肾细小动脉内膜增厚；部分肾小球及入球小动脉玻璃样变性；健存肾小球代偿性肥大，所属肾小管代偿性扩张。

（6）克山病心脏

低倍镜观察：克山病心肌病变可见新旧病灶并存，但以形成陈旧性瘢痕为主。切片中心肌纤维虽可见到颗粒变性、水样变性、凝固性和溶解性坏死，但病变较轻，且范围较小。主要病变表现为大量纤维组织增生所形成的陈旧性瘢痕灶，瘢痕灶的分布以心肌内层为最多。

（7）主动脉瘤

低倍镜观察：

真性动脉瘤：其壁由三层血管壁组织构成即内膜、中膜、外膜。

假性动脉瘤：血管旁的内表面被内皮覆盖的血肿。

夹层动脉瘤：在血管的中膜内形成一个假血管腔。

（8）纤维素性心包炎（fibrinous pericarditis）

1)肉眼观察：深粉红色为心肌，淡紫蓝色为心外膜，其表面有粉染之渗出物。

2)低倍镜观察：心外膜表面有粉染之带状物，形状不整，呈粗细不均的网状、条状或颗粒状，此即为纤维素性渗出物。心外膜下血管扩张充血，可见多种炎细胞浸润（中性粒细胞、淋巴细胞、浆细胞及单核细胞）。

3)高倍镜观察：纤维素性渗出物呈网状、颗粒状、团块状不定形结构，呈浓淡不均之粉红色，其中夹杂少量中性粒细胞、单核细胞。其下方可见肉芽组织。

（9）细菌性心内膜炎

1)低倍镜观察：可见大量红染的坏死物。

2)高倍镜观察：病变的心内膜局部组织坏死，有大量中性粒细胞等炎细胞浸润，疣状赘生物主要由脓性渗出物、血栓、坏死组织和大量细菌菌落混合而成。

【思考题】

(1)风湿病是怎样发生的?最常累及哪些器官和组织?

(2)风湿病的特征性病变是什么?

(3)风湿性心内膜炎和风湿性心包炎的大体及镜下特点有哪些?

(4)二尖瓣狭窄和二尖瓣关闭不全是如何产生的?血流动力学会发生哪些变化？可引起哪些局部性和全身性后果?

(5)试述缓进型高血压的血管及主要内脏的病变特点及其与临床的联系。

(6)慢性肺原性心脏病和高血压性心脏病是两种完全不同的心脏病,其发病机制和形态特点上有何异同?

(7)动脉粥样硬化的基本病理变化如何?

(8)心肌梗死可发生哪些合并症?

(9)原发性高血压时细动脉硬化的形态特征是什么?

(张春庆)

实验七　呼吸系统疾病

呼吸系统与外界相通,肺又是体内唯一接受全部心输出血量的器官,血流量也多,环境中的有害气体、粉尘、病原微生物及某些致敏原和血流中的致病因子易侵入肺内引起疾病。在以往,呼吸系统疾病中以感染性疾病居多,尤其是细菌性肺炎、肺结核较常见。随着抗生素的普遍应用,感染性疾病得以被有效控制。而由于大气污染、吸烟和某些其他因素,慢性阻塞性肺疾病、肺癌、职业性肺疾病、慢性肺源性心脏病等的发病率和病死率则日趋增多,应引起足够重视。尽管呼吸系统与外界环境接触最频繁,环境中的有害因素常是诱发肺疾病的主要原因,但呼吸系统的防御功能,能净化自身,可防止有害因子入侵造成损伤。纤毛-黏液排送系统乃呼吸道特有的保护装置,能将沉积于黏液中的有害因子自下而上地向外排送;而且黏液成分中还含有溶菌酶、干扰素、补体系统、分泌型 IgA 等免疫活性物质,具有增加局部免疫力的作用。肺泡毛细血管膜不仅能清除沉积于肺内的微粒,还具有选择性渗透的屏障作用,能防止吸入性有害物质侵入肺深部组织。肺巨噬细胞是肺内重要的防御细胞,能吞噬吸入的有害物质,还可摄取和处理抗原,将抗原信息传递给淋巴细胞,以增强其免疫活性,参与特异性免疫反应。呼吸系统防御装置如受损,则防御功能降低,在发病环节中起着重要作用。

【实验目的】

(1)掌握慢性支气管炎、肺气肿、慢性肺源性心脏病的病理变化及临床病理联系。掌握大叶性肺炎、小叶性肺炎、间质性肺炎的病理变化及临床病理联系。掌握硅肺及细支气管肺泡癌的病理变化。掌握肺气肿、慢性肺源性心脏病、大叶性肺炎、小叶性肺炎、间质性肺炎、硅肺和肺癌的大体病变特点。

(2)熟悉慢性支气管炎、肺气肿、慢性肺源性心脏病的病理变化;大叶性肺炎、小叶性肺炎、间质性肺炎的病因和发病机制。

(3)了解大叶性肺炎、小叶性肺炎、间质性肺炎、硅肺的并发症;硅肺的发病机制。

【实验材料】

(1)大体标本:慢性支气管炎、肺气肿、慢性肺源性心脏病、支气管扩张症、大叶性肺炎、小叶性肺炎、硅肺、肺癌、鼻咽癌。

(2)组织切片：慢性支气管炎、肺气肿、支气管扩张症、大叶性肺炎、小叶性肺炎、病毒性肺炎、硅肺、肺癌、鼻咽部泡状核细胞癌。

【实验内容】

1. 大体标本

(1)慢性支气管炎：支气管腔内有较多黏液分泌物，支气管黏膜充血呈暗红色，表面粗糙，并可见有多数针头大小的小孔(因腺体导管开口增大所致)，其余肺组织较疏松(气肿)。请同学们试分析患者临床上有何表现?

(2)肺气肿：肺组织显著膨胀，体积增大，色灰白，边缘钝圆，组织柔软失去弹性。切面肺组织呈海绵状或蜂窝状，可见肺大泡形成(见图2-7-1)。此外，小支气管及细支气管腔内有炎性分泌物阻塞。肺表面及切面可见黑色斑点散在，此乃炭末沉着。请同学们试分析患者临床上有何表现?

(3)慢性肺源性心脏病：心脏体积增大，外观呈球形，心尖钝圆，右心室壁明显增厚(肺动脉瓣下2cm处右心室前壁肌层厚度超过5mm)，右心腔明显扩张，尤以肺动脉圆锥明显，乳头肌和肉柱显著增粗，各瓣膜无明显异常(思考：肺心病产生的机制及临床表现?)。

(4)支气管扩张症：肺内的支气管呈圆柱状、囊状或梭形扩张。有的为节段性扩张，有的呈延续性扩张(扩张的支气管、细支气管可直达于胸膜下)，其管径比正常时大2～3倍(见图2-7-2)。扩张支气管的黏膜常继发化脓性炎症，管腔内常见黄绿色脓性渗出物。周围肺组织受压萎缩、纤维化或肺气肿。

(5)大叶性肺炎

充血水肿期：肺叶肿胀，质量增加，呈暗红色，切面上可挤出带泡沫的血性浆液。

红色肝样变期：肺叶肿胀，质量增加，颜色暗红，质地实变如肝。切面实性，呈粗糙颗粒状。相应部位的胸膜上也可见灰白色纤维素性渗出物被覆。

灰色肝样变期：肺叶肿大，质量增加，灰白色。切面干燥、颗粒状、质实如肝，相应的胸膜有渗出的纤维素附着(见图2-7-3)。

溶解消散期：肺叶渐带黄色。切面上的颗粒状外观消失，质地变软，切面上可挤出脓性混浊液。

(6)小叶性肺炎：标本为小儿肺。肺表面及切面可见多发性散在分布的病灶，病灶大小不一，边缘不十分清楚，形状不规则，呈灰黄色。小病灶直径多在0.5～1cm(相当于小叶范围)，个别区域病灶互相融合成为较大的不整形病灶(见图2-7-4)。支气管腔内还可见到灰黄色的脓性渗出物。

(7)硅肺：肺因纤维化而显实变。胸膜增厚。肺表面及切面能见到具有特征性的病变，呈灰白色，质硬，约粟粒大，散在的境界清楚之硅肺结节，该结节触之有砂粒感。硅结节相互融合形成较硬较大的结节弥漫散布于全肺。周围肺组织呈肺气肿、肺硬化及肺结核空洞之改变(上述病变的后果及临床表现?)。

(8)肺癌

中央型：肺门处肿物呈现灰白色，形状不规则或呈分叶状。向外周肺组织呈树根状浸润，癌块周围可有卫星灶(见图2-7-5)。受累的支气管壁被癌组织侵犯破坏，肿瘤与肺组织分界不清。切面灰白色、干燥、质脆。肺门淋巴结肿大，淋巴结的剖面上，在因炭尘沉着而黑染的背景上呈现灰白色的转移性癌灶。

周围型：肺叶周边部近胸膜处见单个结节或球形肿块，与支气管的关系不明显，肿瘤直径约 5cm。灰白色、边界较清楚，但无包膜。

弥漫型：灰白色癌组织弥漫侵犯肺叶，呈肺炎样外观，或呈大小不等的结节散布于多个肺叶内。

（9）鼻咽癌（nasopharyngeal carcinoma）：在头颅失状剖面中可见鼻咽部的灰白色肿瘤组织，与周围无明显界限，肿瘤破坏颅底骨质，向颅内浸润性生长。

2. 组织切片

（1）慢性支气管炎（chronic bronchitis）

支气管的组织学结构：

肉眼观察：凹面为支气管的黏膜，管壁中深蓝色的结构是透明软骨。

低倍镜观察：支气管管壁由内至外依次分为黏膜、黏膜下层、外膜，但分界不很明显。

高倍镜观察：黏膜由上皮和固有层构成。上皮：为假复层纤毛柱状上皮。由纤毛细胞、杯状细胞、刷细胞、基细胞和小颗粒细胞组成。上皮下基膜明显，呈粉红色带状结构。纤毛细胞：数量最多，胞体呈柱状，游离面可见密集的纤毛。杯状细胞：较多，形态与肠道杯状细胞相同。刷细胞：呈柱状，游离面有整齐排列的微绒毛，形如刷状。基细胞：为干细胞，位于上皮深部，呈锥状，可增殖分化成上皮中其他各类的细胞。小颗粒细胞：数量少，为内分泌细胞，位于上皮深部，单个或成团分布，胞体呈锥形，胞质内有分泌颗粒。固有层：位于基膜下方，由结缔组织构成。其中可见比较多的纵行的弹性纤维和小血管等结构。

黏膜下层：与固有层和外膜无明显分界。由疏松结缔组织构成，含有较多混合性腺和血管。

外膜：较厚，由结缔组织、平滑肌束、弹力纤维和不规则的软骨片构成。

慢性支气管炎：

低倍镜观察：病变主要在支气管壁，部分支气管腔内可见脱落的黏膜上皮和坏死物。支气管黏膜呈现慢性炎症，支气管黏膜上皮脱落或增生，再生的上皮杯状细胞增多，部分上皮呈鳞状上皮化生。黏膜下腺体增生肥大和浆液性腺上皮发生黏液腺化生，使黏液生成增多。支气管黏膜和黏膜下层炎性充血、水肿、慢性炎细胞浸润。管腔内充满黏液或黏液脓性分泌物。部分病例腺泡萎缩，腺体减少，间质增生，血管壁增厚，并有较多淋巴细胞等慢性炎细胞浸润。管壁平滑肌断裂、萎缩，软骨萎缩、钙化。

（2）肺气肿（pulmonary emphysema）

1）肉眼观察：肺组织呈大孔的蜂窝状。

2）低倍镜观察：肺泡腔弥漫性不均匀显著扩张、充气，肺泡壁变窄，呈贫血状态。部分区域肺泡扩张，肺泡间隔断裂，相邻扩张的肺泡腔融合成较大的囊腔；肺间质内纤维组织轻度增生，于血管周围还可见到炭末沉着（见图 2-7-6）。

3）高倍镜观察：肺泡间隔变窄，肺泡间孔扩张、断裂。肺泡壁毛细血管受压变窄，数目明显减少。小支气管和细支气管可见慢性炎细胞浸润；请推测肺气肿患者的临床症状和体征。

（3）支气管扩张症（bronchiectasis）

1）低倍镜观察：支气管黏膜明显增生肥厚，管壁充血，大量炎细胞浸润，纤维组织增生。支气管腔扩张成囊状，腔内充满脓液。

2）高倍镜观察：支气管黏膜上皮坏死脱落，被鳞状上皮取代或无上皮被覆形成溃疡。扩张的支气管囊壁由肉芽组织和纤维组织组成。

（4）大叶性肺炎（lobar pneumonia）

1）充血水肿期：

低倍镜观察：肺泡壁增厚，肺泡腔内可见较多的均匀分布的浆液性渗出物。

高倍镜观察：肺泡壁毛细血管显著扩张、充血。肺泡腔内在浆液性背景上有少数红细胞、中性粒细胞和肺泡巨噬细胞。

2）红色肝样变期：

低倍镜观察：肺泡壁增厚，肺泡腔内充满红染物质（见图 2-7-7）。

高倍镜观察：肺泡壁毛细血管显著扩张充血，肺泡腔内充满含大量纤维素和中等量红细胞的渗出物，并有一定数量的中性粒细胞和少量肺泡巨噬细胞。渗出物中的纤维素丝连接成网（见图 2-7-8）。

3）灰色肝样变期：

低倍镜观察：肺组织结构存在，所有肺泡腔内均见炎性渗出物，无正常肺泡。

肺泡壁变窄，其内毛细血管受压，呈贫血状态。

胸膜明显增厚，血管扩张充血和炎细胞浸润。

高倍镜观察：肺泡腔内渗出物主要是中性粒细胞和红染细网状的纤维素。相邻肺泡中纤维素丝经肺泡间孔互相连接。部分肺泡内纤维素溶解，中性粒细胞变性，有单核细胞渗出（说明了什么？）

肺泡腔内渗出物较多者，肺泡壁变窄，其内毛细血管受压，呈贫血状态。相反，部分渗出物少或溶解者，肺泡壁内毛细血管明显，并见扩张。

4）溶解消散期：

低倍镜观察：肺泡腔内见片状粉染的脓液。

高倍镜观察：肺泡腔内中性粒细胞大多变性崩解，肺泡巨噬细胞则明显增多。

（5）小叶性肺炎（lobular pneumonia）

1）低倍镜观察：肺组织内，可见弥漫散在的灶性渗出性病变，病灶间的肺组织充血，并可见代偿性肺充气过度。病变中心细支气管腔内有炎性渗出物，管壁充血，炎细胞浸润，其周围的肺泡腔内可见炎性水肿和渗出物。

2）高倍镜观察：病变细支气管壁充血、水肿、多量中性粒细胞和少量单核细胞浸润，上皮细胞变性、坏死脱落，腔内充满脓性渗出物。部分病灶已超过细支气管所属小叶范围（说明了什么？）。细支气管所属肺泡腔内有中性粒细胞，单核细胞或少量浆液、纤维素、红细胞渗出。肺泡壁毛细血管明显扩张充血（见图 2-7-9）。

（6）病毒性肺炎（viral pneumonia）

通常表现为间质性肺炎，支气管、细支气管壁及周围，小叶间隔、肺泡间隔内充血、水肿，以淋巴细胞、单核细胞为主的炎性细胞浸润，使这些区域增宽，特别是肺泡间隔。肺泡腔内一般无渗出物或仅有少量浆液、单核细胞。

有些病毒肺炎肺泡腔内有大量浆液渗出，渗出物浓缩凝结后受气体挤压贴附于肺泡内表面，形成一层红染的透明膜；病变较重者，支气管、细支气管黏膜上皮细胞可出现灶性坏死。支气管上皮细胞和肺泡上皮细胞可增生，甚至融合形成多核巨细胞，在增生的上皮细胞和多核巨细胞内（胞质和或胞核内）可检见病毒包涵体，具有诊断意义。包涵体大小形状不一，一般呈圆形，均质，嗜酸或嗜碱性，周围常有清晰的透明晕。

（7）硅肺（silicosis）

1）低倍镜观察：肺组织中可见多个大小不等、红染的圆形病灶，大部分肺间质已广泛性纤维化，其间为萎缩或扩张的肺泡。有较多棕黑色的炭末沉着。

2) 高倍镜观察：圆形病灶为硅结节，主要由呈同心圆状或旋涡状排列的、红染玻璃样变的胶原纤维组成，有的结节彼此融合。部分结节中央有小血管，结节中央有时可见到残留的小血管内膜增厚、纤维化，结节边缘可见较多成纤维细胞、巨噬细胞。间质纤维化明显。请同学们试分析硅肺患者为何离开致病环境后，病变仍然继续发展？

(8) 肺癌 (carcinoma of lung)

1) 鳞状细胞癌 (squamous cell carcinoma)：支气管上皮的基底细胞增生，层次增多，且鳞状上皮化生，化生的上皮发生癌变，其癌细胞形成大小不等的癌巢。高分化鳞癌癌巢中多有角化珠形成，并常可见到细胞间桥；中分化鳞癌癌巢中仅有细胞角化，但无角化珠形成。低分化鳞癌癌细胞多弥漫排列，癌巢界限不明显，细胞异型性大，无细胞角化及角化珠，核分裂象较多（见图 2-7-10）。

2) 小细胞癌：癌细胞排列成片、巢状，或弥漫性排列；癌细胞小，呈圆形、短梭形或淋巴细胞样；部分瘤细胞一端较圆钝，另一端较尖，胞质少，核深染，呈燕麦状，可见核分裂象；有些细胞呈梭形或多角形，胞质甚少，形似裸核，有时癌细胞围绕小血管排列成假菊形团或管状结构。间质由较多致密的纤维组织及少量血管构成（见图 2-7-11）。

3) 腺癌：

高分化腺癌：癌巢呈大而不规则的腺管样结构，可伴有黏液分泌。癌细胞多为高柱状，排列不规则，常多层。

中分化腺癌：由腺样癌巢和实体性癌巢混合组成。

低分化腺癌：主要由实体状癌巢组成，混杂少量腺管，细胞异型性明显，核深染，核分裂象多见。

未分化腺癌：癌细胞呈高度异型，可呈肉瘤样结构。

腺样囊性癌：肿瘤为无数大小不等、含有筛网状结构的上皮细胞团所组成。

黏液癌：癌细胞分泌大量黏液，将细胞核推到一边，形成印戒细胞。

瘢痕癌：多为腺癌或细支气管-肺泡癌。

4) 细支气管-肺泡癌 (bronchio-loalveolar carcinoma)：肺泡结构多完整，但肺泡壁增厚、纤维化。肺泡腔内衬覆柱状癌细胞，单层或复层排列，部分区域形成突入肺泡腔的乳头状结构，因癌细胞衬覆肺泡腔排列，形成特殊形态的腺癌结构（见图 2-7-12）。

5) 大细胞癌：癌细胞形成实体性癌巢或较大团块，主要由胞质丰富的大细胞组成，癌细胞高度异型。

(9) 鼻咽部泡状核细胞癌 (nasopharyngeal vesicular nucleus cell carcinoma)：可见大小、形态不一且境界不甚明显的癌巢。癌细胞核染色质少，核大呈空泡状，圆形或卵圆形。核膜增厚。核仁大而清晰，有畸形，1~2 个大而明显的核仁。癌细胞胞质丰富，境界不清晰，形成合体性癌细胞巢。癌巢内及间质内可见较多淋巴细胞浸润。

【思考题】

(1) 慢性支气管炎的主要病变有哪些，临床上会出现哪些主要症状？

(2) 长期慢性支气管炎可引起什么后果？

(3) 试述慢性支气管炎、肺气肿、慢性肺源性心脏病的病变特点以及三者之间的发生、发展关系？

(4) 有哪些肺部疾病可引起慢性肺源性心脏病？肺动脉高压是如何发生的？

(5)大叶性肺炎各期病变特点如何？其病变与临床表现有何联系？

(6)比较大叶性肺炎、小叶性肺炎及间质性肺炎的区别？

(7)融合性小叶性肺炎与大叶性肺炎在病变上有何不同？请列表说明。

(8)何谓硅肺？硅肺的基本病变是什么？硅肺的结局、合并症？

(张春庆)

实验八　消化系统疾病

消化系统包括消化管(口腔、食管、胃、小肠、大肠和肛门)和消化腺(涎腺、肝和胰)，有消化、吸收和排泄、解毒、内分泌等功能，是人体最易发生疾病的系统之一。消化系统疾病的临床表现除消化系统本身症状及体征外，也常伴有其他系统或全身性症状，有的消化系统症状还不如其他系统的症状突出。因此，认真收集临床资料，包括病史、体征、常规化验及其他有关的辅助检查结果，进行全面的分析与综合，才能得到正确的诊断。尤其是溃疡性疾病和肿瘤性疾病的良恶性诊断只有通过病理学检查才能达到最终诊断的目的。

【实验目的】

(1)掌握胃溃疡病变的四层组织结构。掌握病毒性肝炎的基本病理变化。掌握门脉性肝硬化的病理变化及临床病理联系。胃炎、胃溃疡、胃癌、食管癌、肝癌的大体病变特点。

(2)熟悉胃炎、大肠印戒细胞癌、食管癌、胃癌、肝癌的病理变化。

(3)了解溃疡病、肝硬化、消化道肿瘤的发生机制。

【实验材料】

(1)大体标本：慢性萎缩性胃炎、胃溃疡、阑尾炎、急性出血性坏死性肠炎、局限性肠炎、急性重型肝炎、亚急性重型肝炎、门脉性肝硬化、坏死后性肝硬化、胆汁性肝硬化、慢性胆囊炎、食管静脉曲张、食管癌、胃癌、肠癌、原发性肝癌。

(2)组织切片：慢性萎缩性胃炎、胃溃疡、胃溃疡癌变、急性普通型肝炎、门脉性肝硬化、食管鳞癌、胃腺癌、肝细胞癌、结肠印戒细胞癌。

【实验内容】

1. 大体标本

(1)慢性萎缩性胃炎：胃黏膜薄而平滑，皱襞变浅，有的几乎消失。黏膜表面呈细颗粒状、灰色，与周围的正常胃黏膜界限明显。

(2)胃溃疡：胃小弯近幽门处黏膜面见一卵圆形溃疡，直径多在 2cm 以内，边缘整齐，状如刀切。溃疡较深，底部平坦而洁净，表面有少量灰黄色渗出物。溃疡周围胃黏膜粗糙，皱襞呈放射状向溃疡集中(为什么?)(见图 2-8-1)。切面可见溃疡深达黏膜下层，肌层或浆膜，溃疡底部可见灰白色的疤痕组织。沿小弯切开溃疡，则溃疡似漏斗状，贲门端呈潜行状，幽门端呈阶梯状(为什么?)。

(3)阑尾炎(appendicitis)：参考炎症实验内容。

(4)急性出血性坏死性肠炎(acute hemorrhagic enteris)：肠壁发生明显的出血及坏死，常呈节段性分布，剪开肠管可见黏膜肿胀，广泛出血，黏膜皱襞表面被覆污绿色假膜，并有继发溃疡形成。病变黏膜与正常黏膜分界清楚，浆膜面充血及出血，被覆纤维素性渗出物。

(5)局限性肠炎(regional enteris)：小肠肠管节段性受累。受累处肠壁水肿，变厚、变硬，肠黏膜高度水肿而呈块状增厚，如鹅卵石状或息肉状。黏膜面有裂隙状溃疡、溃疡狭长而深入肠壁形成穿通性裂隙。肠壁增厚处致肠腔狭窄，引起慢性肠梗阻，病变肠管易与邻近肠管或腹壁黏膜黏连，致使肠管黏合成团。

(6) 急性重型肝炎(acute severe viral hepatitis)：肝脏体积显著缩小，尤以左叶为甚，质量减轻，一般减至 600~800g(正常 1500g 左右)。质地柔软，被膜皱缩，用手可以卷曲，表面及切面呈黄色或红褐色，有的区域呈红黄相间的斑纹状，故又称急性红色肝萎缩或急性黄色肝萎缩。结合光镜所见，推测患者临床有何表现？

(7) 亚急性重型肝炎(subacute severe viral hepatitis)：肝脏体积不同程度缩小，表面被膜皱缩不平，呈黄绿色。病程长而较重者形成大小不等的结节，质地略变硬。结节周围有增生的纤维结缔组织。切面：为黄绿色(胆汁淤积)，其中有散在的红褐色或土黄色的坏死区和小岛屿状再生结节。

(8) 门脉性肝硬化：肝脏体积缩小，边缘锐利，被膜增厚，质量减轻，质地较硬韧，表面和切面呈小结节状，结节大小比较一致，直径小于 0.5cm，最大不超过 1.0cm(见图 2-8-2)。切面：肝被膜明显增厚，可见无数圆形或类圆形的岛屿状结节，一般呈灰白色，少数显黄褐色(脂肪变性)或黄绿色(淤胆)。结节周围有灰白色纤维组织包绕，纤维间隔较窄，宽窄比较一致(见图 2-8-3)。请同学们分析门脉性肝硬化的病因、发病机制及临床病理联系。

(9) 坏死后性肝硬化(postnecrotic cirrhosis)：肝脏体积缩小、变硬，明显变形；以左叶病变尤显著，甚至完全萎缩。肝脏的表面和剖面均呈现结节性病变。结节较大，且大小不等(为什么?)。大结节型者，其直径多在 1cm 以上，最大者可达 5cm。大小结节混合型者，除大结节外尚可见直径在 1cm 以下的小结节。呈黄绿色或黄褐色。结节周围的纤维间隔较厚，且薄厚不均(见图 2-8-4)。

(10) 食管静脉曲张：食道下段黏膜下静脉和其吻合支发生明显怒张、弯曲、形状如蚯蚓。表面黏膜有时可见糜烂。若怒张的静脉破裂时，可引起大呕血，为患者常见的死亡原因之一。请同学们思考一下食道下段静脉曲张的原因及侧支循环通路？

(11) 食管癌(中晚期)

髓质型：肿瘤在食管壁内浸润生长，使食道壁均匀变厚，累及食管的全周或大部分，管腔变窄。切面癌组织为灰白色，质地较软似脑髓，表面有浅表溃疡形成，癌组织已侵透肌层达食管外膜。

蕈伞型：肿瘤为卵圆形扁平肿块，如蘑菇状突入食管腔内。

溃疡型：肿瘤溃疡形成，溃疡外形不整，边缘隆起，底部凹凸不平，深达肌层。

缩窄型：癌组织沿食管壁内浸润生长，常累及食管全周，形成明显的环形狭窄，黏膜皱襞消失；近端食管腔显著扩张；病变处食管壁增厚变硬，癌组织与周围组织分界不清。

(12) 胃癌(中晚期)

溃疡型胃癌：在小弯近幽门处的胃壁上有一大小约 6cm×5cm 的溃疡，溃疡边缘隆起，不规则，形如火山口状，底部凹凸不平，有坏死、出血，癌周围胃黏膜皱襞粗糙、断裂、消失，呈水肿及炎性反应(见图 2-8-5)。(注意与良性溃疡区别)

浸润型胃癌：胃壁弥漫性增厚，黏膜面粗糙、皱襞消失，但无明显的结节性肿物突入胃腔。胃壁的剖面上见黏膜层的灰白色肿物穿越肌层侵及浆膜层，在肿瘤穿越肌层处呈现灰白色纹理，有"革囊胃"之称(见图 2-8-6)。

息肉型或蕈伞型胃癌：癌组织向胃黏膜表面生长，呈息肉状或蕈伞状，突入胃腔内(见图 2-8-7)。

（13）原发性肝癌（primary carcinoma of liver）

巨块型：肝脏显著增大，肿瘤突出于表面。切面可见一个圆形巨大实体肿瘤。肿瘤位于肝右叶，直径大于 10 厘米。肿瘤边界较清楚（但无包膜），瘤组织质软、脆，其中央常有出血、坏死。瘤体周边常有多个散在的小的卫星状瘤结节。

多结节型：癌结节多个散在，圆形或椭圆形，大小不等，有的可融合成较大的瘤结节；被膜下的瘤结节向表面隆起，切面呈褐绿色，有时可见出血（见图 2-8-8）。

弥漫型：癌组织在肝内弥漫性分布，无明显结节形成，常伴有肝硬化。

2. 组织切片

（1）慢性萎缩性胃炎（chronic atrophic gastritis）

1）低倍镜观察：病变区胃黏膜萎缩变薄，黏膜固有腺萎缩消失，即腺体数目减少，腺体变小并可见囊性扩张。

2）高倍镜观察：胃黏膜上皮有明显的肠上皮化生；固有层腺体萎缩及肠上皮化生，伴有不同程度的淋巴细胞和浆细胞浸润，有淋巴滤泡形成（见图 2-8-9）；请思考：诊断慢性萎缩性胃炎的标准是什么？

诊断要点：固有层腺体萎缩及肠上皮化生；间质内有慢性炎细胞浸润。

（2）胃溃疡病（chronic gastric ulcer）

1）肉眼观察：可见切片中央凹陷处即为溃疡所在部位。

2）低倍镜观察：溃疡深达肌层，其两侧见胃壁各层结构；溃疡底部从内至外由四层结构组成：渗出层、坏死层、肉芽组织层、瘢痕层（见图 2-8-10）。

3）高倍镜观察：

渗出层：溃疡底部表面为少量炎性渗出物（浆液，纤维素及少量中性粒细胞组成）。

坏死层：渗出层深部为红染颗粒状无结构坏死组织。

肉芽组织层：坏死组织下方为新生的毛细血管及成纤维细胞，伴有明显的炎细胞浸润构成的肉芽组织。

瘢痕层：深部为大量纤维瘢痕组织，瘢痕内常见小动脉内膜增厚，管腔狭窄，形成增殖性动脉内膜炎，还可见呈小球状增生的神经纤维。瘢痕可深达肌层或浆膜。溃疡边缘结缔组织增生，将肌层拉向表面，与黏膜肌相邻近（思考：溃疡边缘胃黏膜有何病变?）

诊断要点：有凹陷缺损；溃疡底部由内向外可见典型的四层组织结构。

（3）胃溃疡癌变

1）低倍镜观察：

见溃疡底的四层结构：溃疡底部肌层全部被破坏，有大面积致密纤维组织和肉芽组织。溃疡周围血管有动脉内膜炎。溃疡边缘的黏膜肌层与肌层融合（这是与溃疡型胃癌的主要鉴别点）。

2）高倍镜观察：溃疡边缘及溃疡底部瘢痕层内可见癌细胞，癌细胞散在或成片，胞质少、胞核大、异型性明显。

（4）急性普通型肝炎（acute general viral hepatitis）

1）低倍镜观察：肝小叶结构仍保存，但肝索排列较紊乱，肝窦受压变窄，肝细胞索网状纤维支架保持完整而不塌陷。广泛的肝细胞变性，以胞质疏松化和气球样变多见，坏死轻微，肝小叶内可见散在的点状坏死（炎细胞浸润区）。汇管区可见少量炎细胞浸润（见图 2-8-11）。

2）高倍镜观察：肝细胞广泛发生细胞水肿，肝细胞肿大，胞质疏松透亮，有的肝细胞明显肿胀呈圆形（气球样变）；部分肝细胞胞质浓缩，嗜酸性染色增强，呈小灶状散于肝组织内，称为嗜酸性变(见图 2-8-12)。肝小叶内散在小灶性坏死(呈点状坏死);肝细胞消失区有少量淋巴细胞或中性粒细胞浸润。汇管区有少量淋巴细胞、单核细胞浸润。根据镜下所见,推测此型肝炎患者可有哪些临床表现?

诊断要点:广泛变性;坏死轻微(点状坏死);炎细胞浸润。

(5)门脉性肝硬化(portal cirrhosis)

1)低倍镜观察:正常肝小叶结构被破坏,由广泛增生的纤维组织将肝小叶分割包绕成大小不等、圆形或椭圆形的肝细胞团(即假小叶);假小叶周边围绕增生的纤维组织(即纤维间隔),纤维间隔内有淋巴细胞、浆细胞浸润,小胆管有"集中"或增生现象(见图 2-8-13)。

2)高倍镜观察:

假小叶结构特点:肝细胞索排列紊乱,多不呈放射状排列。中央静脉可缺如、偏位或有两个以上中央静脉,有时可见到汇管区结构;假小叶可由结节状增生的肝细胞团组成;肝细胞体积增大,胞质丰富,略呈嗜碱性,核大而深染,并有双核。假小叶内还可出现不同程度的肝细胞脂肪变性、坏死,以及胆汁淤滞,胆色素沉着。假小叶周围纤维组织增生形成的纤维间隔较窄,其中有少量淋巴细胞、单核细胞浸润和小胆管增生(本病主要病理诊断依据是什么?)。

诊断要点:正常肝小叶结构破坏,出现假小叶。

(6)食管鳞癌(esophageal carcinoma)

食管的组织学结构

肉眼观察:切面为圆形。

低倍镜观察:

上皮:为管壁的最内层,由不角化的复层扁平上皮构成。

固有层:由致密的结缔组织构成。其浅部形成许多小突起,伸入上皮基部,称乳头。固有层内还可见淋巴组织、小血管及食管腺导管,后者由复层扁平上皮构成。

黏膜肌层:由较厚的纵行平滑肌构成,标本内的平滑肌被横切。

黏膜下层:由疏松结缔组织构成,其中可见较大的血管、神经、较多黏液性的食管腺。食管腺周围常可见密集的淋巴细胞及浆细胞,甚至淋巴小结。

肌层:可分为内环外纵两层。构成食管各段的肌组织是不同的,上 1/3 段为骨骼肌,下 1/3 段为平滑肌,中 1/3 段则两者兼有。在两层肌组织之间可见神经丛。

外膜:为纤维膜,由结缔组织构成。

高倍镜观察:可见神经丛内有较大的着色较深的细胞,即神经细胞。胞核较大,核仁明显,核膜清楚。在其周围可见较小的细胞,核圆形,胞质甚少,为神经胶质细胞。

食管鳞癌:

1)低倍镜观察:食管的复层鳞状上皮被癌组织取代;癌组织不但向表面生长,而且突破黏膜肌层,侵入黏膜下层和肌层。

2)高倍镜观察:癌组织呈条索状、片块状或巢状散在分布,部分癌巢中心有红色无结构呈同心圆状角化物质(角化珠);癌巢内细胞异型性明显,癌细胞大小不一,胞质丰富,核大小不等,呈圆形、卵圆形或不规则形,染色深,核仁增大,核分裂象多见;癌细胞巢之间有结缔组织间质,其内有淋巴细胞浸润。实质与间质分界清楚。

诊断要点:癌组织呈条索状或巢状、片块状分布;癌细胞异型性大;部分癌巢中心有角化珠。

(7)胃腺癌(gastic carcinoma)

1)低倍镜观察：胃黏膜可见颜色深染的腺癌组织，部分癌组织侵入肌层及浆膜层。

2)高倍镜观察：腺癌组织由大小不等、形状不规则的腺腔组成；癌细胞层次增多，结构紊乱，腺体大小形态不一，核大深染，核分裂象多见(见图 2-8-14)。

诊断要点：癌组织由大小不等、形状不规则的腺样结构组成，癌细胞层次增多；癌细胞异型性明显。

(8)肝细胞癌(primary hepatocellular carcinoma)

1)低倍镜观察：正常肝脏结构大部分已被肿瘤组织浸润、破坏。癌细胞呈团块状、巢状或小梁排列；间质较少，癌巢及小梁之间常有较多的血窦，腔大而不规则。肿瘤内有不同程度的出血坏死。癌灶旁正常肝组织呈压迫性萎缩，并伴有肝硬化(见图 2-8-15)。

2)高倍镜观察：癌细胞似肝细胞，但有明显的异型性。多数癌细胞体积大，呈多边形，大小不一致，胞质丰富，略呈嗜碱性，核圆形，大小不等，核大深染，核仁明显，可见病理性核分裂；分化差者癌细胞异型性明显，常有巨核及多核瘤巨细胞，少数癌细胞质内可见胆色素(请观察周围肝组织有何病变?)。

诊断要点：癌细胞呈团块状、条索状排列，间质血窦丰富；癌细胞呈多边形，胞质丰富，异型性明显。

(9)结肠印戒细胞癌(signet-ring cell carcinoma of colon)

1)低倍镜观察：病变处正常结肠组织结构已被肿瘤组织浸润、破坏。癌组织散在或聚集成团弥漫浸润于结肠壁的全层。结肠壁的平滑肌层已被癌组织冲散。

2)高倍镜观察：癌细胞呈圆形，胞质内充满黏液，将胞核挤向一侧，呈印戒状(见图 2-8-16)。

【思考题】

(1)在显微镜下，胃溃疡的底部可分为哪几层？胃溃疡周围的黏膜皱襞为何呈放射状分布？胃溃疡底部的动脉，神经节细胞可能有何病变？

(2)胃溃疡的并发症有哪些？

(3)良、恶性溃疡的肉眼形态鉴别？

(4)在显微镜下，各型病毒性肝炎的病变特点分别是什么？

(5)尸体解剖时，发现肝的表面及切面有弥漫性、大小不等的结节状改变，你如何用肉眼和显微镜观察，判断肝的病变是肝硬化还是肝癌(结节型)？若是肝癌，要有什么证据？

(6)在复习消化系统常见恶性肿瘤后，请列表归纳、比较食道癌、胃癌、大肠癌、肝癌的病因、大体及镜下形态类型，并区别它们之间的异同。

(7)试分析一下病毒性肝炎(乙型)、肝硬化、肝癌三者之间的关系。

(8)肝硬化患者门脉高压的临床表现有哪些？其形成机制是什么？

(9)门脉性肝硬化时门脉高压形成的原因是什么？腹水形成的原因是什么？

(10)门脉性肝硬化时肝功能不全的临床病理表现是什么？

(11)大肠癌的好发部位是什么？

(张春庆)

实验九　淋巴造血系统疾病

淋巴造血系统疾病包括髓性组织和淋巴组织两个部分，髓性组织主要由骨髓和血液构成。

淋巴组织包括胸腺、脾脏、淋巴结及广泛分布于消化道和呼吸道等部位的结外淋巴组织。

淋巴造血系统的疾病分为三类：红细胞疾病、白细胞疾病和凝血病。白细胞疾病可以分为两大类：即白细胞增生性疾病(反应性和肿瘤性)和白细胞减少症。

【实验目的】

(1)掌握霍奇金淋巴瘤的病变特点及其组织学类型，慢性淋巴细胞白血病的病理特征。

(2)熟悉非霍奇金淋巴瘤的病理特征。

(3)了解 WHO 关于淋巴组织肿瘤的分类。

【实验材料】

(1)大体标本：非霍奇金淋巴瘤(淋巴结)、非霍奇金淋巴瘤(肠)、霍奇金淋巴瘤(淋巴结)、慢性白血病之肝。

(2)组织切片：淋巴结反应性增生、霍奇金淋巴瘤、非霍奇金淋巴瘤、弥漫性 B 细胞淋巴瘤、弥漫性大 B 细胞淋巴瘤。

【实验内容】

1. 大体标本

(1)非霍奇金淋巴瘤(non-Hodgkin lymphoma)：受累淋巴结肿大，质软，边界清楚。早期与周围组织无黏连，可活动。晚期多数淋巴结受累，瘤组织侵犯包膜和周围组织，致使相邻的淋巴结相互黏连，并可形成不规则的肿块。切面均质、质软、细嫩、湿润，灰红或灰白色，似鱼肉状，可见散在的灰黄色坏死灶。

(2)非霍奇金淋巴瘤(non-Hodgkin lymphoma)：病变多见于回肠末端及空肠，其次为盲肠。多在肠壁内呈环形浸润或向肠腔突出生长，形成息肉状肿物。瘤组织切面呈灰白色，质软而细腻。晚期可有溃疡及出血等继发性改变，并可引起肠腔狭窄。

(3)霍奇金淋巴瘤(Hodgkin lymphoma)：病变以颈部淋巴结和锁骨上淋巴结最为多见，其次为纵隔、腹膜后、主动脉旁等淋巴结。受累淋巴结肿大，早期无黏连，可活动。当瘤组织浸润淋巴结包膜，并侵入邻近组织时则不易推动。相邻淋巴结常互相黏连，形成结节状巨大肿块。切面灰白色、鱼肉状，可见散在的黄色小坏死灶。

(4)慢性白血病(chronic leukemia)：肝肿大，包膜增厚，质较硬，切面暗红色，肝结构不明显，质地均匀，可见不规则梗死灶。

2. 组织切片

(1)淋巴结反应性增生(reactive hyperplasia of lymph node)：由于致病原因不同，淋巴结反应性增生的成分和分布情况也不同。刺激 B 细胞的抗原物质主要引起淋巴滤泡增生增大，生发中心增生扩大。淋巴滤泡数量增多，大小形状不一，界限明显，不仅分布于淋巴结的皮质区，也可散在于髓质区。生发中心内有多数不同转化阶段的淋巴细胞，胞质内含有细胞碎屑的吞噬细胞；刺激 T 细胞的抗原物质主要引起滤泡旁区淋巴细胞增生，致使该区扩大增宽；有些抗原物质主要引起淋巴窦内的组织细胞增生，淋巴窦明显扩张，窦内充满增生的组织细胞，有时还可伴有淋巴细胞、中性粒细胞和浆细胞浸润，淋巴滤泡萎缩或消失(见图 2-9-1)。

(2)霍奇金淋巴瘤(Hodgkin lymphoma)

1)低倍镜观察：淋巴结的正常结构破坏消失，被大量瘤组织取代。瘤组织内的细胞成分复杂多样，可见多核瘤巨细胞。有些是肿瘤成分，有些是非肿瘤成分，两者的比例在不同的病例各不相同，可形成不同的组织学类型(见图 2-9-2)。

2）高倍镜观察：肿瘤组织中的细胞成分有两类，即肿瘤性成分及非肿瘤成分。

典型 R-S（Reed-Sternberg）细胞：

各种类型的霍奇金淋巴瘤共同之处是瘤组织内可以见一种形态独特的多核瘤巨细胞，称为 Reed-Sternberg 细胞（R-S 细胞），是诊断霍奇金淋巴瘤的重要依据。R-S 细胞体积大，直径 15～45μm，椭圆形或不规则形；胞质丰富，双色性或略嗜酸性；核大，可为双核或多核，染色质常沿核膜聚集成堆，核膜厚，核内有一大的嗜酸性核仁，直径 3～4μm，周围有一透明晕。有时在核仁与核膜之间可见染色质细丝相连。双核的 R-S 细胞的两核并列，都有大的嗜酸性核仁，形似镜中之影，故称镜影细胞（见图 2-9-3）。

不典型 R-S 细胞：

霍奇金细胞：形态与 R-S 细胞相似，但只有一个核，核内也有大红核仁，不能作为诊断的依据。

爆米花细胞：胞体较大，可达 30μm 直径，胞质丰富淡染，核大，不规则，常扭曲呈折叠状或分叶状；如爆米花或桑葚样，核膜薄，染色质细，核仁小，可有多个小核仁。这种细胞常见于淋巴细胞为主型。

陷窝细胞：细胞体积也较大，胞质丰富，染色淡或清亮透明，核大呈分叶状，常有多个小核仁。用福尔马林固定的组织，由于细胞质收缩与周围细胞间形成透明的空隙，好似细胞位于陷窝内，所以叫陷窝细胞。这种细胞多见于结节硬化型霍奇金淋巴瘤。

多形性或未分化型细胞：细胞体积大，大小形态不规则；核大，奇形怪状，核膜厚，染色质粗。常有明显的大红核仁，核分裂象多见，并常有多极核分裂。多见于淋巴细胞消减型霍奇金淋巴瘤。

非肿瘤成分：除了上述典型和非典型的肿瘤细胞外，瘤组织内还有多数非肿瘤成分，包括淋巴细胞、浆细胞、中性粒细胞、嗜酸粒细胞和组织细胞等，数量多少不等。散在分布于肿瘤细胞间。除了特征性的 R-S 细胞外，必须同时伴有多样化的反应性非肿瘤性细胞成分背景，才能诊断为霍奇金淋巴瘤。

诊断要点：淋巴结结构破坏，其中见多种细胞成分；典型的 R-S 细胞。

组织学类型：根据肿瘤组织内肿瘤细胞成分与非肿瘤细胞成分的不同比例和瘤细胞的形态特点将霍奇金淋巴瘤分为四种组织类型：

淋巴细胞为主型（LP 型）：在病变的淋巴结中以增生的淋巴细胞和组织细胞为主要成分，可呈弥漫性或结节状分布。嗜酸性粒细胞、中性粒细胞和浆细胞数量很少或见不到，没有坏死及纤维组织增生。其间可见典型的 R-S 细胞，但数量很少，可见较多有数个小核仁的爆米花细胞。这型霍奇金淋巴瘤一般只累及一个或一组淋巴结。

混合细胞型（MC 型）：此型最多见，由多种细胞成分混合而成，淋巴结结构完全破坏消失，内有多数嗜酸性粒细胞、浆细胞、组织细胞、淋巴细胞和少量中性粒细胞浸润。其间常有多量典型的 R-S 细胞，部分病例可有小坏死灶和少量纤维组织增生，一般不形成胶原纤维束。

淋巴细胞消减型（LD 型）：本型的特点为淋巴细胞数量减少，而 R-S 细胞或其不典型的多形性细胞相对较多。这型又有两种不同的形态：弥漫性纤维化型：淋巴结内细胞少，主要由排列不规则的纤维组织和纤细的蛋白样物质替代。其间有少数 R-S 细胞、组织细胞和淋巴细胞，常见坏死灶；网织型或肉瘤型：细胞丰富，由多量高度未分化的多形性细胞组成，其间可见少数典型的 R-S 细胞。瘤组织常有坏死灶。

结节硬化型（NS 型）：

这型的特点是瘤组织内有陷窝细胞和增生的纤维组织条索。淋巴结内纤维组织增生，由增厚的包膜向内伸展，形成粗细不等的胶原纤维条索，把淋巴结分隔成许多大小不等的结节。其中有多数陷窝细胞和多少不等的典型 R-S 细胞。还可见较多的淋巴细胞、组织细胞、嗜酸粒细胞、浆细胞和中粒细胞，部分病例还可见坏死灶。

(3)非霍奇金淋巴瘤(non-Hodgkin lymphoma)

1)低倍镜观察：此切片为淋巴结，可见淋巴结的正常结构包括淋巴滤泡和淋巴窦已被破坏消失，由大量单一性弥漫浸润的瘤细胞所取代，瘤细胞大小形态较一致(见图 2-9-4)。

2)高倍镜观察：淋巴细胞处于某种分化状态，并有异型性。瘤细胞大小、形态不一致。胞质较少、核大小不等，形状不规则，但多呈圆形或近圆形，核染色加深、体积较大。染色质增粗、核分裂象易见。有时淋巴结包膜和包膜外组织可见到瘤细胞浸润。

诊断要点：成分较单一的肿瘤性淋巴细胞取代正常淋巴结构；淋巴细胞有异型性。

(4)弥漫性 B 细胞淋巴瘤(diffuse B-cell lymphoma)

1)低倍镜观察：淋巴结结构消失，肿瘤细胞弥漫分布，偶可见肿瘤性滤泡。

2)高倍镜观察：可见中心细胞样和中心母细胞样的肿瘤细胞，中心细胞样的肿瘤细胞体积比残留的淋巴细胞大些，核弯曲，可见明显的核裂，核呈凹陷或折叠状。核染色质粗糙致密，核仁不明显。中心母细胞样的肿瘤细胞染色质呈空泡状，有多个核仁，胞质量中等，核分裂象常见。

(5)弥漫性大 B 细胞淋巴瘤(diffuse large B-cell lymphoma)

1)低倍镜观察：此切片为淋巴结，可见淋巴结的正常结构已破坏消失，由大量单一性弥漫浸润的瘤细胞所取代。

2)高倍镜观察：肿瘤细胞核大，比残留淋巴细胞大 3～4 倍，形态各异，多数瘤细胞核圆形、不规则形，有核分裂，染色质分散，核仁明显，胞质淡染，量中等。

【思考题】

(1)名词解释：霍奇金淋巴瘤、R-S 细胞、镜影细胞。

(2)简述霍奇金淋巴瘤的病变特点及组织学类型，哪些细胞具有诊断意义？

(3)非霍奇金淋巴瘤与霍奇金淋巴瘤在组织学上有何区别？

(张春庆)

实验十　泌尿系统疾病

泌尿系统由肾脏、输尿管、膀胱和尿道组成。肾脏是泌尿系统结构和功能的核心器官，肾盂、输尿管和膀胱及尿道均为存储或输送尿液的管道。肾脏通过生成尿液、排泄体内代谢废物和外源性毒物，维持机体水、电解质和酸碱平衡。同时肾脏还可通过产生肾素、促红细胞生成素等内分泌激素样物质，调节肾脏和其他器官的功能。

泌尿系统疾病包括炎症、梗阻、血管性、中毒性、代谢性、遗传性、先天性发育异常和肿瘤等。一些全身系统性疾病(系统性红斑狼疮)和其他疾病(肝脏疾病)，在进展过程中也常累及肾脏，并成为严重影响患者生存质量和危及生命的重要原因之一。

【实验目的】

(1)掌握急性弥漫性增生性肾小球肾炎、新月体性肾小球肾炎及慢性肾小球肾炎的病变特点和临床病理联系；掌握急、慢性肾盂肾炎的病理变化及其区别。

(2)熟悉其他各型肾小球肾炎、IgA肾病的基本病变及临床病理联系。

(3)了解急、慢性肾盂肾炎的临床病理联系；肾细胞癌、膀胱尿路上皮癌、肾母细胞瘤的病变特点。

【实验材料】

(1)大体标本：急性弥漫性增生性肾小球肾炎、慢性肾小球肾炎、急性肾盂肾炎、慢性肾盂肾炎、肾细胞癌、膀胱尿路上皮癌、肾母细胞瘤。

(2)组织切片：急性弥漫性增生性肾小球肾炎、慢性肾小球肾炎、新月体性肾小球肾炎、膜性肾小球肾炎、膜性增生性肾小球肾炎、急性肾盂肾炎、肾透明细胞癌、肾母细胞瘤、膀胱尿路上皮癌。

【实验内容】

1. 大体标本

(1)急性弥漫性增生性肾小球肾炎(acute diffuse proliferative glomerulonephritis)：肾脏体积轻到中度增大，质量增加，被膜紧张，肾表面光滑，灰白或淡红色(新鲜时应呈红色，称为"大红肾")，有时可见弥漫分布的小出血点(称蚤咬肾)(见图2-10-1，图2-10-2)。

切面可见肾皮质增宽，纹理模糊，但与髓质分界清楚，有时可见到粟粒大小出血点。

(2)慢性肾小球肾炎(chronic glomerulonephritis)：两侧肾脏体积对称性明显缩小，质量减轻，被膜出现皱褶，颜色变深，质地坚实、变硬。表面呈弥漫性凹凸不平的细颗粒状，颗粒大小比较一致，形成继发性颗粒性固缩肾(其形成的病变基础是什么？何为原发性颗粒性固缩肾？)。

切面可见肾皮质因萎缩而变薄，纹理模糊不清，肾皮质髓质分界不清楚。小动脉管壁增厚、变硬，血管断面呈哆开状，肾盂周围脂肪组织增多(见图2-10-3)。推测患者会有哪些临床表现？

(3)急性肾盂肾炎(acute pyelonephritis)：病变分布不规则，可累及一侧或两侧肾，肾体积增大，质量增加，被膜紧张，质地较软。表面散在多数大小不等的脓肿，呈黄色或黄白色，周围有紫红色充血带环绕。严重病例数个小化脓灶可融合成大小不等的较大脓肿，不规则地分布在肾组织各部，病灶之间肾组织基本正常。

切面髓质内可见黄色条纹向皮质伸展。有些条纹融合形成小脓肿。肾盂黏膜充血、水肿，可有散在的小出血点，有时黏膜表面并有脓性渗出物覆盖。肾盂黏膜粗糙，肾盂腔内可有脓性渗出液(见图2-10-4)。

(4)慢性肾盂肾炎(chronic pyelonephritis)：病变可累及一侧或两侧肾。即使两侧肾皆受累，其损伤程度也不相同，病变分布不均匀，呈不规则的灶性或片状。肉眼可见两侧肾脏不对称，大小不等，肾脏表面凹凸不平，体积缩小，质量减轻，包膜增厚，质地变硬。表面高低不平，有粗大而不规则的凹陷性瘢痕。

切面可见皮髓界限较模糊、肾乳头萎缩，肾盂肾盏因瘢痕收缩而变形，肾盂黏膜增厚、粗糙。肾盂周围脂肪组织增生。

(5)肾细胞癌(renal cell carcinoma)：肾细胞癌可发生在肾的任何部位，多见肾的两极，尤以上极更为多见。肉眼见肾体积增大，质量增加，包膜紧张，于肾的上极可见一个圆形或类圆形肿物，直径3～15cm；与邻近的肾组织分界明显，有假包膜形成，但肿瘤周围组织中常有小肿瘤结节环绕，说明肿瘤具有侵袭性。

切面分界清楚，有假包膜，有时可见卫星结节。癌组织呈灰白色，常因伴有出血，坏死，软化和钙化而呈红、黄、灰、白相间的多种色彩(见图2-10-5)，但如果标本固定时间较长，这种多色性并不十分明显。

肿瘤逐渐发展可侵入肾盏，肾盂，引起阻塞，并可突破肾盂侵入输尿管。肾癌的另一个特点是常侵入肾静脉，并可在静脉腔内生长形成条索状向下腔静脉延伸甚至可达右心，少数可穿破肾包膜，侵犯肾上腺及肾周围软组织。

（6）膀胱尿路上皮癌(transitional cell carcinoma of the bladder)：膀胱尿路上皮癌多发生于膀胱侧壁和三角区近输尿管开口处，可单发或多发，大小不等，可从数毫米至数厘米，分化好者，体积较小，乳头明显，有的呈息肉状、有蒂或窄基在膀胱黏膜表面形成乳头状突起。

分化差者，体积大，呈息肉状、菜花状、溃疡或斑块状，宽基无蒂。突出于黏膜表面，并向壁内呈不同程度的浸润。有些肿瘤不形成突起，表现为膀胱黏膜局部增厚呈扁平斑块状。这种类型早期可局限于黏膜内，但多数浸润至黏膜下。肿瘤表面可有溃疡形成，坏死、出血和伴发感染。

（7）肾母细胞瘤(nephroblastoma)：通常为单侧，5%～10%为双侧，肿瘤多巨大呈球形，有时占据大部分腹腔，肿瘤界限清楚，压迫周围组织，好似包膜，即为假包膜。切面上肿瘤和残存的肾组织被包膜分隔开，因此境界清楚。肿瘤质地和颜色多样化是本瘤特点。

部分呈灰白色，质硬；部分呈黏液样，质软；部分呈鱼肉状，似肉瘤；部分可见透明软骨样组织并常有钙化，大片出血和液化性坏死区。有时形成囊腔。肿瘤较小时，仍可在其一侧看到原来的肾组织，但如肿瘤体积巨大，则肾脏可全部破坏、消失。有时肿瘤穿破肾脏被膜而侵犯肾周围软组织。

2. 组织切片

（1）急性弥漫性增生性肾小球肾炎(acute diffuse proliferative glomerulonephritis)

1）低倍镜观察：先辨认出肾组织(肾小球、肾小管)，病变弥漫广泛，多数肾小球受累，肾小球体积增大，肾间质充血，炎细胞浸润(见图2-10-6)。

2）高倍镜观察：

肾小球：肾小球血管丛体积增大，严重时几乎充满整个肾小囊，肾小球内细胞数目增多：主要为增生的毛细血管内皮细胞及系膜细胞(这两种细胞光镜下不易区别)，伴少量中性粒细胞及巨噬细胞浸润；由于细胞增多和内皮细胞肿胀，致使肾小球毛细血管腔变窄或闭塞，毛细血管内红细胞减少或消失。有时腔内出现透明血栓。可发生节段性血管壁纤维素样坏死。

肾球囊变窄，肾小囊内可见渗出的中性粒细胞及淡红色蛋白性的液体，纤维蛋白，亦可见红细胞等。

肾小管：肾小管上皮细胞水肿、脂肪变性或玻璃样变性，部分肾小管上皮细胞坏死，细胞核消失，管腔内可见透明管型、细胞管型或颗粒管型。

肾间质：血管高度扩张充血、水肿和少量炎细胞浸润。

（2）慢性肾小球肾炎(chronic glomerulonephritis)

1）低倍镜观察：根据残留的肾小球和肾小管辨认肾组织。病变弥漫广泛，大部分肾单位受累。肾小球数目减少，由于肾间质纤维组织增生，牵拉病变肾小球，在一个低倍视野中常见到多个或数十个肾小球，即"肾小球集中"现象，部分肾单位代偿性肥大(见图2-10-7)。

2）高倍镜观察：

肾小球及肾小管：部分肾小球体积缩小、纤维化、玻璃样变，不见毛细血管丛结构，最终变为红染、均质、无结构的玻璃样小体，称玻璃球。

其周围所属的肾小管也萎缩、变小甚至消失(为什么肾小管会发生萎缩？)，萎缩区域被纤维结缔组织增生取代。因病变肾小球体积缩小，肾小管萎缩、消失，间质纤维组织增生，出现玻璃样变肾小球相对集中，靠拢的现象。

病变区之间残存的肾小球代偿性肥大，其所属的肾小管代偿性扩张，上皮细胞呈高柱状。扩张明显者上皮细胞变扁平，管腔内可见蛋白管型和颗粒管型。

肾间质：间质纤维结缔组织增生及慢性炎症细胞浸润，肾小动脉管腔狭窄，管壁增厚，玻璃样变性。

(3)新月体性肾小球肾炎(crescentic　glomerulonephritis)

1)低倍镜观察：辨认出肾组织。病变弥漫广泛，以肾小球为重，多数肾小球内可见肾球囊壁层上皮细胞增生形成月牙形或环形分布的新月体或环形体(见图2-10-8)。

2)高倍镜观察：

新月体：主要由肾小球囊壁层上皮细胞增生和渗出的单核细胞组成，肾小球囊壁层上皮细胞增生显著，扁平的上皮细胞肿大，可呈梭形或立方形，堆积成层，在肾小球囊内毛细血管丛周围形成新月形或环形。增生的上皮细胞间可见红细胞，中性粒细胞和纤维素性渗出物。有时可见球丛毛细血管发生纤维素性坏死和出血。

细胞性新月体：早期新月体主要由细胞组成，增生的细胞主要为肾球囊壁层上皮细胞和少量脏层上皮细胞及单核细胞或巨噬细胞，其中并有多少不等的白细胞，称之为细胞性新月体。

纤维-细胞性新月体：新月体内增生的上皮细胞之间逐渐出现新生的纤维细胞并逐渐增生，形成纤维-细胞性新月体。

纤维性新月体：最后新月体内的上皮细胞和渗出物完全由纤维组织替代便成为纤维性新月体。

部分肾小球毛细血管丛与增生的"新月体"互相黏连，毛细血管管壁增厚或有的受压萎缩伴局灶性纤维蛋白样坏死，少数肾小球已被玻璃样物质所取代。

肾小管：肾小管上皮细胞水肿、脂肪变性或萎缩、消失，管腔内可见管型。

肾间质：血管扩张、充血，灶性炎细胞浸润。

(4)膜性肾小球肾炎(membranous glomerulonephritis)

镜下观察：弥漫性肾小球毛细血管壁增厚为特征。无细胞增生及炎症细胞渗出。

(5)膜性增生性肾小球肾炎(membranoproliferative glomerulonephritis)

1)低倍镜观察：多数肾小球受累，肾小球体积增大，细胞数目增多。

2)高倍镜观察：主要为肾小球系膜细胞增生和系膜基质增多，系膜区增宽，使毛细血管丛呈分叶状；伴基底膜增厚。增生的系膜组织侵入毛细血管基底膜与内皮细胞之间，使毛细血管壁增厚，管腔狭窄。

肾小管上皮细胞水肿，管腔内有红细胞或蛋白管型。

晚期肾小球硬化，肾小管萎缩，肾间质纤维组织增生。

(6)急性肾盂肾炎(acute pyelonephritis)

1)低倍镜观察：辨认出肾组织。肾组织中可见片状分布的炎症病灶。

2)高倍镜观察：主要病变为肾间质的化脓性炎和肾小管坏死。呈灶状分布的炎性脓肿样病灶内肾小球、肾小管均已坏死，被大量中性白细胞所代替，其间可见坏死组织碎片。部分病灶可形成较大脓肿，并与周围肾组织分界清晰。部分肾小管腔内积有大量炎细胞和坏死组织的碎片，少数肾小管内有蛋白管型。肾间质血管扩张，充血，有大量中性白细胞浸润。

(7) 透明细胞性肾细胞癌(renal clear cell carcinoma)

1)低倍镜观察：癌细胞排列多种多样，可呈巢状，条索状，腺管样或实体团块状。肿瘤间质较少，血管丰富。

2)高倍镜观察：癌细胞排列呈条索状、片巢状、腺管状；癌细胞体积大，边界清楚，圆形或多边形，胞质丰富，透明或颗粒状，细胞核小，多呈圆形而深染；染色质呈粗块状，核膜薄，可见核仁。部分区域胞核明显增大、深染，并可见畸形核及核分裂象。间质富有毛细血管和血窦。部分区域伴坏死及玻璃样变性（见图 2-10-9）。

(8)肾母细胞瘤(nephroblastoma)

肿瘤由两种主要成分组成：一种是肉瘤性梭形细胞，胞质稀少，核呈梭形或圆形，深染，这种细胞呈弥漫性束状或实体团块状排列。

另一种是一些细胞组成的肾小球样和肾小管样结构。前者如分化较好，在大小和结构上都和正常肾球小球相似，甚至有类似肾球囊腔的结构；如分化差，则仅见圆形的，大小不等的未分化细胞团。肾小管样结构可为 1～3 层细胞衬附的管腔，甚至有基底膜样结构（见图 2-10-10，图 2-10-11）。

(9)膀胱尿路上皮癌(transitional cell carcinoma of the bladder)

膀胱的组织学结构：

膀胱黏膜上皮为变移上皮。膀胱空虚时上皮厚 8～10 层细胞，表层细胞大，呈立方形；膀胱充盈时，上皮变薄，仅 3～4 层细胞，细胞变扁。固有层含较多的胶原纤维和弹性纤维。肌层厚，由内纵、中环和外纵三层平滑肌组成。外膜多为疏松结缔组织。

膀胱尿路上皮癌：

1)低倍镜观察：尿路上皮呈乳头状增生，层次明显增多；部分区域细胞排列成大小不等团块，失去乳头状结构。乳头状结构的间质轴心为纤细的纤维脉管组织（见图 2-10-12）。

癌组织团块可向黏膜下，肌层浸润性生长，并可见癌组织侵入淋巴管和血管。

2)高倍镜观察：癌细胞体积大，有明显异型：核浆比例明显增大，核染色质粗糙，核分裂象易见到。

根据癌细胞分化程度不同，将尿路上皮癌分为两级。

低级别尿路上皮癌：

低级别(轻度异型性)者，瘤细胞>5 层(伞细胞尚存或消失)，增大；胞核轻度大小不等、染色质稍多，轻度失极性，可垂直于基底膜；核分裂象较少，无病理性核分裂象。

高级别(重度异型性)者，瘤细胞层次明显增多(伞细胞消失)，明显增大；胞核明显增大、多形、染色质稍多、核仁显著，极性紊乱；核分裂象多，可见病理性核分裂象。

【思考题】

(1)如何用急性弥漫性增生性肾小球肾炎和慢性肾小球肾炎的病变解释其各自的临床表现？

(2)急性肾小球肾炎患者出现血尿、蛋白尿、少尿和高血压的病理基础是什么？

(3)快速进行性肾小球肾炎的病变与临床症状如何联系？为什么说它不是一种独立性疾病？

(4)引起肾病综合征的肾小球肾炎有哪些？它们的病理特点如何？

(5)急性和慢性肾小球肾炎的肾脏标本在大体和镜下如何区别？

(6)弥漫性硬化性肾小球肾炎后期，肾小球数目大量减少，但尿量反而增多，为什么？

(7)弥漫性硬化性肾小球肾炎引起的固缩肾最容易与什么疾病引起的固缩肾相混淆？我们所学的疾病哪些可引起固缩肾？

(8)试比较高血压病晚期肾、慢性肾小球肾炎、慢性肾盂肾炎三者肾脏病变的异同。

(9)肾盂肾炎是什么性质的炎症，主要侵犯肾脏的哪些部位？

(10)肾盂肾炎主要经何途径感染，其主要致病菌是什么？

(11)急性肾盂肾炎和慢性肾盂肾炎在病变及临床表现上有何异同?

(12)肾癌常转移何处?

(13)膀胱癌好发部位有哪些?

(张春庆)

实验十一 骨关节疾病

骨关节疾病种类很多,包括发育障碍、损伤,炎症、代谢和内分泌紊乱以及肿瘤和瘤样病变等。本章实验课主要学习几种常见的骨肿瘤和骨的瘤样病变。通过观察骨的病理改变,同学们要养成诊断骨的病理变化时一定要结合患者的临床表现及影像学表现后综合诊断的原则,不要仅从病理变化来下最终的病理诊断,因为这样有时很容易误诊,请同学们在日后的工作中一定要加以注意。

【实验目的】

(1)掌握骨软骨瘤、骨巨细胞瘤、骨肉瘤的病理变化。

(2)熟悉纤维结构不良、骨纤维结构不良、动脉瘤样骨囊肿的病变特点。

(3)了解骨嗜酸性肉芽肿的病变特点。

【实验材料】

(1)大体标本:骨软骨瘤、骨巨细胞瘤、骨肉瘤、纤维结构不良、骨纤维结构不良、动脉瘤样骨囊肿、骨嗜酸性肉芽肿。

(2)组织切片:骨软骨瘤、骨巨细胞瘤、骨肉瘤、骨纤维结构不良、动脉瘤样骨囊肿。

【实验内容】

1. 大体标本

(1)骨软骨瘤(osteochondroma osteocartilaginous exostosis):肿瘤从骨表面向外突起,大小形状不一,表面呈半球形、结节状、菜花状等。切面可见肿瘤显示三层不同的结构:表层为一薄层纤维组织,即软骨膜,与相邻骨膜相连;中层由灰白的透明软骨组成,称软骨帽,其厚度多在 1～5mm,同一肿瘤各处厚薄可不同,年龄越大,软骨帽越薄;基底部由海绵状松质骨组成,其下方与正常骨质相连。

(2)骨巨细胞瘤(giant cell tumor of bone):肿瘤位于骨端,常为偏心性生长,受累的骨皮质向外膨胀。肿瘤周围常有菲薄的骨壳,肿瘤内的骨质溶解破坏,瘤内可见纤维或骨性间隔。瘤组织呈灰白色或灰红色,质软而脆,可伴有坏死、出血、囊性变及较大血腔形成。

(3)骨肉瘤(osteosarcoma):长骨肿瘤位于干骺端的骨髓腔中央或为偏心性。一侧或四周的骨皮质被浸润和破坏,其表面的骨外膜常被掀起。在切面上可见肿瘤上、下两端的骨皮质和掀起的骨外膜之间形成三角形隆起,其间堆积由骨外膜产生的新生骨。此三角称为 Codman 三角,这在 X 线照片中可以显示出来。在骨外膜被掀起时,自骨外膜通往骨皮质的小血管因受到牵拉而呈垂直于骨皮质分布,在这些垂直的小血管周围组织的血液供应丰富,故新骨形成增多,这些反应性新生骨小梁呈放射状与骨表面垂直分布,在 X 线上表现为日光放射状阴影,这种现象与上述 Codman 三角在 X 线上对骨肉瘤的诊断具有特征性。

骨肉瘤的切面呈多彩状,其外观取决于肿瘤性骨质及软骨的含量以及出血、坏死等继发改变的程度。例如,肿瘤性骨质成分较多时则肉眼观呈黄白色,质地坚硬,有砂粒小点或条纹;如软骨形成明显时则呈半透明状;在肿瘤细胞丰富部位则呈灰红色鱼肉状。

(4) 纤维结构不良(fibrous dysplasia)：病变骨常肿大，骨皮质变薄，局部向外膨出，可因负重而弯曲变形。骨髓腔内充满灰红色或灰白色，橡皮样韧实的纤维结缔组织，若有出血则呈暗红色。含有较多纤维化骨者常有沙砾感，含有较多骨质者质地较硬。有时可伴有出血和囊性变。

(5) 骨纤维结构不良(osteofibrous dysplasia)：病变多见于胫骨、腓骨骨干。肿瘤呈灰白色，质韧。若骨质较多，切之有沙砾感。

(6) 动脉瘤样骨囊肿(aneurysmal bone cyst, ABC)：多为刮除标本，暗红色肉芽状的破碎组织，切面可见海绵状小囊腔。若为局部切除标本，则大多呈球状膨胀性肿物，切面见囊内正常骨结构消失，由大小不等的血性囊腔替代，内含不凝固血液且相互沟通，囊内面光滑。囊腔间组织呈灰白色或铁锈色，质韧、厚薄不一。

(7) 骨嗜酸性肉芽肿(eosinophilic granuloma)：一般为刮除标本，多为破碎的灰褐色组织伴出血坏死。切除标本中，病变位于骨髓腔内，可侵犯骨皮质甚至周围软组织。病灶一般较小，数毫米至数厘米大小，质软而脆，呈灰黄色和灰红色，间杂以小出血灶，可有囊性变。

2. 组织切片

(1) 骨软骨瘤(osteochondroma osteocartilaginous exostosis)：骨软骨瘤的三层结构很清楚，表层为致密的纤维组织(软骨膜)，软骨膜向软骨帽方向成软骨，逐渐出现软骨陷窝，形成软骨层；软骨层由透明软骨构成；基底部由海绵状松质骨组成(见图 2-11-1)。

(2) 骨巨细胞瘤(giant cell tumor of bone)：肿瘤主要由单核基质细胞及多核巨细胞等两种细胞组成，间质血管丰富。基质细胞为梭形、卵圆形或圆形，细胞境界不清楚，常见胞质突起。细胞核较大，染色质量中等，可具有一个核仁。多核巨细胞常较均匀地散布在基质细胞之间，是为本瘤的特点。多核巨细胞的直径常为 30~60μm，核数一般为 15~20 个，最多可达 100 个以上，常聚集在细胞的中央。核的形态与单核基质细胞相似。细胞边界不规则，但分界较清楚，胞质丰富，略呈嗜碱性，有时还可见含大量脂类的泡沫细胞。本瘤间质血管丰富，有多少不等的胶原纤维。肿瘤本身无成骨现象，但有时见有类骨组织及新生骨小梁，常见于纤维组织的周围，可能是一种反应性新骨形成或病理性骨折后形成的骨痂(见图 2-11-2)。

根据基质细胞的异型性和多核巨细胞的数量及体积大小可将骨巨细胞瘤分为三级：Ⅰ级的基质细胞异型性小，多核巨细胞数量多，体积大，分布较均匀；Ⅱ级介于两者之间；Ⅲ级的基质细胞异型性明显，细胞密集，核分裂象多，具肉瘤样改变，多核巨细胞数量少，体积小。Ⅰ级基本为良性，具低度侵袭性，刮除术后可复发。多次复发后可变为恶性。Ⅲ级呈恶性肿瘤的表现，易复发和转移至肺。病理分级对判断骨巨细胞瘤的良恶性程度和预后以及治疗方法的选择有一定的参考价值，但并非绝对可靠。现已逐步废弃传统分级，统称为骨巨细胞瘤，具侵袭性。

(3) 骨肉瘤(osteosarcoma)：骨肉瘤由明显间变的梭形或多边形肉瘤细胞组成，细胞大小不等，核形奇异，大而深染，核仁明显，易见病理性核分裂象。肿瘤细胞直接形成肿瘤性类骨组织或骨组织，是诊断骨肉瘤的最重要的组织学依据(见图 2-11-3)。所形成的类骨组织或骨组织在不同肿瘤或同一肿瘤的不同部位多少不等。往往可看到肿瘤性骨质发生过程中各阶段的形态，最早期在恶性肿瘤细胞间出现均质红染的胶原样物质，其后红染物质逐渐增多，将肿瘤细胞分隔疏远，构成小梁或片状的肿瘤性类骨组织。类骨组织可伴钙盐沉着，其内的肿瘤细胞固缩变小，形成肿瘤性骨质。骨肉瘤内也可出现肿瘤性软骨。

(4) 骨纤维结构不良(osteofibrous dysplasia)：瘤组织主要由纵横交错的纤维组织与成熟的骨

小梁所构成。纤维组织一般较致密，成纤维细胞体积细小，散在分布，间质中含有不等量的胶原纤维。骨小梁周边围绕着成排的成骨细胞和不等量的破骨细胞，骨小梁排列方向不一，大多数骨小梁的中央是纤维性骨，外围则向板层骨过渡。间质内不见出血及多核巨细胞反应（见图2-11-4）

（5）动脉瘤样骨囊肿（aneurysmal bone cyst，ABC）：大小不等的扩张囊腔中充满血液，囊腔间为纤维结缔组织间隔。纤维性间隔或富于细胞，或富于纤维组织，其中可见出血灶及吞噬含铁血黄素的巨噬细胞和多核巨细胞。纤维性间隔有的形成飘带样结构，不见内皮细胞衬附。多核巨细胞体积小，分布不均，多在出血区域或周边。

【思考题】

（1）骨肉瘤的诊断依据？

（2）骨巨细胞瘤的诊断依据，分级标准？

（3）骨肉瘤和骨巨细胞瘤的好发部位有哪些？

（4）为什么小于 17～20 岁的骨肉瘤患者，肿瘤一般不侵及骨骺端。

（5）为什么骨肉瘤患者 X 线检查会出现 Codman 三角和日光放射状阴影？

（张春庆）

实验十二　生殖系统和乳腺疾病

慢性子宫颈炎（chronic cervicitis）是育龄妇女最常见的疾病。子宫颈癌是女性生殖系统中常见的恶性肿瘤之一，常发生于子宫颈外口鳞-柱上皮交界处。滋养层细胞肿瘤包括葡萄胎、侵蚀性葡萄胎和绒毛膜癌，在学习中要把三者有机地结合在一起，注意它们之间的区别和联系。我国乳腺癌的发病率近年来有不断增加的趋势，目前已经超过子宫颈癌而居女性癌瘤的第一位。常发生于 50 岁左右的妇女，有年轻化倾向。半数以上发生在乳腺外上象限，其次为中央区和内上象限。乳腺癌根据组织形态将其分为非特殊类型浸润性导管癌、浸润性小叶癌和特殊性癌。卵巢肿瘤按其组织发生可分为三大类：①上皮性肿瘤，如浆液性肿瘤、黏液性肿瘤、子宫内膜样瘤及纤维上皮瘤等，这类肿瘤的性质可分为良性、交界性及恶性；②性腺间质肿瘤，如颗粒细胞瘤、卵泡膜细胞瘤及纤维瘤等；③生殖细胞肿瘤，如畸胎瘤、无性细胞瘤、内胚窦瘤及胚胎性癌等。前列腺增生症（hyperplasia of prostate）又称前列腺肥大，多发生于 50 岁以上的老年人，以前列腺腺体和间质增生为特征。前列腺癌多发生于 50 岁以上的老年人，在我国远较欧美国家少见，在我国前列腺癌的发生率只占恶性肿瘤的 0.3%左右。

【实验目的】

（1）掌握子宫颈癌，绒毛膜上皮癌，乳腺癌的病变特点。

（2）熟悉子宫颈癌，绒毛膜上皮癌，乳腺癌的蔓延和转移途径。熟悉并区别水泡状胎块、恶性水泡状胎块、绒毛膜上皮癌的病变特点。

（3）了解卵巢浆液性囊腺癌与黏液性囊腺癌病变；阴茎癌、前列腺增生症、前列腺癌的病变特点；卵巢常见肿瘤的类型和形态特征。

【实验材料】

（1）大体标本：子宫颈癌、葡萄胎、侵袭性葡萄胎、绒毛膜癌、乳腺癌、卵巢浆液性囊腺癌、卵巢黏液性囊腺癌、前列腺增生症、子宫平滑肌瘤、子宫腺肌病、卵巢良性囊性畸胎瘤、乳腺纤维腺瘤、卵巢浆液性囊腺瘤、卵巢黏液性囊腺瘤、阴茎癌。

（2）组织切片：慢性子宫颈炎、子宫颈原位癌、子宫颈鳞状细胞癌、子宫内膜增生症、子宫平滑肌瘤、子宫平滑肌肉瘤、水泡状胎块、绒毛膜癌、卵巢浆液性囊腺癌、卵巢黏液性囊腺癌、卵巢无性细胞瘤、卵巢畸胎瘤、卵巢内胚窦瘤、前列腺增生症、乳腺浸润性导管癌、乳腺单纯癌。

【实验内容】

1. 大体标本

（1）子宫颈癌（carcinoma of cervix）：在子宫颈前、后唇近子宫颈外口处可见灰白色肿物，肿物表面呈凹凸不平状。

外生菜花型：肿块呈结节状、乳头状或菜花状，突起子宫颈表面，灰白色，质脆，有出血、感染、坏死等。

内生浸润型：癌组织向宫颈管浸润，宫颈体积增大，部分增厚，癌组织灰白、质硬，向子宫颈管内浸润性生长（见图 2-12-1）。

溃疡型：癌组织除向深部浸润外，表面有大块坏死脱落，形成溃疡，似火山口状。

（2）葡萄胎亦称水泡状胎块（hydatidiform mole）

完全性葡萄胎：子宫腔扩张，腔内充满大小不等的透明或半透明状水泡，水泡直径 0.1～2 cm，壁薄，水泡间有纤细的纤维条索相连，状似葡萄，无胚胎或胎儿（见图 2-12-2）。

部分性葡萄胎：子宫腔扩张，腔内可见部分大小不等的透明囊泡，形如葡萄样外观，部分为正常的胎盘组织，可见胎儿或胎膜。

（3）侵袭性葡萄胎（invasive hydatidiform mole）：子宫腔内可见多少不等的水泡状物，子宫肌壁内可见大小不等的水泡状组织侵入的病灶，伴出血、坏死（见图 2-12-3）。问：通过刮宫可否诊断此病？

（4）绒毛膜癌（choriocarcinoma）：子宫体积不规则增大，表面或切面可见紫红色结节。子宫肌壁内可见血肿样肿块，血块中掺杂有灰白、灰黄色瘤组织，突出于宫腔，质软、脆，有溃烂、坏死。试问有何临床表现？

（5）乳腺癌（carcinoma of breast）：乳腺癌多发生在乳腺的外上象限。单侧多见，肿块浅表时，直径虽小也能触及，但位置较深时，肿块直径大约在 2cm 以上才能触及。

浸润性导管癌（invasive ductal carcinoma）：标本为切除的乳腺组织，有的标本皮肤呈"橘皮样"外观，乳头下陷。乳腺切面可见较大的灰白色癌组织肿块，肿块形状不规则，质地硬，无包膜，与乳腺组织境界不清。癌组织向周围纤维脂肪组织伸展而呈明显星状或蟹足状。这说明癌组织在乳腺内浸润性生长。在肿块四周相继出现小癌结，称之为"卫星结节"，癌在晚期还可穿破皮肤表面。坏死脱落后，常形成溃疡，合并出血、感染等。

硬癌（scirrhous carcinoma）：表面皮肤呈橘皮样，乳头凹陷；乳房肿块切面呈灰白色与皮肤粘连，边界不清并浸润周围组织。

髓样癌（medullary carinoma）：肿块较大，球形，分界清楚，质软；切面呈灰白色，中心常伴出血、坏死或液化。

（6）卵巢浆液性囊腺癌（serous cystadenocarcinoma of the ovary）：肿块呈囊性，一般多房，部分或大部分见囊内乳头状突起。肿瘤大小不一，大者直径可超过 15cm，小者在 5cm 以下。常呈出血和坏死，质地软脆的乳头状物常充满囊腔。表面光滑或有乳头突起由囊内穿出表面。

（7）卵巢黏液性囊腺癌（mucinous cystadenocarcinoma of the ovary）：为囊性多房性肿块，伴有实性区域。实性区灰白色，半透明，质实，或为排列紧密而质地松脆的乳头状物。有时可见乳头状癌组织穿透囊壁而突出于囊表面。

(8)前列腺增生症(hyperplasia of prostate)：前列腺体积增大，表面光滑，呈结节状，质韧。切面结节分界清楚，呈蜂窝或海绵状，新鲜标本挤压时有乳白色液体溢出。有些结节呈苍白色，均质，蜂窝状结节不明显。试问前列腺增生症有何临床表现？

(9)子宫平滑肌瘤(leiomyoma of the uterus)：在子宫肌层、黏膜下或浆膜下，圆形或卵圆形结节。肿瘤质硬，边界清楚。切面隆起，灰白或淡粉红色，肌纤维束纵横交错，排列紊乱(见图2-12-4)。

(10)子宫腺肌病(adenomyosis)：子宫弥漫或局灶性增大，质硬。切面肌层隆起，肌纤维旋涡状，其中见下陷半透明灶伴出血。

(11)卵巢良性囊性畸胎瘤(benign cystic teratoma of ovary)：肿瘤为圆形或椭圆形囊性肿物，表面光滑。切面见囊内充有皮脂样物及毛发，囊壁上有一个硬结，结节内可含骨组织、软骨、牙齿及其他成熟组织等。

(12)乳腺纤维腺瘤(fibroadenoma of breast)：见"肿瘤"章。

(13)卵巢浆液性囊腺瘤(serous cystadenoma of the ovary)：肿块呈囊性，多为单房，也可为多房，囊表面光滑，壁薄，囊内壁可有可无乳头，囊内含清亮浆液。

(14)卵巢黏液性囊腺瘤(mucinous cystadenoma of the ovary)：肿块呈囊性，常为多房，也可为单房，表面及内壁光滑，壁较薄，一般无乳头，囊内含白色半透明黏稠液体。

(15)阴茎癌(carcinoma of penis)：肿块位于阴茎头，可单个或多个。早期为小结节、小溃疡、疣状或乳头状，病灶常被包皮遮盖。晚期呈菜花状，质脆，有坏死、溃疡形成，侵犯海绵体、尿道。试分析引起阴茎癌的原因可能有哪些？

2. 组织切片

(1)慢性子宫颈炎(chronic cervicitis)

病理变化：子宫颈黏膜充血水肿，间质内有淋巴细胞、浆细胞和单核细胞等慢性炎细胞浸润(见图2-12-5)。子宫颈腺上皮可伴有增生及鳞状上皮化生。另可见以下病变：

1)子宫颈糜烂：可分为真性糜烂和假性糜烂。

在慢性子宫颈炎过程中，覆盖在子宫颈阴道部鳞状上皮坏死脱落后，形成表浅缺损称真性糜粒，较少见。

常见的是宫颈先前损伤的上皮已被宫颈管黏膜的柱状上皮向下增生扩展取代了原鳞状上皮缺损区域。这种糜烂称为假性糜烂。糜烂面覆以单层柱状上皮，其下固有膜充血和水肿，并有以淋巴细胞、浆细胞为主的慢性炎细胞浸润。

2)子宫颈息肉：是在慢性子宫颈炎症过程中，子宫颈黏膜、腺体和固有膜结缔组织呈局限性增生，从而形成的向黏膜面突起的息肉状物，单发或多发。镜下可见息肉主要由不同比例的腺体和结缔组织组成，其中有充血，水肿和多少不等的慢性炎细胞浸润，表面被覆单层柱状上皮或(和)鳞状上皮。有时亦可见腺体内鳞状上皮化生现象。

3)子宫颈腺囊肿(Nabothian's 囊肿)：在子宫颈慢性炎症过程中，由于增生的结缔组织和鳞状上皮阻塞和压迫腺管，也有可能是腺管被黏液或化生的鳞状上皮层阻塞不通，分泌物潴留在腺腔中，腺腔扩张成囊状。镜下观，宫颈内膜腺体异常扩大，腺上皮细胞呈低柱状，或已被压成扁平，囊腔内液体清亮，或为黏液，或为黏液脓性。

(2)子宫颈原位癌(carcinoma in situ of cervix)

1)低倍镜观察：部分子宫颈鳞状上皮全层为癌细胞取代，排列紊乱、层次不清，极性消失，但基底膜尚完整，间质无浸润（见图 2-12-6）。

2）高倍镜观察：癌细胞有明显异型性，大小不等，形态不一，核大深染，核大小、形状不一，染色质增粗，核分裂象易见。有的区域可见原位癌累及腺体的现象。

诊断要点：子宫颈上皮全层癌变；基底膜完整。

（3）子宫颈鳞状细胞癌（squamous cell carcinoma of cervix）

1）低倍镜观察：辨认子宫颈组织，找出癌灶（是否为原位癌？为什么？）。

2）高倍镜观察：可见癌细胞形成大小及形状不等的癌巢，癌巢周围被纤维结缔组织分隔，其中有淋巴细胞浸润。癌巢中的癌细胞为多角形，大小不一，核大，多形，核深染，核仁明显，可见病理性核分裂象。

分化较好的鳞癌。癌巢周边癌细胞的排列与正常鳞状上皮的基底层细胞相似，有时也可见到癌细胞间的细胞间桥和中心部出现角化（癌珠）。

分化较差的鳞癌，无角化珠形成，甚至也无细胞间桥，癌细胞异型性明显，核分裂象多见。癌细胞多为梭形，胞质少，细胞核也为梭形，染色较深。

请作出组织类型的诊断包括分级，依据是什么？

（4）子宫内膜增生症（endometrial hyperplasia）

基于细胞形态和腺体结构增生和分化程度的不同，可分为以下三种类型：

1）单纯性子宫内膜增生（包括既往诊断的轻度增生和腺囊性增生）（见图 2-12-7）

A. 内膜腺体：管状或囊性扩张，伴少量单一分支或乳头结构，无异型性；与间质比率>3：1；排列拥挤（背靠背者少见）。

B. 腺上皮细胞：无异型性；胞核假复层，染色质细致，核仁不明显；核分裂象常见。

C. 可与复杂性增生并存。

D. 腺体呈现细胞异型性时，称为单纯性非典型增生。

2）复杂性子宫内膜增生（包括既往诊断的中度增生和腺瘤性增生）

A. 内膜腺体：复杂的腺体分支；腺上皮突入腔内，进而"搭桥"呈筛状结构；与间质比率>3：1；排列拥挤（背靠背者少见）。

B. 腺上皮细胞同单纯型子宫内膜增生。可伴各种化生。

C. 间质萎缩，含泡沫细胞。

D. 可与单纯性增生并存。

E. 腺体呈现细胞异型性时，称为复杂性非典型增生，属于癌前病变。

3）非典型子宫内膜增生

A. 腺上皮细胞异型性：大小不等，复层排列、极向较紊乱；核大（核浆比大），圆或趋圆、空泡状，染色质粗糙、深染、贴附于核膜；核仁明显、核分裂象多，胞质丰富、淡染或嗜酸性。

B. 腺体：结构复杂（出芽、分支、乳头状、成簇、筛状等），"迷宫"样排列，背靠背。

C. 间质：稀少，泡沫细胞较多（与雌激素水平增高有关，明显增多提示增生的腺上皮易于癌变），无异型性细胞浸润。

按增生程度可分为轻、中、重度。重度子宫内膜非典型增生与高分化的子宫内膜腺癌常难鉴别（主要鉴别点是非典型增生无内膜间质浸润）。

（5）子宫平滑肌瘤（leiomyoma of the uterus）：见"肿瘤"章。

（6）子宫平滑肌肉瘤（leiomyosarcoma of the uterus）：见"肿瘤"章。

（7）葡萄胎（hydatidiform mole）

绒毛的组织学特点：

妊娠早期的绒毛(妊娠 3 个月以内)：绒毛大、分支少，绒毛外被两层滋养叶细胞，最表面的是合体滋养细胞，其内为细胞滋养层细胞。绒毛的中轴为疏松的间质，间质中毛细血管少而小。

妊娠中期的绒毛(妊娠 4～6 个月)：绒毛较细小，分支较多，绒毛外被合体滋养层，绒毛间质中毛细血管较多。

妊娠晚期绒毛(妊娠 7～10 个月)：绒毛纤细，分支更多，绒毛外也仅被覆合体滋养层，其细胞分布不均，有的地方聚集成簇，有的则几乎缺如，间质中毛细血管更丰富。

葡萄胎：

1)低倍镜观察：胎盘绒毛肿大，绒毛间质高度水肿，并形成水泡(见图 2-12-8)。

2)高倍镜观察：绒毛间质高度水肿，间质内血管减少或消失。绒毛表面细胞滋养层细胞和合体细胞增生活跃，有的形成团块。合体细胞胞质红染，核大深染不规则，细胞边界不清，细胞滋养层细胞质淡染，核圆形或椭圆形，细胞呈镶嵌状排列，可见核分裂象(见图 2-12-9)。

诊断要点：所有绒毛明显增大，绒毛间质高度水肿；滋养层细胞不同程度增生；绒毛间质血管减少或消失。

(8)绒毛膜癌(choriocarcinoma)

1)低倍镜观察：

癌组织由两种细胞组成，不见绒毛，子宫肌层内有成团的肿瘤细胞浸润。瘤细胞常排列成团块状或条索状，其间无血管和其他间质存在。肿瘤团块内及周围常伴出血和坏死。

2)高倍镜观察：瘤细胞来源于滋养叶细胞，一种癌细胞似细胞滋养层细胞(郎格罕氏细胞)：胞质丰富淡染，细胞境界清楚，核圆形，空泡状，核膜厚，核仁明显。染色质增粗，巨核，怪核和核分裂象易见。

一种癌细胞似合体滋养层细胞：体积大，胞质红染，并互相融合，核的形状不规则，多呈长椭圆形，大小不一，着色较深。

肿瘤组织结构常以细胞滋养层为轴心，合体滋养层细胞围绕之，呈片块状和条索状，与另一片细胞巢中间隔有狭长空隙，两种细胞有时排列并不如此，可相互混杂。

两种癌细胞多少不等，彼此紧密镶嵌，组成不规则的团块状或条索状(见图 2-12-10)。

此癌具有以下几个特征：a.癌组织内无正常绒毛。b.癌组织无间质，癌细胞位于血窦内。c.癌细胞易侵犯血管，而导致较严重的出血坏死。d.此癌可广泛转移，尤多见于肺脏。

诊断要点：成片增生及分化不良的滋养层细胞侵入肌层和血管；滋养层细胞有明显的异型性，核分裂象多见；癌组织无间质，无绒毛，常广泛出血。

(9)卵巢浆液性囊腺癌(serous cystadenocarcinoma of the ovary)：上皮细胞高度增生，乳头增多，乳头间质减少，被覆上皮明显间变。

诊断要点：上皮复层化，细胞层次不等；上皮间变，细胞呈多形性；胞核异型，染色质增多，可见核分裂。上皮细胞侵入结缔组织间质轴(乳头间质)或囊壁上皮下组织(见图 2-12-11)。浆液性囊腺癌中或多或少带有砂粒体。有时这种改变仅局限于肿瘤的一小部分。

根据瘤组织分化程度及形态结构不同，可分为Ⅲ级：

Ⅰ级(高分化型)：乳头结构明显，覆盖上皮细胞有间变，轻度间质浸润。

Ⅱ级(中分化型)：乳头结构不规则，小部分区域呈实心细胞团，上皮细胞间变、异型及间质浸润更显著。

Ⅲ级(低分化型)：乳头结构消失，癌细胞呈实体性片块或团块状。细胞有显著异型性，核分裂多。偶见腺管样结构，间质极少并可见癌组织弥漫侵入间质内。

(10)卵巢黏液性囊腺癌(mucinous cystadenocarcinoma of the ovary)：黏液性囊腺癌上皮细胞明显异型，形成复杂的腺体和乳头结构，可有出芽、搭桥及实性巢状区，如能确认有间质浸润，则可诊断为癌。如间质浸润不能确定，上皮细胞超过3层亦应诊为癌(见图2-12-12)。

(11)卵巢无性细胞瘤(dysgerminoma of the ovary)

1)低倍镜观察：瘤细胞排列成巢状或条索状。瘤细胞巢周围的纤维间隔中常有淋巴细胞浸润。

2)高倍镜观察：细胞体积大而一致，细胞膜清晰，胞质空亮，充满糖原，细胞核居中，有1～2个明显的核仁，核分裂多见。

(12)卵巢畸胎瘤(teratoma of the ovary)：肿瘤由三个胚层的各种成熟组织构成。常见皮肤、毛囊、汗腺、脂肪、肌肉、骨、软骨、呼吸道上皮、消化道上皮、甲状腺和脑组织等。

(13)卵巢内胚窦瘤(endodermal sinus tumor)

见多种组织形态：

1)疏松网状结构，是最常见的形态，相互交通的间隙形成微囊和乳头，内衬立方或扁平上皮，背景呈黏液状(见图2-12-13)。

2)S-D(Schiller-Duval)小体，由含有肾小球样结构的微囊构成，中央有一纤维血管轴心(见图2-12-14)。

3)多泡性卵黄囊样结构，形成与胚胎时期卵黄囊相似大小不等的囊腔，内衬扁平上皮、立方上皮或柱状上皮，囊之间为致密的结缔组织。

4)细胞外嗜酸性小体也是常见的特征性结构。

(14)前列腺增生症(hyperplasia of prostate)

1)低倍镜观察：前列腺腺体、平滑肌和纤维组织呈不同程度增生。增生的腺体和腺泡相互聚集或在增生的间质中散在排列(见图2-12-15)。

2)高倍镜观察：腺体的上皮由两层细胞构成，内层细胞呈柱状，外层细胞呈立方或扁平形，周围有完整的基膜包绕。上皮细胞增生活跃呈乳头状突入腺腔或扩张成囊；腺腔中可见红染同心圆状淀粉样小体；间质中可有淋巴细胞浸润。

诊断要点：①腺体、平滑肌和纤维结缔组织增生；②腺体数目增多，体积扩大，内含分泌物。

(15)乳腺浸润性导管癌(infiltrating ductal carcinoma)

1)低倍镜观察：癌细胞排列成巢状、团块状或小条索状，伴有少量腺样结构。可保留部分原有的导管内原位癌结构或完全缺如(见图2-12-16)。

2)高倍镜观察：癌细胞多形性、核异型性明显，核分裂象多见。癌细胞在纤维间质中浸润生长。常见局部肿瘤细胞坏死。

(16)乳腺单纯癌(carcinoma simplex of breast)

1)低倍镜观察：癌实质和纤维组织间质比例基本相等。癌组织呈实性条索状、不规则巢片状排列，癌巢之间有较致密的纤维组织间质，间质内有多量淋巴细胞浸润。

2)高倍镜观察：癌细胞有明显的异型性，部分癌巢有排列成腺体的倾向，但无明显腺腔形成。

(17)前列腺癌(prostatic carcinoma)：90%以上为腺癌，少数为尿路上皮癌和鳞状细胞癌等。

根据分化程度将腺癌分为高、中、低分化 3 型。高分化前列腺癌：癌细胞排列成大小不等的腺样结构，似前列腺增生腺体，但癌细胞体积较小，核深染，上皮细胞往往呈多层排列或形成乳头状结构，并常可见癌组织向间质浸润；低分化前列腺癌的癌细胞排列成实体团块或条索状，腺腔样结构一般较小、较少；中分化前列腺癌形态介于两者之间。

【思考题】

(1)名词解释：原位癌，原位癌累及腺体，葡萄胎。

(2)子宫常见肿瘤有哪些?其主要病变特点是什么?

(3)何谓畸胎瘤? 畸胎瘤常发生于何处?

(4)成熟、未成熟性畸胎瘤从病变上如何区分?

(5)原位癌病理诊断依据是什么?

(6)水泡状胎块，恶性水泡状胎块，绒毛膜上皮癌从镜下变化来看，三者的鉴别要点是什么?

(7)子宫颈癌有哪些病理类型? 如何蔓延和转移? 会引起哪些后果?

(8)乳腺癌常见的组织学类型有哪些? 如何扩散和转移?

(9)卵巢常见肿瘤有哪些类型?

(张春庆)

实验十三　内分泌系统疾病

内分泌系统(endocrine system)包括内分泌腺、内分泌组织和弥散于各系统或组织内的内分泌细胞。内分泌系统的组织或细胞发生增生、炎症、肿瘤及其他病变时可引起激素分泌的增多或减少，导致相应靶器官或组织的功能亢进或低下，进而使相应的靶器官或组织表现为肥大、增生或萎缩。通过本章实验课主要观察发生于甲状腺的增生、炎症和肿瘤性疾病。其中要重点观察弥漫性毒性甲状腺肿和非毒性甲状腺肿的区别；结节性甲状腺肿与甲状腺腺瘤的区别；甲状腺癌与甲状腺腺瘤的鉴别要点。

【实验目的】

(1)掌握非毒性甲状腺肿的分期及各期主要的病变特点。区别弥漫性毒性甲状腺肿、弥漫性胶样甲状腺肿、结节性甲状腺肿的组织学特点。

(2)熟悉并区别甲状腺癌与甲状腺腺瘤的肉眼特征及组织学特点。

(3)了解非毒性甲状腺肿和弥漫性毒性甲状腺肿的发病机制，甲状腺癌的组织学分型。

【实验材料】

(1)大体标本：弥漫性毒性甲状腺肿、弥漫性胶样甲状腺肿、结节性甲状腺肿、甲状腺腺瘤、甲状腺癌。

(2)组织切片：结节性甲状腺肿、单纯性甲状腺肿、毒性甲状腺肿、甲状腺腺瘤、甲状腺嗜酸性腺瘤、甲状腺乳头状腺癌、亚急性甲状腺炎。

【实验内容】

1. 大体标本

(1)弥漫性毒性甲状腺肿(diffuse toxic goiter)：甲状腺呈对称性弥漫性肿大，但不会达到巨大的程度。一般为正常的 2～4 倍。表面光滑，质实而软，切面灰红，呈分叶状，胶质含量少，状如牛肉，无结节形成(见图 2-13-1)。

(2)弥漫性胶样甲状腺肿(diffuse colloid goiter)：甲状腺弥漫肿大,质量增加可达 200～300g,

有时更大，质地较软，包膜完整，表面光滑，无结节形成。切面黄褐色半透明，富有胶质光泽。

(3) 结节性甲状腺肿(nodular goiter)：一般多源于弥漫性甲状腺肿，由于甲状腺内不同部分的滤泡上皮增生与复旧变化不一致，逐渐形成不规则结节。因此甲状腺除肿大外，表面可形成大小不等的结节，大者直径可达数厘米，结节境界清楚，无明显包膜，结节常发生出血、坏死或囊性变。可被机化而招致纤维化，呈灰白色分布于甲状腺内，有的囊腔其壁增厚，内容物为巧克力色(见图2-13-2)。

切面见多个大小不等的结节(为什么?)，有的境界清楚(但无完整包膜)；有的结节灰红质实；有的褐色半透明，可有出血、坏死和囊性变。

(4) 甲状腺腺瘤(thyroid adenoma)：甲状腺切面可见一圆形肿块，边界清楚。常为单发，有完整包膜，肿块直径从数毫米到3～5 cm，有时可达10cm。切面灰白色，实性，质地均匀，包膜完整，境界清楚，其周围组织受压而变致密(见图2-13-3)。有的腺瘤切面可见有囊腔。可并发出血、囊性变、钙化或纤维化。

(5) 甲状腺癌(thyroid carcinoma)：肉眼上甲状腺组织内见灰白色肿块。肿块分界不清，无包膜，质较硬，可继发出血、坏死、钙化等。主要有以下几种类型：

乳头状癌：是甲状腺癌中最常见的类型，约占60%，肉眼观一般为2～3 cm的圆形肿块，无包膜，质较硬，切面灰白色，呈浸润性生长。

滤泡癌：占甲状腺癌的10%～15%，肿瘤呈灰白色，稍硬，有的为结节状，有不完整包膜，貌似腺瘤；有的广泛浸润于甲状腺内。

髓样癌：占甲状腺癌的5%，肉眼可见癌组织呈黄褐色，较软，境界清晰，故乍看似有包膜。

未分化癌：占甲状腺癌的15%，肿瘤灰白色，常有出血，坏死。

2. 组织切片

(1) 结节性甲状腺肿(nodular goiter)

1) 低倍镜观察：部分为高度扩张的甲状腺滤泡，含大量均质、红染胶质；部分为增生的小滤泡，胶质含量少。滤泡间质，尤其是小叶间质增生，甚至纤维化、玻璃样变，致小叶结构比正常清晰。可见囊性变区，可有不同程度出血(见图2-13-4)。

2) 高倍镜观察：滤泡上皮细胞多呈矮立方形，扩张明显的滤泡上皮细胞受压变扁平。少数滤泡上皮向腔内呈乳头状生长。结节间结缔组织内可有散在的增生的甲状腺滤泡上皮细胞，有时聚集成团，无滤泡或有极小滤泡形成。

(2) 单纯性甲状腺肿(simple goiter)

1) 低倍镜观察：甲状腺滤泡扩大，滤泡腔大小不等，滤泡腔内积满均质红染的胶质。

2) 高倍镜观察：滤泡上皮细胞为低立方或扁平状，偶见上皮细胞形成乳头状突起。可有小滤泡或假乳头形成；间质无明显异常。

(3) 毒性甲状腺肿(toxic goiter)：滤泡弥漫增生，数目增多。滤泡上皮细胞呈高柱状，核位于底部，并可增生呈乳头状突向滤泡腔内；还可见到新生滤泡密集在一起，滤泡腔小，胶质极少。滤泡内胶质少而稀薄，吸收空泡较多。间质血管丰富，显著充血，有局灶性淋巴细胞浸润，偶见淋巴滤泡形成(见图2-13-5，图2-13-6)。

(4) 甲状腺腺瘤(thyroid adenoma)

1) 低倍镜观察：瘤组织与正常甲状腺间有包膜分隔，周围正常甲状腺组织有压迫现象。

2) 高倍镜观察：瘤组织由多数小滤泡构成，上皮细胞呈立方形，无明显异型性，无或仅有少量淡红色胶质。肿瘤间质水肿、黏液变性(见图2-13-7)。

(5)甲状腺嗜酸性细胞腺瘤(acidophilic cell adenoma)

1)低倍镜观察：瘤组织与正常甲状腺间有包膜分隔，周围正常甲状腺组织有压迫现象。瘤细胞排列成条索状或团块状。

2)高倍镜观察：瘤细胞大，为多角形或不规则形，核小，胞质丰富嗜酸性，内含嗜酸性颗粒(见图2-13-8)。

(6)甲状腺乳头状腺癌(papillary adenocarcinoma of thyroid gland)

1)低倍镜观察：癌组织有多级分支的乳头状结构，癌组织与正常组织间有部分纤维间隔(见图2-13-9)。乳头中心为纤维血管间质，间质中可见同心圆状的钙化小体(砂粒体)，癌组织常侵犯血管及包膜(见图2-13-10)。

2)高倍镜观察：乳头上皮为单层或多层低柱状或立方形细胞，细胞核呈透明或毛玻璃状，无核仁，可见核沟。(见图2-13-11)。

(7)亚急性甲状腺炎(subacute thyroiditis)

1)低倍镜观察：可见分布不规则的滤泡坏死破裂病灶，其周围有急性、亚急性炎症，以后形成类似结核结节的肉芽肿(见图2-13-12)。

2)高倍镜观察：肉芽肿中心为不规则的胶质碎块伴有异物巨细胞反应，周围有巨噬细胞及淋巴细胞。以后肉芽肿纤维化，残留少量淋巴细胞浸润。

本病初期，由于滤泡破坏甲状腺素释放增多，可出现甲状腺毒症；晚期如果甲状腺有严重的破坏乃至纤维化，可出现甲状腺功能低下。

【思考题】

(1)描绘弥漫性毒性甲状腺肿的组织学特点。

(2)弥漫性毒性甲状腺肿与弥漫性结节性甲状腺肿在病理上有何区别？

(3)诊断甲状腺腺瘤的主要病理依据是什么？

(4)如何鉴别结节性甲状腺肿和甲状腺腺瘤？

(5)甲状腺乳头状腺癌的诊断要点？

(张春庆)

实验十四　神经系统疾病

由于神经系统解剖生理学上的某些特殊性，故在病理方面具有和其他实质性器官(如肝、肾)不同的一些特殊规律：①病变定位和功能障碍之间的关系密切，例如一侧大脑额叶前中央回病变可导致对侧肢体偏瘫；②相同的病变发生在不同的部位，可出现不同的综合征及后果，如额叶前皮质区(联络区)的小梗死灶可不产生任何症状，而如发生在延髓则可导致严重后果，甚至致命；③对各种致病因子的病理反应较为刻板，同一种病变可出现在许多不同的疾病中，例如炎症渗出过程往往表现为血管套的形成；④某些解剖生理特征具有双重影响，如颅骨对脑组织虽具保护作用，但又是引起颅内高压和脑疝形成的重要因素。

【实验目的】

(1)掌握流行性脑脊髓膜炎与流行性乙型脑炎的病变特点及临床病理联系。神经鞘瘤、神经纤维瘤、脑膜瘤的病理变化。

(2)熟悉流行性脑脊髓膜炎与流行性乙型脑炎的病因，脑胶质瘤的病理变化。

(3)了解流行性脑脊髓膜炎与流行性乙型脑炎的发病机制。

【实验材料】

(1)大体标本：流行性脑脊髓膜炎、流行性乙型脑炎、神经纤维瘤、脑膜瘤、星形胶质细胞瘤、神经鞘瘤。

(2)组织切片：流行性脑脊髓膜炎、流行性乙型脑炎、多形性胶质母细胞瘤、少突胶质细胞瘤、脑膜瘤、神经鞘瘤、神经纤维瘤。

【实验内容】

1. 大体标本

(1)流行性脑脊髓膜炎(epidemic cerebrospinal meningitis)：大脑标本，脑膜血管高度扩张充血，蛛网膜下腔充满黄色脓性渗出物，为局限性，也可为弥漫性。脓性渗出物分布广泛，覆盖脑沟脑回，使沟回结构模糊不清。但以大脑两顶叶及两侧面最为明显。由于大量脓性渗出物的挤压和聚集而致脑沟变浅，脑回变平(见图 2-14-1)。脑室显示不同程度的扩张。

(2)流行性乙型脑炎(epidemic encephalitis B)：软脑膜血管充血，脑水肿明显以至脑回变宽、脑沟变窄变浅。切面有充血水肿，点状出血及粟粒大的软化灶。软化灶散在或聚集成群，以顶叶皮质及丘脑最为明显(见图 2-14-2)。

(3)神经纤维瘤(neurofibroma)：神经纤维瘤发生在皮下，可单发或多发。境界明显，无包膜，质实，切面灰白略透明，不能找到其发源的神经。切面可见旋涡状纤维，少有出血和囊性变。

(4)脑膜瘤(meningioma)：常与硬脑膜紧密相连，呈球形或分叶状，有包膜。肿块质实韧，切面灰白色，颗粒状或条索状，可见白色钙化砂粒，质较硬。

(5)星形胶质细胞瘤(astrocytoma)：大脑皮层结构被肿瘤破坏。瘤组织无包膜，与正常脑组织无截然分界。从数厘米大小的结节至巨大块状，肿瘤切面灰白，质软或硬或呈胶冻状外观，可形成大小不等囊变区。肿瘤所在的脑半球脑组织肿胀，较对侧宽；脑原有结构挤压变形。

(6)神经鞘瘤(neurilemmoma)：肿瘤大小不一，圆形或结节状，包膜菲薄、完整。切面实性，灰白或灰黄色半透明，可有出血和囊性变。

2. 组织切片

(1)流行性脑脊髓膜炎(epidemic cerebrospinal meningitis)

1)低倍镜观察：脑膜血管高度扩张、充血，蛛网膜下腔间隙扩大，充满大量的脓性渗出物，脑实质炎症反应不明显(见图 2-14-3)。

2)高倍镜观察：可见蛛网膜渗出的炎细胞有中性粒细胞及脓细胞、少量巨噬细胞、纤维素等，软脑膜也有炎细胞浸润(见图 2-14-4)。大脑皮质正常。

(2)流行性乙型脑炎(epidemic encephalitis B)

1)低倍镜观察：脑组织内血管高度扩张、充血，血管周围间隙增宽，淋巴细胞、单核细胞围绕血管周围形成袖套状浸润。

2)高倍镜观察：

A. 脑实质血管变化和炎症反应：血管高度扩张、充血，血管周围间隙增宽，脑组织水肿，淋巴细胞、单核细胞围绕血管周围形成袖套状浸润(见图 2-14-5)。

B. 神经元变性、坏死：神经元变性、肿胀，Nissei 小体消失，胞质内空泡形成，核偏位，可见神经细胞卫星现象：神经细胞被少突胶质细胞围绕(见图 2-14-6)；嗜神经细胞现象：神经细胞胞质内可见小胶质细胞及中性粒细胞侵入(见图 2-14-7)。

C. 软化灶形成：灶性神经组织变性，坏死，液化形成镂空筛网状软化灶，呈圆形，界清，散在分布(见图 2-14-8)。

D. 小胶质细胞增生：小胶质细胞增生明显，形成小胶质细胞结节，多位于小血管旁或坏死的神经元附近(见图 2-14-9)。

(3) 多形性胶质母细胞瘤(glioblastoma multiform)

1) 低倍镜观察：为高度间变和异型明显之肿瘤细胞组成，高度间变区之间、特别是肿瘤边缘部偶可见分化较好之肿瘤性星形细胞，因而本瘤的绝大多数是星形细胞失分化、进一步高度间变的结果。

2) 高倍镜观察：肿瘤可为单形性的小圆、大圆或梭形细胞组成，也可为多形性的多种形态的肿瘤细胞相混组成。肿瘤常见坏死，坏死呈凝固性或液化性。最特征的是具有假栅状排列围绕其周的小灶性裂隙状坏死或渐进性坏死；假栅内为未完全坏死的瘤细胞核，或许还有小胶质细胞参与其内，放射状且垂直地排列在小坏死灶周围。

间质血管反应显著。包括血管增生甚至呈海绵状血管瘤样，另一较常见的结构是血管屏障，为无数具内皮、外皮增之小血管呈链状相连成围墙状，排列于肿瘤与正常脑组织、或与坏死之间。间质也可有淋巴细胞浸润。

(4) 少突胶质细胞瘤(oligodendrocytoma)

1) 低倍镜观察：瘤组织呈蜂巢状结构。

2) 高倍镜观察：瘤细胞呈圆形，大小一致，形态单一，核圆形居中，核周胞质透亮，呈核周空晕。瘤细胞弥散排列，瘤组织内血管呈丛状结构，多数血管呈枝芽状穿插在瘤细胞群之间并可伴有不同程度的钙化。

(5) 脑膜瘤(meningioma)

1) 纤维型脑膜瘤：瘤细胞呈长梭形，排列成致密的交织束状结构，其间有网状纤维及胶原纤维，有时核呈栅栏状排列(见图 2-14-10)。

2) 过渡型脑膜瘤：脑膜细胞与纤维细胞混合，排列成分叶状，中央为脑膜细胞，周围为纤维细胞，常形成旋涡结构，其中常包含同心层状结构的砂粒体。

3) 砂粒体型脑膜瘤：诊断本型脑膜瘤，砂粒体必须是大量的，远非含数量不多砂粒体的过渡型所能比。

(6) 神经鞘瘤(neurilemmoma)

有两种组织形态：

束状型：细胞细长、梭形、境界不清，核长椭圆形，互相紧密平行排列呈栅栏状或不完的旋涡状，称 Verocay 小体(见图 2-14-11)。

网状型：细胞稀少，排列成稀疏的网状结构，细胞间有较多的液体，常有小囊腔形成。以上两型往往同时存在于同一肿瘤中，其中有过渡形式。

(7) 神经纤维瘤(neurofibromatosis)

1) 低倍镜观察：肿瘤由增生的神经鞘膜细胞和纤维母细胞构成，排列紧密，可成束分散于波纹状神经纤维之间。伴多量网状纤维和胶原纤维及疏松的黏液样基质，其中可见包围在肿瘤组织中之轴突，以后逐渐消失(见图 2-14-12)。

2) 高倍镜观察：瘤细胞均为梭形，似成纤维细胞，呈平行的束状排列。

【思考题】

(1) 描述神经纤维瘤的组织学特点。

(2)脑胶质细胞瘤分级的病理形态学依据是什么？

(3)脑膜瘤各组织学类型的特点？

(4)流脑及乙脑的病因、病变部位、主要病理变化及可能出现的后遗症？

（张春庆）

实验十五　传　染　病

传染病是由某种特殊的病原微生物侵入人体所引起的一类疾病，能在人群中引起局部的或广泛的流行。传染病的病理过程决定于病原微生物的性质和机体的反应，以及是否及时适当的治疗。引起传染病的病原微生物有病毒、立克次体、支原体、细菌、真菌、寄生虫等。这些病原体的生物学特性不同，引起病变的机制不同，侵袭的器官也不同。病原体侵入机体的途径不同，如经皮肤、黏膜或由血液扩散至体内。有的病原体长期潜伏，有的进入体内即生长繁殖，产生对机体有害物质，影响机体局部或全身的功能和形态变化，引起疾病。

病原体引起细胞病变的机制不同，其方式有三：①病原体进入细胞内，直接引起细胞死亡；②病原体释放内毒素或外毒素杀伤细胞，或释放酶降解组织成分，或损伤血管引起缺血性坏死；③病原体引起机体免疫反应，进而由于免疫介导机制引起组织损伤。例如，病毒的致病机制是：借其表面蛋白和机体细胞特种蛋白(受体)相结合而进入细胞，如 EB 病毒可连结在吞噬细胞的 CR2 蛋白上而进入细胞。进入细胞后，病毒的核酸(DNA 或 RNA)进行复制，影响宿主的核酸代谢，抑制其 DNA、RNA 和蛋白合成；病毒蛋白部分插入宿主细胞的质膜，引起直接损伤；病毒蛋白裸露在宿主细胞表面，引起机体免疫系统和淋巴细胞的攻击；病毒损伤宿主抗微生物能力，引起继发感染。细菌引起细胞病变乃依赖其黏附于宿主细胞和产生毒素。细菌毒素可引起全身性反应，如发热、白细胞增多、休克和巨噬细胞反应等免疫反应。同时肝、脾、淋巴结肿大，以及实质器官如心、肝、肾和神经系统的变性、坏死等。局部器官的病变和病原体种类、器官选择性及其毒素性质有关。

【实验目的】

(1)掌握原发性肺结核的病变特征及其转归；继发性肺结核的类型及其病变特征。掌握肠伤寒、细菌性痢疾的病变特征，及其临床病理联系。

(2)熟悉梅毒、麻风的基本病变。熟悉流行性出血热的病因、病变特点及临床病理联系。

(3)了解钩端螺旋体病、流行性出血热的主要病变特征。了解常见肺外器官结核病的病理特点及睾丸树胶肿的组织学特点。

【实验材料】

(1)大体标本：原发性肺结核、急性肺粟粒性结核病、浸润型肺结核、慢性纤维空洞性肺结核、干酪样肺炎、结核球、肠结核、肾结核、脊椎结核、淋巴结结核、肠伤寒、细菌性痢疾、梅毒性主动脉炎。

(2)组织切片：肺粟粒性结核、麻风、细菌性痢疾、尖锐湿疣、硬下疳、真菌性肺炎。

【实验内容】

1. 大体标本

(1)原发性肺结核(primary pulmonary tuberculosis)：其病变特点为原发综合征，即肺原发病灶、结核性淋巴管炎和肺门淋巴结结核。原发灶：肺中部(上叶下部或下叶上部)近肺膜处，直径为 1cm-1.5cm，圆形，灰黄色。原发灶内结核杆菌沿淋巴管蔓延引起结核性淋巴管炎(X 线片可见)。肺门淋巴结结核：肺门淋巴结肿大，切面灰黄，严重时多个淋巴结肿大甚至相互融合(见图 2-15-1)。

(2)急性肺粟粒性结核病(acute pulmonary miliary tuberculosis)：两肺体积增大，质量增加，包膜紧张。由于充血而呈暗红色。肺表面及切面均可见到粟粒大小、灰白色或略带黄色的结节，弥漫而均匀分布于全肺，显露于肺表面，结节的边界清楚，呈圆形，大小基本一致(见图 2-15-2)。

肺叶切面有多数分布均匀的灰黄色粟粒大的结核结节，伴有大片的干酪样坏死。

(3)浸润型肺结核(infiltrative pulmonary tuberculosis)：病灶常位于肺的锁骨上区或下区，病灶中央部常有较小的干酪样坏死区，呈黄白色；周围有广阔的灰白色的病灶周围炎包绕，致使病灶的边界模糊不清。干酪样坏死物液化经支气管排出后可形成急性空洞。

(4)慢性纤维空洞型肺结核(chronic fibro-cavitary pulmonary tuberculosis)：可见一个或多个厚壁空洞，大小不一，形状不规则，空洞内壁有干酪样坏死物，外层为较厚的增生的纤维结缔组织。空洞附近肺组织有显著的纤维组织增生，胸膜增厚。有时在空洞肺下叶可见新旧病灶交织存在(见图 2-15-3)。

(5)干酪样肺炎(caseous pneumonia)：肺切面散在分布大小不一、灰黄色的不规则形干酪样坏死灶，根据病变大小，可有小叶性或大叶性干酪样肺炎之分，肉眼形态与细菌性小叶性或大叶性肺炎相似。大叶性干酪样肺炎的病变肺肿大，切面呈黄色干酪样，坏死物液化排出后可形成急性空洞。小叶性干酪样肺炎的病灶弥散分布于一叶肺或一侧叶，大小比较一致，色灰黄(见图 2-15-4)。

(6)结核球(tuberculoma)：结核球为一种孤立的有纤维包裹、境界分明的球形干酪样坏死病灶，直径约 2~5cm。多为一个，有时多个，常位于肺上叶。切面灰白色、质地松软，常呈同心层状结构，可见点状钙化(见图 2-15-5)。

(7)肠结核(intestinal tuberculosis)：溃疡型肠结核：多发生在回盲部，黏膜面可见溃疡，其特点为环形或带状，其长轴与肠的长轴垂直，边缘参差不齐，可深达肌层或浆膜层，底部有干酪样坏死物，愈合后易引起肠道狭窄。与溃疡对应的浆膜面可见串珠状排列的灰白色或灰黄色小结节(见图 2-15-6)。

增生型肠结核：肠壁因大量结核性肉芽组织和纤维组织增生，使肠壁变厚、变硬，临床上可引起肠梗阻或形成肿瘤样肿块(须与肠癌鉴别)。

(8)肾结核(renal tuberculosis)：肾脏体积增大，切面皮髓质分界不清，肾实质内有大小不一的干酪样坏死灶，将肾脏结构大部分破坏，部分坏死物质液化破溃入肾盂、肾盏而形成大小不等的空洞，空洞内可见干酪样坏死物。

(9)脊椎结核(tuberculosis of vertebral bodies)：病变起于椎体松质骨，由小的结核病灶开始，以后发展分为两型。

干酪样坏死型：较多见，主要表现为较明显的干酪样坏死，破坏骨质形成死骨，病变发展可破坏椎间盘和邻近椎体。如病变穿破骨皮质，可侵犯周围软组织，引起干酪样坏死和结核性肉芽组织形成。坏死物液化后在骨旁形成结核性脓肿。

增生型：这型较少见，病变的主要特点是形成结核性肉芽组织，病灶内的骨小梁逐渐被侵蚀、吸收和消失。无明显的干酪样坏死和死骨形成。

(10)淋巴结结核(tuberculosis of lymph node)：最常受累的是颈部、支气管和肠系膜淋巴结，尤以颈淋巴结结核(俗称瘰疬)最多见。淋巴结常成群受累，淋巴结肿大，最初还能分离，当炎症累及淋巴结包膜和周围组织时，则淋巴结彼此黏连，形成较大的包块，质地硬。切面可见灰黄色质地均匀细腻的干酪样坏死。当坏死物液化并穿破皮肤后，在局部形成经久不愈的窦道。淋巴结肿大，粘连成团块状。切面可见坏死灶，包膜增厚并粘连。

(11)肠伤寒(typhoid fever of intestine)

髓样肿胀期：标本为一段回肠，肠黏膜表面可见肿大的集合淋巴小结和孤立淋巴小结，形成椭圆形或圆形隆起，灰红色，质软，表面凹凸不平，似脑回状。肿胀的集合淋巴小结长轴与肠管的长轴平行。肠黏膜有充血、水肿、黏液分泌增多(见图2-15-7)。

坏死期：肿胀的淋巴组织中心发生坏死，坏死物质凝结成灰白或黄绿色干燥的痂皮，因坏死的边缘部分仍可呈髓样肿胀状态，故可呈堤状隆起(见图2-15-8)。

溃疡期：髓样肿胀的集合和孤立淋巴小结坏死脱落形成圆形或椭圆形溃疡，但其边缘仍肿胀隆起，底部粗糙高低不平，可深达黏膜下层，坏死严重者可深达肌层甚至浆膜层，可引起穿孔。有时侵及小动脉则引起出血。由于集合淋巴小结坏死后所形成的溃疡长轴与肠管长轴平行，故愈合后形成的瘢痕收缩不致引起肠腔狭窄(见图2-15-9)。(与结核性溃疡鉴别)

(12)细菌性痢疾(bacillary dysentery)：病变主要发生于乙状结肠和直肠。可见黏膜表面覆有一层灰白色的糠皮样膜状物，粗糙而无光泽，即假膜，有的地方已融合成片。部分假膜已脱落形成浅表性溃疡，其形状不规则、大小不等，很少穿破黏膜肌层。同时可见肠黏膜有充血、水肿(见图2-15-10)。

(13)梅毒性主动脉炎(syphilitic aortitis)：病变起始于主动脉升部，继而累及主动脉弓及胸主动脉，每于横膈段截然而止。由于主动脉外膜滋养血管的闭塞性内膜炎，管腔逐渐闭塞，导致主动脉中层弹性纤维和平滑肌缺血和退行性变，继而由瘢痕取代。由于瘢痕收缩及内膜的纤维增生，使内膜表面呈现弥漫分布的微细而深陷的树皮样皱纹，又因弹性纤维的广泛破坏，主动脉可呈梭形囊状扩张形成主动脉瘤。主动脉梅毒的另一病变后果为主动脉瓣关闭不全，其成因有三：a.主动脉瓣膜环部弹力纤维破坏，引起瓣膜环部扩张；b.瓣膜纤维组织增生收缩而致瓣膜缩短；c.瓣叶联合处由于主动脉壁内膜纤维增生和瓣膜收缩而发生瓣叶间分离。瓣叶间绝无黏连，故梅毒性主动脉瓣病变的特点是不伴有狭窄的单纯性关闭不全。

2. 组织切片

(1)肺粟粒性结核(pulmonary miliary tuberculosis)

1)低倍镜观察：肺组织内散在大量结核结节病灶，结节中央有不同程度的干酪样坏死，为红染颗粒状无结构物质。有时可见数个结核结节融合在一起形成较大结节。结节周围的肺组织血管扩张、充血，肺泡腔内有大量巨噬细胞等(见图2-15-11)。

2)高倍镜观察：干酪样坏死灶周围见放射状排列的类上皮细胞和一些朗格汉斯巨细胞。

朗格汉斯巨细胞胞体巨大而不规则，核多，数个到数十个，常沿胞质的周围呈花环状，半环状排列；类上皮细胞或称上皮样细胞，其胞体呈梭形或多角形，胞质丰富，淡红色，境界不清。核呈圆形或卵圆形，染色质稀疏，甚至呈空泡状，可见1～2个小核仁；再外围是局部聚集的淋巴细胞和少量增生的成纤维细胞(见图2-15-12)。

(2)麻风(leprosy)：为界线类麻风表现，病灶中同时有结核样型麻风和瘤型麻风两种病变特点。结核样型麻风：真皮浅层结核样型麻风类似结核结节，极少有干酪样坏死；瘤型麻风：病变由多量泡沫细胞组成的肉芽肿。

(3)细菌性痢疾(bacillary dysentery)

1)低倍镜观察：肠黏膜浅表部分变性、坏死或脱落，有的区域在其上面附有一层红染物质(见图2-15-13)。

2)高倍镜观察：红染物质为丝状、网状的纤维蛋白，其中网罗有中性粒细胞、红细胞和坏死的肠黏膜上皮细胞等。肠壁各层均有充血，水肿甚至出血，尤以黏膜下层为重，并可见中性粒细胞及单核巨噬细胞浸润。

(4)尖锐湿疣(condyloma acuminatum)

1)低倍镜观察：表面被覆的复层鳞状上皮呈疣状或乳头状增生，上皮脚(钉突)下延、增宽，可呈假上皮瘤增生。表层角化过度和角化不全，棘层明显增生肥厚(见图2-15-14)。

2)高倍镜观察：在增生棘层内出现具有诊断意义的挖空细胞(koilocyte)。挖空细胞的特点是：位于表皮中、上层，多群集，也可散在；核形不规则，有异型；核周胞质空淡，细胞边缘尚可见少量残存胞质。挖空细胞与空泡变性表皮细胞的区别在于后者多见于表皮浅层且核无异型。真皮层血管扩张、上移，伴有数量不等的慢性炎细胞浸润(见图2-15-15)。

(5)硬下疳

1)低倍镜观察：见皮肤溃疡的底部有血管增生，血管周围有炎细胞浸润(见图2-15-16)。

2)高倍镜观察：血管内皮细胞增生、肿胀，血管周围有围管性单核细胞、淋巴细胞和浆细胞浸润，浆细胞的恒定出现是本病的特点之一。

(6)真菌性肺炎：坏死区内有曲菌、其余肺组织充血、肺泡腔内少量巨噬细胞或大量纤维素。小脓肿形成。

【思考题】

(1)试述结核病的基本病变及其发展与转归。

(2)肺原发性结核与继发性结核的病变和转归有何不同?为什么?

(3)简述继发性肺结核病的分类及其主要病变特点。

(4)试述结核性脑膜炎的病变发生发展及结局。

(5)肠结核的病理形态有何特点?为什么?

(6)伤寒病的基本病变有哪些？肠伤寒的主要病变在什么部位?临床上常见的并发症是什么?

(7)细菌性痢疾主要发生于何部位？其病变性质如何？

(8)试述伤寒、急性菌痢、肠结核的肠道溃疡在形态上各有什么特征？

(9)麻风的主要类型及病变特征是什么？

(10)流行性出血热的主要病原体及传染源是什么？病变主要累及哪些器官，其病变特点有哪些?

(张春庆)

实验十六　寄 生 虫 病

寄生虫病的传播流行与其他传染病一样，需要具备三个基本环节：即传染源(寄生虫患者、带虫者和寄生宿主)，传播途径(中间宿主、传播媒介)，还要有易感的宿主。大量流行病学资料证实，经济和社会条件对寄生虫病流行的影响远远大于气候的影响。因此，对寄生虫病的控制是一项长期而艰巨的重要工作。

【实验目的】

(1)掌握阿米巴性痢疾的肉眼及镜下病变特点。掌握血吸虫虫卵所引起的病变和血吸虫肝、肠的病变特点及后果。

(2) 熟悉阿米巴性肝脓肿的肉眼病变特点。

(3) 了解肺吸虫病的病变。

【实验材料】

(1) 大体标本：阿米巴痢疾、阿米巴肝脓肿、肝包虫病、肠血吸虫病。

(2) 组织切片：血吸虫虫卵结节、肠阿米巴病。

【实验内容】

1. 大体标本

(1) 阿米巴痢疾(amoebic dysentery)：病变主要累及盲肠、升结肠，其次是乙状结肠和直肠。结肠黏膜面有多数溃疡形成，大小不等、形状不规则，边缘悬空(口小底大的"烧瓶"状溃疡)，但溃疡之间的肠黏膜接近正常。

(2) 阿米巴肝脓肿(amoebic abscess of liver)：病灶多位于肝右叶。切面：肝右叶见一大空洞，其内容物大部分已流失，仅残留少量含棕褐色果酱样坏死物；洞壁上附有尚未彻底液化坏死的汇管区结缔组织，血管和胆管等，形如破棉絮。

(3) 肝包虫病(hydatid disease of liver)：肝包虫病(包虫囊肿)主要是人类感染了细粒棘球绦虫的幼虫所引起的疾病—细粒棘球蚴病。由于幼虫发育成囊状也称包虫囊。肝包虫囊肿多位于肝右叶，常为单个，位于膈面，向腹腔突出，体积可巨大。也可为多个(2～6 个)。剖开囊肿，见其内含有大量淡黄色液体，囊壁厚约 4mm，呈白色半透明状，很像粉皮。囊液内含许多直径 1cm 左右的生发囊、子囊。其对肝脏的致病作用，主要是随包虫囊逐渐长大而产生的压迫作用，使肝细胞萎缩、变性，纤维组织增生，肝内小胆管及血管移位。

(4) 肠血吸虫病(intestinal schistosomiasis)：肠壁增厚变硬，黏膜皱襞大部分消失，其上散在多个大小不等的表浅溃疡，部分肠黏膜增生有小息肉形成。

2. 组织切片

(1) 血吸虫虫卵结节：为肝组织的病变，尤其汇管区，有大量慢性虫卵结节的病灶，中央有钙化的虫卵，周围有巨噬细胞、类上皮细胞和少量异物巨细胞，部分病灶纤维化、玻璃样变性。

(2) 肠阿米巴病(intestinal amoebiasis)

1) 低倍镜观察：肠壁黏膜缺损形成有诊断意义的烧瓶状溃疡，深达黏膜下层，溃疡处有较多红染无结构的坏死物。与正常组织交界处的坏死组织中可找到阿米巴滋养体。

2) 高倍镜观察：滋养体多呈圆形，体积大，直径 20～40μm，核小而圆，不太清晰；胞质略呈嗜碱性，其中可见红细胞、淋巴细胞和组织碎片等。在滋养体周围常可见一空隙。坏死组织周围炎症反应轻微，仅有充血、出血及少量淋巴细胞和浆细胞浸润。如继发细菌感染则可有中性粒细胞浸润。

【思考题】

(1) 阿米巴痢疾有何病变特点?其诊断的主要依据是什么?

(2) 人体是如何感染细粒棘球绦虫的幼虫而患肝包虫病的?

(3) 试比较门脉性肝硬化及血吸虫性肝硬化有哪些异同?

(4) 试比较肠血吸虫病、阿米巴痢疾和细菌性痢疾的病因、病变和临床表现。

(张春庆)

第三篇 综合性实验

实验教学作为高等学校教学工作的重要组成部分，是培养合格人才的基本环节，在培养学生创新思维、提高综合素质等各方面起着积极的作用。通过实验，可以培养学生的动手能力、分析问题和解决问题的能力及严谨的科学态度和工作作风等。综合性实验突破了传统实验教学模式中存在的一些束缚，通过学科间的交叉，充分调动了学生的实验积极性，能够使学生循序渐进地、由点及面地掌握知识，综合地应用知识，从系统的角度全面地研究问题，分析问题和解决问题。

第一章 形态学常用技术应用

在大体和显微镜水平上的形态学观察技术，是组织学、胚胎学和病理学研究和学习的传统技术，近年来，随着医学科学事业的发展，各种各样的先进实验技术和检测手段正在进入形态学领域，对这些技术的了解，可以拓宽医学生的视野，使之对疾病本质的认识更加深入。

实验一 组织切片的制作和 HE 染色

石蜡切片技术是组织学、胚胎学、病理学等医学科学研究观察细胞、组织生理、病理形态变化的经典而常用技术。具有简单，易操作，易观察的特点，熟练掌握此项技术方法，即能提高学生操作能力；又能锻炼和提高学生分析辨别能力和思维推理能力。

【实验目的】

(1)掌握 HE 染色的方法。

(2)熟悉组织切片的制作过程。

【实验材料】 蜡块，leica 切片机，水浴锅，毛笔，铅笔，载玻片，盖玻片，干燥箱，眼科弯镊，苏木精染液，伊红染液，梯度酒精，二甲苯，中性树胶。

【实验原理】 HE 染色的基本原理。

(1)细胞核染色的原理：细胞核内的染色质主要是去氧核糖核酸(DNA)，DNA 的双螺旋结构中，两条链上的磷酸基向外，带负电荷，呈酸性，很容易与带正电荷的苏木精碱性染料以离子键或氢键结合而染色。苏木精在碱性染料中呈蓝色，所以细胞核被染成蓝色。

(2)细胞质染色的原理：细胞质内主要成分是蛋白质，在染液中加入醋酸使细胞质带正电荷(阳离子)，就可被带负电荷(阴离子)的染料染色。伊红是一种化学合成的酸性染料，在水中离解成带负电荷的阴离子，与蛋白质的氨基正电荷(阳离子)结合而使细胞质染色，细胞质、红细胞、肌肉、结缔组织、嗜伊红颗粒等被染成不同程度的红色或粉红色，与蓝色的细胞核形成鲜明的对比。

【实验方法】

(1)借助多媒体课件，讲述石蜡切片技术的原理及制作过程。

(2)切片前的准备：固定后的标本经脱水、透明、浸蜡和包埋后，制成蜡块。高质量的蜡块和锋利的切片刀是保证切片质量的关键环节。检查切片刀是否锋利，简便的方法是用头发在刀锋上碰一下，如一碰即断，说明刀锋锋利。

(3)切片制作过程

1)将预先修好的组织块先在冰箱中冷却，而后装在切片机固定装置上。将切片刀装在刀架上，刀刃与蜡块表面呈 5℃夹角。将蜡块固定，调整蜡块与刀至合适位置，并移动刀架或蜡块固定装置，使蜡块与刀刃接触。

2)使用轮转式切片机，使用时左手执毛笔，右手旋转切片机转轮。先修出标本，直到组织全部暴露于切面为止，但小标本注意不要修得太多，以免无法切出满意的用于诊断的切片，标本应注意切全。切出蜡片后，用毛笔轻轻地托起，而后用眼科镊夹起，正面向上放入展片箱(展片温度根据作用的石蜡熔点进行调整，一般低于蜡熔点 10~12℃)，待切片展平后，即可进行分片和捞片。

3)捞片时注意位置，要留出贴标签的空间，并注意整齐美观。捞起切片后，立即写上编号。

4)切片捞起后，在空气中略微干燥后放入烤箱。60℃左右烤 30min。

(4)HE 染色

1)脱蜡到水

二甲苯(Ⅰ)15min

二甲苯(Ⅱ)15min

100%乙醇 2min

95%乙醇(Ⅰ)1min

95%乙醇(Ⅱ)1min

蒸馏水浸洗 1min

2)染色

苏木精 30s

自来水冲洗 1min，但应注意不能用水直接冲在玻片上，以免冲走切片。

伊红(着色即可)10s

蒸馏水浸洗 1min

3)脱水

85%乙醇(Ⅰ)1min

95%乙醇 1min

100%乙醇 2min

二甲苯(Ⅰ)2min

二甲苯(Ⅱ)3~5min

(5)封片：中性树胶封固切片。

【注意事项】

(1)切片：切片刀要求锋利且无缺口，切片自行卷起多由切片刀不锋利所致，切片刀有缺口时，易造成切片断裂破碎和不完整。切片刀放置的倾角以 20~30℃为好。倾角过大切片上卷，不能连在一起。过小则切片皱起。应注意维护切片机，防止因螺丝松动产生震动，切片时会造成切片厚薄不均。

(2)展片：展片时水温要适当，水温低，展不平切片，切片有皱褶，影响效果，水温过高，切片入水后，可发生融化。

(3)染色：取出玻片架后，应将玻片架倾斜，以使载玻片上的试剂流尽，然后用滤纸将玻片架和载玻片下缘的试剂吸干，以免影响其他试剂的浓度。

(4)苏木素染液使用一段时间后表面易出现亮晶状飘浮物，这可能是液体表面的过氧化物，必须过滤除去，以防沉渣污染组织切片。

（孙 贺）

实验二　疏松结缔组织三染色

结缔组织含有三种纤维，即胶原纤维、网状纤维和弹性纤维。这三种纤维广泛分布于身体各处，常见于器官与器官之间，组织与组织之间以及细胞和细胞之间，这些纤维具有支持、连接、营养、防御、保护和创伤修复等功能，在 HE 染色中有时难以区别，特别是在某些病理改变时，则要借助于特染鉴别。

【实验目的】　通过三染色法主要镜下鉴别胶原纤维和弹性纤维。

【实验材料】　小白鼠、地衣红、苏木精、酸酒精、3%荧光桃红、90%酒精、95%酒精、100%酒精、二甲苯、树胶，水浴锅、剪刀、镊子、手术刀、载玻片、盖玻片、一次性手套。

【实验步骤】

(1)取材：取健康小白鼠一只，利用脊髓脱臼法将其处死后，用镊子将小鼠腹部的皮夹住，再用剪刀将腹部的皮剪开，露出小鼠内脏，找到小鼠的肠道，用镊子将其一段取出，置于载玻片上，并用剪刀将其两端剪短，将肠系膜展平铺于载玻片中央。

(2)固定：用 AFA 固定液将切片固定 30min，刀片切掉肠管。

(3)地衣红染色，37℃下染色 30min，水洗。

(4)苏木精染色 10min，水洗。

(5)酸酒精分色，流水冲洗 5min。

(6)3%荧光桃红染 15min，水洗。

(7)常规 90%酒精、95%酒精、100%酒精脱水，各 2min。

(8)二甲苯溶液透明 2min，最后在载玻片上滴上树胶封片。

【实验结果】　胶原纤维较粗呈淡红色，有分支；弹性纤维呈深红色，有卷曲。

【注意事项】

(1)取肠系膜时，肠系膜菲薄，动作要轻柔，平铺展开粘贴在载玻片上。

(2)水洗时不要用流水冲，以免肠系膜脱掉。

(3)实验的每个步骤要准确计时。

（孙 贺）

实验三　免疫组化方法检测乳腺癌雌激素、孕激素受体

乳腺癌是一种与内分泌密切相关的疾病，在正常乳腺上皮细胞的胞核内，含有雌二醇受体(ER)和孕激素受体(PR)，激素在细胞核内与受体形成二聚体的激素-受体复合物，促使 DNA 复制，启动细胞分裂周期。体内的激素分泌一旦失去平衡，导致雌激素、孕激素分泌过多，乳腺导管上皮细胞就会在雌、孕激素的刺激下由正常发育到异常增生，进而有癌变的可能。因此，

激素对女性乳腺癌的形成具有至关重要的作用。阻断 ER 和 PR 的作用环节可抑制乳腺癌的生长。因此临床上已将免疫组化方法检测乳腺癌雌激素、孕激素受体的表达作为常规检测。

【实验目的】

(1)掌握乳腺原位癌、浸润性导管癌和浸润性小叶癌形态学特征。

(2)学习免疫组化 S-P 法检测乳腺癌 ER、PR 的原理和过程。

【实验原理】 免疫组织化学是利用抗原与抗体特异性结合的原理，通过化学反应使标记抗体的显色剂（荧光素、酶、金属离子、同位素）显色来确定组织细胞内抗原（多肽和蛋白质），对其进行定位、定性及定量的研究。

【实验材料】 正常乳腺组织 HE 切片，乳腺原位癌 HE 切片，浸润癌 HE 切片。涂胶石蜡切片，鼠抗人 ER、PR 单克隆抗体，即用型化学超敏 SP 试剂盒，PBS 缓冲液（pH 7.2～7.4），0.01mol/L 枸橼酸钠缓冲液（pH 6.0，1000ml），DAB 显色液，苏木精染液，梯度乙醇，二甲苯，中性树胶，盖玻片，湿盒，光学显微镜，微量加压枪，高压锅。

【实验方法】

(1)观察正常乳腺，乳腺原位癌及浸润癌 HE 切片。

(2)免疫组化 S-P 法检测乳腺癌 ER、PR 表达：

1)脱蜡、水化：正常乳腺，乳腺癌石蜡切片二甲苯脱蜡，梯度乙醇水化，蒸馏水水洗。

2)抗原修复：在立式染缸内中加入 0.01m 枸橼酸钠缓冲溶液（pH 6.0）。将玻片置于其中，放入不锈钢压力锅中，盖上不锈钢锅盖，但不能锁定，缓慢加压，使玻片在缓冲液中浸泡五分钟，然后将盖子锁定，温度上升到 108℃。10min 后除去热源，取下气阀，打开锅盖，切片冷却至室温后，蒸馏水洗一次。

3)PBS 洗 3 次，各 3min。

4)3%H$_2$O$_2$（80%甲醇）滴加在组织切片上，室温静置 10min。

5)PBS 洗 3 次，各 3min。

6)滴加正常山羊血清封闭液，室温 20min，甩去多余液体。

7)滴加Ⅰ抗 50μl，4℃过夜。

8)4℃过夜后需在 37℃复温 30min。

9)PBS 洗 3 次，每次 3min。

10)滴加Ⅱ抗 45～50μl，室温静置或 37℃1 小时。

11)PBS 洗 3 次各 3 分钟。

12)过氧化物酶标记链霉卵白素，45～50μl，室温静置或 37℃1 小时。

13)PBS 洗 3 次各 3 分钟。

14)DAB 显色 5～10min，在显微镜下掌握染色程度。

15)PBS 或自来水冲洗 10min。

16)苏木精复染 2min，盐酸酒精分化。

17)自来水冲洗 10min。

18)脱水、透明、封片、镜检。

【注意事项】

(1)使用高压锅注意安全，具体使用详见说明书。

(2)免疫组化必须设阳性和阴性对照。

(3)操作过程中一要防止切片干燥，二要每步滴加试剂前沥干切片中多余的缓冲液防止试剂稀释。

(4)判断抗原表达必须在特定部位。

(5) DAB 为可疑致癌物，请采取必要的防范措施。

【实验报告】 查阅相关文献，判断 ER、PR 阳性表达程度，(结合着色强度和阳性细胞数在同类细胞中所占比例多少)，比较正常乳腺组织细胞与乳腺癌组织细胞 ER、PR 表达结果，分析 ER、PR 的表达与乳腺癌的关系。

(刘　婷)

实验四　应用原位杂交技术检测宫颈癌 HPV 病毒

HPV 是一种具有种属特异性的嗜上皮病毒，属双链闭环的小 DNA 病毒，包含约 8000 个碱基对。HPV 是一种性传播微生物，它能通过皮肤或黏膜的微小损伤，进入接触者的皮肤黏膜，HPV 刺激表皮基底细胞，产生分裂，使表皮产生增殖性损害。HPV 感染有高危型和低危型。所谓的高危型就是说这种人比较容易导致宫颈癌，尤其是 16 和 18 型，主要导致高度子宫颈上皮内瘤变和宫颈癌的发生，如果感染的是低危型 HPV，将来可能导致宫颈癌前病变，或者尖锐湿疣这一类病变的可能性比较大，导致癌的可能性相对小一些。全世界有四亿四千万的人口受到 HPV 的感染，每年至少有五十万的妇女被诊断有子宫颈癌，HPV 是引起子宫颈癌与生殖器疣的元凶。

HPV 检测方法很多，随着分子生物学技术的发展，PCR 技术得到广泛应用，但是由于污染，PCR 有假阳性的问题。杂交捕获是非常好的一个方法。杂交捕获 2 代是美国 FDA 批准的一个非常好的 HPV DNA 的检测方法。差不多每年有 6 万人以上来接受 HPV 检测，这是非常大的一个改变，说明大家对 HPV 检测的高度重视和应用。

【实验目的】

(1)学习原位杂交技术的原理。

(2)掌握原位杂交检测宫颈癌 HPVDNA 的方法。

【实验原理】 原位杂交技术的基本原理是利用核酸分子单链之间有互补的碱基序列，将有放射性或非放射性的外源核酸(即探针)与组织、细胞或染色体上待测 DNA 或 RNA 互补配对，结合成专一的核酸杂交分子,通过组织化学或免疫组织化学方法的检测手段将待测核酸在组织、细胞或染色体上的位置显示出来，在显微镜或电子显微镜下进行细胞内定位。为显示特定的核酸序列必须具备 3 个重要条件：组织、细胞或染色体的固定、具有能与特定片段互补的核苷酸序列(即探针)、有与探针结合的标记物。根据核酸分子探针的来源及性质可以分为基因组 DNA 探针，cDNA 探针、RNA 探针及人工合成的寡核苷酸探针。

根据所用探针和靶核酸的不同，原位杂交可分为 DNA-DNA 杂交，DNA-RNA 杂交或 RNA-RNA 杂交。原位杂交能对单一细胞进行 DNA 或 RNA 研究，目前该技术已广泛应用于基因组结构、基因组进化研究、基因表达定位、细胞遗传学、感染性疾病诊断、产前诊断和肿瘤遗传学研究等领域。DNA 原位杂交在病毒的检测中应用广泛。

【实验材料】 宫颈癌涂胶石蜡切片，HPV 原位杂交试剂盒，TBS 缓冲液(pH 7.8)，DAB 显色液，苏木精染液，梯度乙醇，二甲苯，中性树胶，盖玻片，湿盒，光学显微镜，TritonX-100。

【实验方法】

(1)脱蜡、水化：石蜡切片二甲苯脱蜡，梯度乙醇水化，蒸馏水水洗。

(2) 细胞打孔：切片置 TritonX-100 打孔液中室温放置 10min，给细胞打孔以改变组织细胞的通透性使探针快速顺利的穿透细胞膜。

(3) 0.1mol/L：pH 7.8 TBS 冲洗三次 5min/次，室温。

(4) 消化：滴加复合消化工作液，覆盖组织表面，37℃10～30min。甘氨酸终止消化。{甘氨酸溶液：0.4g 甘氨酸溶于 200ml 2 倍浓度的 TBS（2mg/ml）}

(5) 0.1mol/L：pH 7.8 TBS 冲洗三次（4℃洗涤）。

(6) 4℃乙醇梯度（30%-60%-80%-95%）脱水，室温干燥。

(7) 0.2Xssc：洗一次（室温 3min）。

(8) 95℃：0.1mol（pH 8.9）TBS 溶液孵育 15～20min。

(9) 0.1mol/L：冷 TBS 冲洗三次。5min/次（0℃洗涤）。

(10) 至 50%甲酰胺 0℃冰浴 20min。

(11) 0.1mol：TBS 洗涤三次 5min/次。

(12) 滴加预杂交工作液覆盖组织，37℃湿盒孵育 1h，注意盖上原位杂交专用盖玻片。

(13) 预杂交后的洗涤：揭去盖玻片以 0.2Xssc 室温洗 3 次，每次洗涤 5min。

(14) 滴加杂交工作液覆盖组织 37℃湿盒孵育 4～8h。注意：探针浓度为 5μg/ml。

(15) 杂交后的洗涤—揭去盖玻片以 37℃洗涤：2Xssc 37℃洗 3 次，每次洗涤 5min，0.2Xssc 37℃洗 3 次，每次洗涤 5min，0.1 mol TBS 37℃洗 3～5 次每次洗涤 5min。

(16) 滴加小鼠抗地高辛生物素标记的抗体工作液，覆盖组织 37℃湿盒孵育 60 分钟。0.1mol/L PBS 冲洗三次，每次洗涤 5min。

(17) 滴加高敏过氧化物酶链亲和素复合物工作液，即用液 10～20μl 覆盖组织 37℃湿盒孵育 45min。0.1mol/L PBS 冲洗 3 次，每次洗涤 5min。

(18) DAB 显色，光学显微镜下观察至细胞内细胞质阳性颜色与细胞外背景颜色对比度反差明显时蒸馏水洗终止反应（显色时间为 10～20min）。细胞核显棕黄色颗粒为阳性反应。苏木复染。

(19) 80%-90%-无水乙醇-二甲苯脱水，每步须 3～5min，中性树胶封片保留。

【注意事项】

(1) 复合消化液消化切片不宜过长会影响组织结构。

(2) 在杂交液滴于组织切片上后，需加盖硅化的盖玻片，并用指甲油封固，或采用无菌的蜡膜代替盖玻片，以防止孵育过程中杂交液蒸发。

(3) 注意在漂洗过程中切勿使切片干燥，以防止因干燥造成的非特异结合而增强背景染色。

(4) 设立阳性和阴性对照。

【实验报告】 查阅相关文献，结合实验结果，分析 HPV 与宫颈癌的关系。

（刘　婷）

实验五　TUNEL 法检测细胞凋亡及形态学观察

细胞的死亡有两种方式，即细胞坏死与细胞凋亡。细胞凋亡也可称程序性细胞死亡，是由体内外某些因素触发细胞内预存的死亡程序而导致的细胞主动性死亡方式。它涉及一系列基因的激活、表达以及调控等的作用，它并不是病理条件下，自体损伤的一种现象，而是为更好地适应生存环境而主动争取的一种死亡过程。凋亡本意在于自我清除机体不正常或老化宿主细胞，从而调控防止细胞过度生长。因在形态和生化特征上都有别于坏死,通过多种检测可以区分凋亡。TUNEL 法是目前最常用的方法。

【实验目的】

(1)掌握凋亡细胞形态学特征,了解生物化学和分子生物学上的主要特征。

(2)学习 TUNEL 法检测细胞凋亡的原理和过程。

【实验原理】　脱氧核糖核苷酸末端转移酶介导的缺口末端标记法(TUNEL)是根据细胞凋亡时,内源性的核酸内切酶被激活,核小体内的 DNA 断裂或出现缺口,产生一系列 DNA 的 3'-OH 末端,可在脱氧核糖核苷酸末端转移酶(TdT)的作用下,催化外源性生物素标记的 dUTP 连接到 DNA 的 3'-OH 末端,该生物素通过与亲和素的特异性结合使亲和素-辣根过氧化物酶结合在 DNA 断点部位,利用显色剂在原位显色。由于正常的或正在增殖的细胞几乎没有 DNA 的断裂,因而没有 3'-OH 形成,很少能够被染色。

【实验材料】　结肠癌和结肠组织石蜡切片,伊红染液,苏木精染液,梯度酒精,二甲苯,PBS,TUNEL 试剂盒,中性树胶,DAB 显色液,蛋白酶 K 溶液,甲基绿染液,盖玻片,微量加压枪,湿盒,光学显微镜。

【实验方法】

1. 切片的 HE 染色　根据 HE 染色步骤,将切片进行染色观察。

2. TUNEL 染色　根据 TUNEL 试剂盒所示步骤。

(1)石蜡包埋的组织切片预处理:将组织切片置于染色缸中,用二甲苯洗两次,每次 5min。用无水乙醇洗两次,每次 3min。用 95%和 75%乙醇各洗 1 次,每次 3min。用 PBS 洗 5min,加入蛋白酶 K 溶液(20μg/ml),于室温水解 15min,去除组织蛋白。用蒸馏水洗 4 次,每次 2min。

(2)色缸中加入含 2%过氧化氢的 PBS,于室温反应 5min。用 PBS 洗 2 次,每次 5min。

(3)用滤纸小心吸去载玻片上组织周围的多余液体,立即在切片上加 2 滴 TdT 酶缓冲液,置室温 1～5min。

(4)用滤纸小心吸去切片周围的多余液体,立即在切片上滴加 50μl TdT 酶反应液,置湿盒中于 37℃反应 1h(注意:阴性染色对照,加不含 TdT 酶的反应液)。

(5)将切片置于染色缸中,加入已预热到 37℃的洗涤与终止反应缓冲液,于 37℃保温 30min,每 10min 将载玻片轻轻提起和放下一次,使液体轻微搅动。

(6)组织切片用 PBS 洗 3 次,每次 5min 后,直接在切片上滴加两滴过氧化物酶标记的抗地高辛抗体,于湿盒中室温反应 30min。

(7)用 PBS 洗 4 次,每次 5min。

(8)在组织切片上直接滴加新鲜配制的 0.05%DAB 溶液,室温显色 3～6min。

(9)用蒸馏水洗 4 次,前 3 次每次 1min,最后 1 次 5min。

(10)于室温用甲基绿进行复染 10min。用蒸馏水洗 3 次,前两次将载玻片提起放下 10 次,最后 1 次静置 30s。依同样方法再用 100%正丁醇洗三次。

(11)用二甲苯脱水、透明 3 次,每次 2min,封片、干燥后,在光学显微镜下观察并记录实验结果。

【实验结果】

1. HE 染色凋亡细胞的显微镜观察　细胞凋亡往往涉及单个细胞,细胞体积缩小,核质浓缩、边缘化,核膜裂解,或者核碎裂成小块,细胞质嗜酸性增强,胞膜结构仍然完整,可形成凋亡小体,上皮组织中的凋亡小体周边常见白色晕环。无内容物外溢,因此不引起周围的炎症反应。

2. TUNEL 染色结果 在细胞核里有棕黄色着色颗粒者为阳性细胞。

【注意事项】

(1)初次检测细胞凋亡，设置阳性对照片。

(2)血细胞含量高的组织，尽可能延长过氧化氢的灭活时间。

(3)每片所加试剂一般 30~100μl 不等，要防止液体挥发而干片，反应均在湿盒内进行。

(4)结果分析时注意：在坏死的晚期阶段或在高度增殖/代谢的组织细胞中可产生大量 DNA 片断，从而引起假阳性结果；而有些类型的凋亡性细胞死亡缺乏 DNA 断裂或 DNA 裂解不完全，以及细胞外的成分阻止 TdT 进入胞内反应，进而产生假阴性结果。

【实验报告】 根据 HE 染色和 TUNEL 染色结果，查看相关文献，分析凋亡与肿瘤的关系。

（刘　婷）

实验六　正常组织细胞与肿瘤组织细胞的显微图像分析

病理形态学的观察基本上是定性的，缺乏精确而更为客观的定量标准。图像分析技术(image analysis)的出现弥补了这个缺点。随着电子计算机技术的发展，形态定量技术已从二维空间向三维空间发展，促进了传统病理学科的进一步补充、发展和完善。显微图像分析能通过各种成像系统获得图像的几何数据、光密度、灰度等信息，还可运用该系统进一步处理，通过数字的形式把标本中的各类信息精确地表达出来。在肿瘤病理方面主要应用于核形态参数的测定(区别癌前病变和癌；区别肿瘤的良恶性；肿瘤的组织病理分级及判断预后等)，DNA 倍体的测定，显色反应(如免疫组织化学)的定量等方面。

【实验目的】

(1)了解显微图像分析的基本原理和方法。

(2)应用显微图像分析系统比较正常组织细胞与肿瘤组织细胞差异。

【实验原理】 医学图像分析系统是用计算机对医学图像进行自动处理、特征抽取和分类的技术。它借助显微镜、计算机、图像采集装置和图像处理与分析软件，对组织切片上的显微结构进行定量分析。其基本步骤包括：①制作切片样品，②获取图像，③图像分割，④测量，⑤统计分析。可以获得单个细胞的面积、核质比例、周长、直径等数据，也可以测量组织细胞中某种化学物质的吸光度或者发光强度，从而获得该化学物质的含量。平均吸光度又称平均光密度，表示被测组织细胞内吸光物质的平均光密度，反映组织细胞被染色的深浅；积分吸光度，又称积分光密度，表示被测组织细胞内吸光物质的总含量。

肿瘤组织结构的异型性和瘤细胞的形态变化是常规病理诊断的重要依据，光镜观察对细胞核形态只能作大致的描述，易带主观性。形态定量分析能量化反映组织和细胞的形态结构，可排除主观因素的影响。

【实验材料】

(1)正常结肠黏膜上皮、结肠腺瘤与结肠腺癌 HE 染色切片。

(2)正常结肠黏膜上皮、结肠腺瘤与结肠腺癌 PCNA 免疫组化染色切片。

(3)医学数码图像分析系统。

【实验方法】

(1)利用图像分析软件，观察 HE 染色切片，选取典型视野比较正常结肠黏膜上皮、结肠腺瘤与结肠腺癌细胞的直径、周长和面积、细胞核的直径、周长和面积、比较三种细胞核质比。

(2)利用图像分析软件，观察免疫组化染色切片，比较单位面积内正常结肠黏膜上皮、结肠腺瘤与结肠腺癌细胞核的 PCNA 阳性染色的面积积分光密度值。

【注意事项】

(1)进行两种显微图片分析时，采集显微图片应该有相同条件，包括放大倍数与光亮度以及加入的滤色片。

(2)在给计算机分析哪些色彩指令时一定要准确。

(3)要进行显微图片分析的标本，一定要掌握好对比染色。

【实验报告】 请将检测结果填入表 3-1-1。

表 3-1-1 图像分析结果

	正常上皮细胞	腺瘤细胞	腺癌细胞
细胞直径			
细胞面积			
细胞核直径			
细胞核面积			
细胞核直径/细胞质直径			
PCNA 阳性染色的面积积分光密度值			

用已学的知识解释上述观察结果。

(刘 婷)

实验七 造血祖细胞的培养

本法对探讨造血系统疾患如骨髓增生性病症、血小板性病症等的发病机制以及对巨核—血小板系统调控因子等的研究，均有重要的理论与实用意义。粒细胞与单核巨噬细胞同源于粒-单系双向祖细胞。对粒-单系祖细胞的体外培养，不仅有利于探讨其增殖机制，也对研究白血病、粒细胞减少症和对它们的影响因素都很有意义。BFU-E 和 CFU-E 对研究红系祖细胞生理和病理的生物学特性、增殖与分化的调控机制，均提供可靠的手段。

【实验目的】

(1)掌握粒-单系祖细胞(CFU-GM)、红系造血祖细胞(BFU-E)、巨核系祖细胞(CFU-Meg)的培养方法。

(2)熟悉细胞培养的过程。

【实验原理】 细胞培养技术也叫细胞克隆技术，在生物学中的正规名词为细胞培养技术。细胞的生长需要一定的营养环境，用于维持细胞生长的营养基质称为培养基。培养基按其物理状态可分为液体培养基和固体培养基。液体培养基中加入一定的凝固剂(如琼脂)或固体培养物(如麸皮、大米等)便成为固体培养基。固体培养基为细胞的生长提供了一个营养及通气的表面，在这样一个营养表面上生产的细胞可形成单个菌落。因此，固体培养基在细胞的分离、鉴定、计数等方面起着相当重要的作用。从多细胞生物中分离所需要细胞和扩增获得的细胞以及对细胞进行体外改造、观察，必须首先解决细胞离体培养问题，同微生物细胞培养的难易相比，比较困难的是来自多细胞生物的单细胞培养，特别是动物细胞的培养。

【实验内容】

1. 粒—单系祖细胞(CFU-GM)的培养

(1)实验设备与器材：超净工作台，CO_2 培养箱，倒置显微镜，普通冰箱及低温冰箱，消毒灭菌压力锅。24 孔、48 孔或 96 孔塑料细胞培养板，以及注射器，吸管等玻璃器皿和手术器械，血球计数台、各量程移液器等。

(2)试剂：

1)培养液：RPMI 1640、McCoy's 5A 或 IMDM 培养基用双蒸水配制，调至 pH 7.2～7.4。过滤灭菌，4℃保存备用。

2)血清：用胎牛血清，小牛血清或马血清。胎牛血清较小牛血清效果好，培养小鼠细胞以马血清效果较好。自制血清需灭活处理。各批号血清活性差异较大，须经严格筛选。小瓶分装后，–20℃存放备用。

3)2-巯基乙醇(2-ME)：原液 0.05ml 加培养液 4.95ml。再取 0.05ml 加培养液 4.95ml 成为浓度 10^{-4}mol。小瓶分装后，4℃存放备用。

4)3% L-谷氨酰胺：用培养液配成，过滤、灭菌。分装后，4℃存放备用。

5)粒-单系集落刺激因子(GM-CSF)：有商品供应。用培养液配制，其浓度为 1μg/ml，分装后–20℃存放备用。

6)3%琼脂：双蒸水配制，高压消毒，冷藏备用。用前煮沸。

(3)操作步骤

1)颈椎脱白法处死小鼠。

2)将处死小鼠放入 75%酒精中浸泡片刻消毒。

3)无菌条件下取小鼠股骨，连着股骨大转子一起取下。

4)将小鼠膝关节向相反方向掰开，向后方拉使大部分肌肉脱下，然后把剩余肌肉剪干净。

5)用消毒针头在膝关节上穿一小孔。

6)剪掉大转子，注射器吸取培养液用 7 号针头冲出骨髓，反复冲打，然后过 4 号针头制成单细胞悬液。

7)计数有核细胞并求出接种细胞悬液量，按接种有核细胞 1×10^5/ml 体系计算。设 X 为接种 1×10^5/ml 有核细胞时所需的单细胞悬液量，可按下列公式计算 X：X=体系体积×4/四大格细胞数(ml)

8)培养体系的配制与培养

10^{-4}/ml 2-巯基乙醇：	0.2ml
3% L-谷氨酰胺：	0.03ml
马血清	0.5 ml
GM-CSF 1μg/ml	0.025ml
骨髓有核细胞	1×10^5 个/ml
培养基	将总体系加至 1.8ml
3%琼脂	0.2ml

体系配制后，借振荡器充分混匀，加入 24 孔培养板 0.5ml/孔，在 37℃、5%CO_2 培养箱内培养 6 天。

9)集落计数：在倒置显微镜下作集落计数。凡含有 50 个以上细胞的集团即一个 CFU-GM 集落。

10)集落染色：Wright 染色单个集落：在镜下吸出单个集落，在载玻片上用 Wright 染液数滴，室温染 15～20min，滤纸沾干，轻加盖片，观察。

集落原位固定后 HE 染色：从培养箱取出培养皿，滴加 2.5%戊二醛，室温固定 10～15min，吸去固定液，缓慢加蒸馏水，用细针沿皿内壁划离琼脂块。将琼脂块在较大培养皿内用蒸馏水漂洗后，转载于玻片上展平，盖以醋酸纤维膜再加盖一张玻片，晾干，又将玻片浸入蒸馏水 20～30min，轻剥下醋酸纤维膜，晾干琼脂膜后，入苏木精染液染 15～20min，水洗及酸酒精分色，又流水冲洗 30min，再经伊红液复染 10～20s。梯度酒精脱水二甲苯透明后封片供观察。

2. 小鼠红系造血祖细胞(BFU-E)的体外培养 将小鼠骨髓细胞种植于含有促红细胞生成素(EPO)培养基内 3～7 天，可生成晚期红系祖细胞集落(CFU-E)。红系祖细胞集落可分为早期红系祖细胞(BFU-E)及晚期红系祖细胞(CFU-E)。如种植含有突发性促进活性(burst promoting activity，BPA)培养基中培养一段时间(小鼠 7 天，人 14 天)即可生成早期红系祖细胞集落(BFU-E)。

(1)实验设备与器材：超净工作台，CO_2 培养箱，倒置显微镜，普通冰箱及低温冰箱，消毒灭菌压力锅。24 孔、48 孔或 96 孔塑料细胞培养板，以及注射器，吸管等玻璃器皿和手术器械，血球计数台、各量程移液器等。

(2)试剂：

1)培养液：用 Iscove，McCoy's 5A，Dulbecco 或 IMDM 培养基。商品常为粉剂，可按说明配制溶液。过滤、灭菌，以小瓶分装备用。

2)血清：用胎牛血清，小牛血清或马血清。胎牛血清较小牛血清效果好，培养小鼠细胞以马血清效果较好。自制血清需灭活处理。各批号血清活性差异较大，须经严格筛选。小瓶分装后，–20℃存放备用。

3)促红细胞生成素(EPO)：有商品供应。用培养液配制，其浓度为 10u/ml，分装后–20℃存放备用。

4)白细胞介素-3(IL-3)：有商品供应。用培养液配制，其浓度为 250ng/ml，分装后–20℃存放备用。

5)2-巯基乙醇(2-ME)：原液 0.05ml 加培养液 4.95ml。再取 0.05ml 加培养液 4.95ml 成为浓度 10^{-4}mol。小瓶分装后，4℃存放备用。

6)3% L-谷氨酰胺：用培养液配成，过滤、灭菌。分装后，4℃存放备用。

7)细胞分离液：多为市售商品的淋巴细胞分离液，比重 1.077。用于分离骨髓的单个核细胞或外周血白细胞。

8)2.7%甲基纤维素(methyl cellulose)：称 4000 黏度单位的甲基纤维素粉剂 5.4g 用紫外线消毒 8h，加 100ml 无菌双蒸水于盐水瓶中，磁力加热搅拌煮沸 30min，在室温冷至 37℃以下，再加入 100ml 双倍浓度的培养液。4℃存放 2h，其间于每 15min 强充分摇荡一次。在 4℃过夜，次日分装，4℃存放。以上均按无菌操作。也可用 3%的琼脂替代 2.7%甲基纤维素进行培养。

(3)培养体系的配制与培养

1)小鼠 CFU-E 培养体系

10^{-4}/ml 2-巯基乙醇：	0.2ml
3% L-谷氨酰胺：	0.03ml
马血清	0.5ml
EPO 10μ/ml	0.2ml

骨髓有核细胞	0.5×10^5 个/ml
培养基	将总体系加至 1.8ml
2.7%甲基纤维素/3%琼脂	0.2ml

2) 小鼠 BFU-E 培养体系

10^{-4}/ml 2-巯基乙醇：	0.2ml
3% L-谷氨酰胺：	0.03ml
马血清	0.5ml
10EPO	0.2ml
250ng/ml IL-3	0.2ml
骨髓有核细胞	0.5×10^5 个/ml
培养基	将总体系加至 1.8ml
2.7%甲基纤维素/3%琼脂	0.2ml

体系配制后，借振荡器充分混匀，加入 24 孔培养板 0.5ml/孔，在 37℃、5% CO_2 培养箱内培养。

(4) 集落计数：在倒置显微镜下作集落计数。CFU-E 于培养第 3 天观察，BFU-E 于培养第 7 天观察。CFU-E＞8 个细胞，BFU-E＞50 个细胞分别为一个集落。

(5) 小鼠红系集落的染色法

1) 试剂配制

1%的二甲氧基联苯胺：1g 二甲氧基联苯胺溶于 100ml 99%的乙醇。

7.5%的 H_2O_2：取 30%的 H_2O_2 0.5ml，加 1.5ml 95%的乙醇。

工作液：蒸馏水 0.9ml，加 7.5%的 H_2O_2 0.1ml。

染色工作液：1%的二甲氧基联苯胺，工作液 0.2ml 混匀备用。

2) 染色方法：取出培养的样品，滴加等渗溶液(生理盐水、Hank's 液或培养液均可)。

放置 15min 后滴加染色工作液，10～15min 后观察。

结果：阳性细胞呈红色。

3. 小鼠巨核系祖细胞(CFU-Meg)的体外培养 将小鼠骨髓细胞种植在含有巨核细胞集落刺激因子(Meg-CSF)的甲基纤维素或琼脂等半固体性培养基内培养 7 天，可形成 3 个以上的、由巨核细胞所形成的集团，即巨核细胞集落(CFU-Meg)。以乙酰胆碱酯酶染色作为啮齿动物巨核细胞的特异性染色法。

(1) 实验设备与器材：超净工作台，CO_2 培养箱，倒置显微镜，普通冰箱及低温冰箱，消毒灭菌压力锅。24 孔、48 孔或 96 孔塑料细胞培养板，以及注射器，吸管等玻璃器皿和手术器械，血球计数台、各量程移液器等。

(2) 试剂：血小板生成素(TPO)：有商品供应。用培养液配制，其浓度为 50ng/ml，分装后 −20℃存放备用。

其他试剂与红系祖细胞培养者相同。

(3) 培养体系的配制与培养

10^{-4}/ml 2-巯基乙醇	0.2ml
3% L-谷氨酰胺	0.03ml
马血清	0.8ml
100u/ml EPO	0.04ml

250ng/ml IL-3	0.2ml
50ng/ml TPO	0.1ml
骨髓有核细胞	$1×10^5$/ml
培养液	将总体系加至1.8ml
2.7%甲基纤维素/3%琼脂	0.2ml

体系配制后在振荡器上充分振匀，再加入 24 孔培养板(0.5ml/孔)中，在 37℃，5% CO_2，饱和湿度的 CO_2 培养箱内培养 7 天。倒置显微镜下计数，凡含 3 个或 3 个以上乙酰胆碱酯酶阳性的细胞团即一个 CFU-Meg 集落。

(4)小鼠巨核细胞集落的胆碱酯酶染色法

1)试剂配制

碘化乙酰胆碱液：碘化乙酰胆碱 10mg，溶于 15ml 0.1mol 磷酸缓冲液(PBS，pH 6)内。

5mmol 铁氰化钾液：铁氰化钾 164.6mg 溶于 100ml 双蒸水内。

0.1mol 枸橼酸钠液：枸橼酸钠 2.94g 溶于 100ml 双蒸水内。

30mmol 硫酸铜液：硫酸铜 749mg 溶于 100ml 蒸馏水内。

2)染色液的配制

碘化乙酰胆碱液	1.5ml
枸橼酸钠液	0.1ml
硫酸铜液	0.2ml
铁氰化钾液	0.2ml

(5)染色方法

1)培养终止后，弃去上层液。

2)将染色液滴入培养孔中，室温染色 4~6h 或 37℃恒温箱染色 2~3h。

3)弃去染色液，加入 0.1mol/L PBS 即可观察细胞集落。

结果：乙酰胆碱酯酶阳性细胞呈棕褐色。凡 3 个以上阳性细胞的细胞团为一个 CFU-Meg 集落。

【教师点评】 对学生讨论的问题和设计的细胞集落培养的方法进行点评，从各系细胞的培养的结果学习如何区别？

【思考题】

(1)早期红系祖细胞(BFU-E)及晚期红系祖细胞(CFU—E)的区别？

(2)粒—单系祖细胞(CFU-GM)细胞结构特点？

(3)巨核系祖细胞(CFU-Meg)的体外培养的细胞结构特点？

(孙 贺)

第二章 动 物 实 验

动物是人类的朋友，我们在爱护动物的同时，也可以利用动物做一些不能在人体完成的实验研究。实验动物科学，现在已经成为现代科学技术不可分割的一个组成部分，已形成一门独立的综合性基础科学门类，是生命科学的基础和条件。它的意义在于利用动物可以复制出人类疾病模型，避免在人身上进行实验所带来的风险，应用动物模型可以随时复制的特点，得到平时临床上不易见到的疾病。用动物提供的模型可以克服人类某些疾病的潜伏期长，病程长和发病率低的缺点。可以严格控制实验条件，排除各种干扰。可以简化实验操作和样品收集，有助于更全面地认识疾病的本质。本章将学习运用综合实验方法，通过动物实验来观察器官、组织的正常形态、功能以及病理状态下的改变。

实验一　鸡胚整封标本的制作

胚胎学为组织学的主要内容之一，它是研究受精卵发育成长为一个新个体的科学，在教学中人的胚胎特别是早期阶段的胚胎标本极难获得，往往采用鸡胚标本来进行胚胎早期发育阶段的观察。

【实验目的】　了解鸡胚发育的过程及其特点，学会观察胚胎连续切片。

【实验材料】　种蛋，剪刀，小镊子，固定液等。

【实验内容】

1. 种鸡蛋的保存与选择　选做鸡胚标本的鸡蛋一般不能用市售的普通鸡蛋，因其受精率不定。最好用专为孵鸡用的种蛋，才能保证较高的孵出率。新鲜的种蛋要及时贮藏好，温度以 4～12℃为宜。温度过高或过低对胚胎发育都不利。

2. 鸡胚的孵化　将鸡蛋用温水洗净擦干，在蛋壳上注明孵育日期及时间，放入 38.5℃左右的恒温箱中，在温箱内放一杯水以保持一定温度，每天通风 1～2 次(打开温箱的门即可)，孵化的时间分别为 16h、19h、24h、33h、48h、72h。

3. 取胚法　将孵育好的鸡蛋从温箱中取出后，用大剪刀将鸡蛋壳敲破剪去多余的蛋壳，露出卵黄，倒掉蛋清，然后将鸡蛋放入盛有 0.9%生理盐水的大碗内，要 37℃左右。使其胚盘向上用小剪子从胎盘的边缘将胚盘剪下，用小镊子夹住胚盘边缘的膜在盐水中轻轻摇动洗掉卵黄，使胚盘与卵黄膜分开，用片铲将胚盘从盐水中托出，放在小合碟内，使胚盘展平先放少许固定液固定 1h 左右，然后再多放固定液固定 12～24h，这样胚盘不易出褶。也可用滤纸剪成与胚盘大小相仿的中空圆圈压在胎盘的周围防止出皱褶。

4. 鸡胚的固定、染色、脱汞及封固

(1)固定：早期鸡胚对固定液无严格要求，一般多用 Bouin 氏固定液，根据要求可固定数小时至 24h 左右。

(2)50%酒精洗，去掉黄色为止。

(3)30%酒精 1～2h。

(4)蒸馏水 1～2h。

(5)染色硼砂卡红染液 24～48h。

(6)蒸馏水洗。

(7)入 0.5%盐酸酒精(70%酒精)分色，直到镜下胚体结构清晰为止。

(8)脱水自 50%、70%、80%、90%酒精中各 1h。

(9)入 95%，100%酒精中各 2h，各级酒精中间换一次液体。

(10)入二甲苯透明 1h 左右，待胚胎透明为止。

(11)将标本沿胚盘周边剪成圆形，放在载物片上，滴上树胶封固。

5. 观察

(1)16 小时鸡胚(原条形成时期)：

1)外形：(整装片)于低倍镜下观察，可清楚见到胚盘中央部位的明区及边缘部位的暗区。在胚盘中央有一条色深的纹即为原条，原条是由胚盘后半部中外胚层细胞沿着胚盘纵轴由后向前密集形成的，原条两侧部位的细胞迅速增生形成隆起，色较深称原褶，中央凹陷部分色较浅称原沟，其前端终于原窝。原褶在原条的前端遇合形成原结。

2)过原条横切：可见切面中部有一凹陷为原沟，其两侧突出部为原褶，此时已可区分为三个胚层；原沟所在的一侧为外胚层，由一层柱状的假复层细胞组成，另一侧为内胚层由一层扁平细胞组成，两层之间为自原沟卷入的中胚层细胞。

(2)19 小时鸡胚(头褶形成时期)

1)外形：(整装片)于低倍镜下观察可见原结前面有条状结构为头突，即脊索原基，在内胚层之间向前发展形成脊索。靠近原条两侧的中胚层分节状为体节(2～3 个)。由脊索的背部外层加厚形成神经板，稍前可见神经板两侧隆起的神经褶及其中的凹陷部分神经沟。位于神经褶的前缘可见一横行半月形的褶称为头褶(包括外胚层和内胚层)，头褶向前突出的最前端为胚胎的头，半月形褶的后缘为前肠门，胚头前方的较透区域称为前羊膜，此区只有内外胚层无中胚层。

2)过头突纵切：可从切面上区分出头褶、头突、神经板、原窝、原沟及内胚层。

(3)24 小时鸡胚：

1)外形：(整装片)此期，在明区的中央为胚区，两侧为血管区，开始有微血管形成。鸡胚约长 3mm 左右，头褶更明显，头褶的下部有前肠，前肠之后缘开口为前肠门。此时神经褶已由头部向后伸长直至第一体节，并可见部分神经褶已左右相愈合，此处即将来之中脑，其前、后神经褶仍未愈合，其前端未愈合之开口处为前神经孔，后端未愈合之开口处为后神经孔。在神经沟下可见脊索，脊索后接原条，此时原条之长度缩短，中胚层已分化成体节，其数在 5～7 对，以后每一小时增加一对。

2)横切面连续切片：由胚胎前端开始观察。

切过脑部及前肠部：在切断的头部中有神经沟、神经嵴、脊索、前肠等结构，脑与前肠四周充满间充质细胞。头与前羊膜之间的空隙名为头下囊，前羊膜只由内、外胚层组成。

切过前肠门(前肠与卵黄囊相通处)：此处神经褶尚未相连，脊索两侧之中胚层已分化为体节、生肾节和侧板中胚层，侧板中胚层已裂为体壁中胚层和脏壁中胚层。此切片内可见胚胎之腹面已有由脏壁中胚层形成的心内膜与心肌膜，其位置逐渐趋向正中，将融合成单独的心管。

切过体节：与前一切面对比，侧板部分显示刚开始形成体腔。再往后看，中胚层逐渐显得没有分化，在脏壁中胚层与内胚层之间可见间充质细胞集中成团，称为血岛。

切过原条：从上一切面之后，神经沟逐渐变浅，再向后，这个位置上没有了神经沟和脊索，而被原条、原沟所代替，这时外胚层和中胚层都和原条相连。

(4)33 小时鸡胚：

1)外形：(整装片)此时鸡胚较上期已经加长，超过 4mm，其头部略向一边倾斜，神经褶在胚胎的前部皆已并合成神经管，惟其后部仍张开为菱形窦即后神经孔，此时神经管的前部已分化成膨大的脑部，中段及后部为均匀的管状部分即脊髓，脑已分化成前脑、中脑、菱脑三部分，其中以前脑为最大，其左右两侧向外突出形成视泡。神经管两侧的体节约12对，在神经管后端菱形窦的后面可见较短的原条的痕迹。继续观察胚胎的血管区，可见其内有微血管网形成，在前肠门附近更显密集，趋于形成卵黄静脉（脐肠系膜静脉）。此期胚的心脏已合并为管形薄壁之心脏，其腔扩大又略向右侧弯曲呈S形，其膨大处明显的突出于体外。

2）横切面连续切片：

切过前脑与视泡：在此时期之胚胎，视泡已由前脑侧壁向外突出，在前脑腹面有脑漏斗形成，在视泡背侧有丰富的间充质细胞，继续观察前羊膜、头下囊、内胚层、外胚层、脏壁中胚层、体壁中胚层、体腔和血岛等结构。

切过中脑：在切过视泡之后即可见中脑的切面，在中脑两侧可见前主静脉，中脑下有脊索及前肠，注意前肠的背面两侧有背主动脉，腹面两侧有腹主动脉。

切过菱脑与听板：注意在前脑下面有一个由二条腹主动脉逐渐汇合而成的管形心脏，其内层膜极薄名为内膜，其外层膜较厚与其余之中胚层相连为心肌层，心肌层的四周为围心腔，其心脏背面心肌层汇合处为心背系膜，在前肠背面左右各有一条背主动脉，前肠正上方为脊索，脊索上面的神经管为菱脑，在其两侧的外胚层增厚并内陷，此即为听板，将来分化成内耳。

切过前肠门及卵黄静脉：由上一切面逐渐往后观察可见心脏又逐渐分开成二管即卵黄静脉，此时卵黄静脉已渐扩大，脏壁中胚层已成微血管。前肠腹面逐渐分开即为前肠门。前肠之后紧接着就是中肠、菱脑、脊索、背主动脉清楚可见。注意在体节两侧的中间中胚层逐渐明显。

切过体节：体节外侧之生肾节细胞已明显集中，它是发生原肾的原基。此切面中脊索、神经管（脊髓）、背主动脉等结构仍清楚可见。注意由此切面继续往后观察可见神经管之背部逐渐分开即为后神经孔。继续观察至最后一些切面可见残留的原条、原沟等结构。

（5）48小时鸡胚

1）外形：（整装片）经过二日孵化鸡胚往往能长到7mm左右。其外表形态已有极大改变，头部迅速生长并发生强烈弯曲，胚胎前端向腹面弯曲并向右扭转，使其原左侧向下，右侧向上，原背面向左腹面向右。此时期神经管已完全封闭，脑已分化成五部分（端、间、中、后、延）。于中脑处可见明显的脑曲，在后脑与脊髓连接处可见有颈曲，但不甚明显。与间脑相连的视泡内凹形成视环，后脑两侧的听泡已很明显，位于最前体节之两侧，因前脑之下垂逐渐使视环与听泡几乎成平列。其神经管的后端仍然开口，继续观察胚胎前端可见羊膜头褶已向后推进约至16体节，（约身体一半），即将此节以前之胚胎部分完全包裹，于胚胎后端上可见羊膜尾褶的出现。在血管区地带一切微血管皆于卵黄静脉或卵黄动脉发生联系。在前肠门两旁者为卵黄静脉，位近胚胎尾部的是卵黄动脉，约在第22体节处，比前者更为明显。注意此时期前肠之长度也加长，在咽部两侧由内胚层向外凸出形成二、三鳃囊（看不清），鳃囊之间有鳃弓，其中含有血管，此为动脉弓，计有二、三对，此时期胚胎之心脏已由弯曲管组成为结状，注意动脉球、心室、心房及静脉窦的部位关系。可见两条卵黄静脉在前肠门处汇入静脉窦。

2）横切面连续切片：依次由头端往后观察。

切过鸡胚的前端：由于头曲的发生，这个切面同时切过间脑、中脑和后脑。可见胚胎的头部包在羊膜腔中。后脑背部脑壁较薄，自背向腹顺序为后脑、中脑和间脑，脑的周围充满间充质细胞，在后脑两侧可见前主静脉。由于胚的扭转，头部左侧与卵黄囊接触，可见脏壁中胚层上有血管，胚头右侧最外面的膜为绒毛膜。

切过视环：从上一切面往后观察，逐渐在间脑两侧看到视环的切面，视环分两层，外层为色素层，内层为视网膜层。在视环中可见由外胚层陷入的晶状体泡，在间脑腹面可见向腹侧外凸之脑漏斗。前肠之最前部由口凹之背壁突起形成拉司克氏囊，终于漏斗处，两者结合形成脑垂体。后脑两侧有前主静脉，后脑背侧有脊索。继续往后观察可见后脑两侧有听泡，它是由外胚层凹入形成的。口凹背侧的腔为咽，咽腔宽大，咽两侧已有二、三对鳃囊形成，有时最前一对可与外表相通，称为鳃裂，鳃弓中可见动脉弓之横切面，咽的背面两侧有背主动脉。再继续往后观察可见咽腹面内胚层向下突出形成喉气管沟。咽腹侧逐渐切到腹主动脉，可追踪到背主动脉与腹主动脉之间是由动脉弓相连接的。

切过心脏：由上切面继续观察注意前主动脉、总主动脉、背主动脉之变化，自上区域至心脏中胚层呈现极其重要变化，在胚体背部体节之内侧近脊髓部分，渐呈散漫之间充质细胞，此为生骨节。脊索下面之背主动脉渐由二归并为一。在背主动脉下面前肠，由扩大的咽部渐缩小，在前肠两侧渐出现体腔。自腹主动脉往后逐渐切到动脉球、心房、心室、静脉窦，心脏各部结构的联系只有在连续切片中反复观察才能搞清，在一个切面上可能见到某几部分的断面。左右两侧前主静脉通入总主静脉，总主静脉通入静脉窦。

切过肝脏：由上片往后观察见到前肠腔缩小，在前肠腹侧可见由前肠内胚层突出的肝憩室（较早的标本不易找到），在肝憩室的两侧可见卵黄静脉，在前肠两侧有后主静脉。移动切片见前肠门之后即为中肠。心室之尖部仍然可见。

切过中肾：由上片再向后观察见胚胎逐渐失去向右扭转之情形，即此时期胚胎的背部向上，腹面向下，而中肠亦成胚胎唯一之消化管。背主动脉逐渐由一分为二，位于中央。后主静脉逐渐行缩小，位于两侧。在后主静脉附近或下方，中胚层组织有所集中，此为中肾管。移动切片，注意胚胎之背部羊膜褶尚未合并，羊膜沿胚体两侧下褶与胚体壁相连。

切过卵黄脉：再向后移动切片，约在22体节处见两侧背主动脉分别向左右分出卵黄动脉，此外在切片上亦可见后主静脉、中肾管（较早之标本不易找到）等结构。移动切片，至最后一些切面可见原条之痕迹。

(6) 72 小时鸡胚

外形（整装片）：已有35对体节、胚体已弯曲。

（孙　贺）

实验二　急性肺淤血、肺水肿动物模型建立及形态学观察

肺是呼吸系统的呼吸部，是人体进行气体交换的重要器官。肺位于胸腔内，左右各一，分居于纵隔两侧。肺呈圆锥形。由一尖（肺尖）、一底（膈面）、二面（内侧面、肋面）和三缘（前缘、后缘、下缘）组成。内侧面中部有一区域，为血管、支气管、淋巴管和神经的进出处，称肺门。进出肺门的各结构总称肺根。左肺前缘下半有一弧形凹陷叫心切迹。左肺分为上、下两叶，右肺分为上、中、下三叶。

肺由肺内支气管及其分支形成的支气管树和无数肺泡及围绕肺泡外的毛细血管网组成。支气管分支在直径1毫米以下的称为细支气管。每一细支气管及其分支与所连肺泡等合起来，叫肺小叶。肺小叶是肺的结构和功能单位。每个肺含有50～80个肺小叶，在小叶之间夹有小叶间隔。小叶间隔由结缔组织、血管、淋巴管和神经纤维等构成。肺的末端膨大成囊，囊的四周有很多突出的小囊泡，即为肺泡。肺泡的大小形状不一，平均直径0.2mm。成人有3亿～4亿个

肺泡，总面积近 $100m^2$，比人的皮肤的表面积还要大好几倍。肺泡是肺部气体交换的主要部位，也是肺的功能单位。

肺有两套血管。一套是肺动脉和肺静脉组成的肺循环血管，是肺的机能血管，具有完成气体交换的作用，另一套是由体循环发出的支气管动脉，是肺的营养血管。肺动脉和支气管动脉之间有吻合结构，在正常肺循环时，吻合支不开发，当肺循环障碍时，吻合支开放，支气管动脉的血流进入肺循环系统的供血区。与体循环比较，肺是一个低压(肺循环血压仅为体循环的 1/10)、低阻、高容的器官。当二尖瓣狭窄、左心功能低下时，肺毛细血管压可增高，继而发生肺水肿。在各种原因引起的低蛋白血症时(如肝硬化、肾病综合征等)会发生肺间质水肿或胸膜腔液体漏出。

肺淤血是指肺部局部血管出现血液淤积，通常由左心衰竭引起，左心腔内压力升高，阻碍肺静脉回流，造成肺淤血。肺静脉压升高时，引起肺微血管静水压升高。同时还可扩张已关闭的毛细血管床，造成通透系数增加。当这两种因素引起的液体滤过量超过淋巴系统清除能力时，即产生肺水肿。淤血时肺体积增大，呈暗红色，切面流出泡沫状红色血性液体。肺淤血的患者临床表现为气促、缺氧、发绀，咳嗽时咳出大量浆液性粉红色泡沫痰液。

【实验目的】　复制肺淤血动物模型，观察肺淤血时病理变化。

【实验原理】　肾上腺素能刺激 α 和 β 两类受体，刺激 α 受体使心血管收缩，血压升高，刺激 β 受体，使心肌耗氧量增加，结果使得心脏前后负荷明显增加，导致急性左心衰；另外，肾上腺素可直接作用于血管内皮细胞使其损伤，促使血小板凝集。缺血与血管收缩痉挛形成恶性循环，促使肺淤血而导致肺泡性肺水肿与间质性肺水肿同时发生。

【实验材料】　多媒体课件，大体标本，组织切片，实验用大鼠，药剂(生理盐水、肾上腺素)，注射器，固定器，天平，手术刀，剪子，镊子。

【实验方法】

(1)多媒体课件介绍肺的解剖学结构，组织学结构及血液循环特点。

(2)每 10 人一组，分两只大鼠称重，一只大鼠腹腔内注射肾上腺素 2～2.5mg/kg，另一只大鼠腹腔内注射等量生理盐水作对照，注射后观察记录两只大鼠的一般情况及呼吸等临床表现，15～20min 后对动物实行处死。

(3)解剖两只大鼠，将肺和心脏一起取出。

(4)用滤纸吸去肺表面的液体，用天平称两肺重量，计算肺重系数，[肺重量(g)/体重(kg)]×100%。若肺重系数>1%，表明肺水肿已形成。

(5)对比观察两只大鼠肺外观，记录包括大小颜色质地及切面外观。

(6)结合显微镜观察正常肺组织和肺淤血 HE 染色切片，讨论肺淤血、肺水肿形成的机制。

【注意事项】

(1)忌用实验前已有明显肺部异常征象(啰音、喘息、气促等)的动物，否则影响结果的可靠性。

(2)剖取肺脏时，操作要小心，防止肺表面损伤引起水肿液外流，影响肺系数的准确性。

(3)在第 1 次使用肾上腺素后肺水肿征象不明显者，可重复使用，两次输药间隔 10～15min，不宜过频。

(4)应控制输液速度，不要太快，以 150～180 滴/min 为宜。

【实验报告】

(1)请将实验结果登记在实验结果记录表 3-2-1。

表 3-2-1　大鼠经腹腔注射肾上腺素与生理盐水后肺脏外观

	肾上腺素	生理盐水
大小		
颜色		
质地		
重量		
切面外观		

(2)计算肺重系数。

(3)根据肺水肿标本病理特点，用所见病变解释实验中观察到的临床现象。

（刘　婷）

实验三　血液循环与脂肪栓塞

新陈代谢是生命的基本特征之一，新陈代谢的顺利进行有赖于正常的血液循环。血液循环的主要功能是完成体内的物质运输。血液循环一旦停止，机体各器官组织将因失去正常的物质转运而发生新陈代谢的障碍。同时体内一些重要器官的结构和功能将受到损害。全身性血液循环障碍必然有局部循环障碍，而严重的局部循环障碍也将影响全身血液循环的功能。

在循环血液中出现不溶于血液的异常物质，随血流运行至远处阻塞血管腔的现象称为栓塞。阻塞血管的物质称为栓子。栓子可以是固体、液体或气体。栓塞对机体的影响取决于栓塞的部位、血管的解剖特点和局部血液循环状态、栓塞后能否建立充分的侧支循环，以及栓子的种类及来源。常见的栓塞类型有血栓栓塞、脂肪栓塞、气体栓塞、羊水栓塞、肿瘤细胞栓塞、寄生虫栓塞和感染性栓塞等。不同栓塞对机体的影响不尽相同，严重者危及生命。

【实验目的】

(1)建立可控性强、重复性好、趋近真实的脂肪栓塞动物模型，观察脂肪栓塞对机体的影响。

(2)初步了解临床快速冰冻切片病理诊断的整个过程。

【实验原理】　临床上脂肪栓塞的脂栓成分主要有两个来源，一是骨折处的骨髓脂肪，二是血液中的脂质成分在应激状态下聚集而成的脂肪颗粒。选择从股静脉打入同种异体骨髓脂肪，可以模拟下肢骨折或关节置换中脂肪栓塞的形成。

【实验材料】　健康家兔 2 只，体重 2.5～3kg，注射器，手术器械，戊巴比妥钠，油红 O 储存液，苏木精染液，甘油明胶，异丙醇，盖玻片，载玻片，光学显微镜。

【实验方法】

1. 脂肪栓子制作　将一只兔处死，无菌条件下，刮取同种异体兔的四肢长骨骨髓，37℃恒温箱孵育 30min，以 3000r/min 离心 10min，上清液即为骨髓脂肪，于-80℃冰箱冷藏待用。

2. 麻醉　取另一只家兔，观察家兔一般状况，如活动状态、呼吸频率、嘴唇颜色及瞳孔大小等。经耳缘静脉缓慢推注 2%戊巴比妥钠，剂量为 30mg/kg，每半小时检查一次麻醉深度，必要时可追加麻醉，剂量为 1～2mg/kg。

3. 脂肪栓塞模型制作　麻醉满意后，仰卧位固定于自制兔手术台上，将股静脉处毛剔除，碘伏、酒精局部消毒，依次切开皮肤皮下组织寻找股静脉，将冷冻保存的骨髓脂肪用水浴复温至 37℃后缓慢注射(0.4ml/kg)，使其发生脂肪栓塞。术中密切观察兔子一般生命体征，整个栓塞过程兔应始终保持仰卧位并保持良好的麻醉化。

4. 动物处死 术后存活 2h 后处死，取其肺、脑、肾、心进行大体标本观察。

5. 染色 切取部分肺组织，制作冰冻组织切片，一张作 HE 常规染色，一张作油红 O 脂肪染色，光镜观察。

1)HE 常规染色步骤：切片固定 30s～1min。水洗。染苏木素 3～5min。1%盐酸酒精分化。于碱水中返蓝 20s。伊红染色 10～20s。脱水，透明，中性树胶封固。

2)油红 O 脂肪染色步骤：

(1)冰冻切片，厚 6～10μm，蒸馏水稍洗。

(2)60%异丙醇中漂洗 20～30min。

(3)取油红 O 贮备液 6ml，加蒸馏水 4ml，混合后静置 10min，即可用来染色。油红 O 染时间 5～10min。

(4)60%异丙醇稍洗去多余染液，蒸馏水洗。

(5)Mayer 苏木素浅染核。

(6)1%盐酸酒精分化。

(7)水漂洗 10min 或于稀碳酸锂水溶液中促蓝。

(8)封片剂封片。

染色结果判定：中性脂肪呈红色，胞核蓝色。

【注意事项】

(1)由于脂肪易溶于有机溶剂，所以显示脂肪一般不能像石蜡切片一样处理，而通过冰冻切片染色来显示。

(2)作脂肪染色的冰冻切片不能太薄，过薄的切片常会使脂质丢失。

(3)Mayer 苏木素复染时间不能过长。

(4)染色结果不能长期保存，应尽快观察及照相

【实验报告】

(1)请将实验结果登记在实验结果记录表 3-2-2。

表 3-2-2　家兔经静脉注射油脂前后表现

	注射前	注射后
活动状态		
呼吸频率		
嘴唇颜色		
瞳孔大小		
抽搐		
大小便失禁		

(2)分析脂肪栓塞后家兔临床表现机制，结合临床谈如何防止脂肪栓塞的发生。

(刘　婷)

第三章 病 例 分 析

医学是一门实践性很强的学科，理论知识必须应用于实践，这样才能发挥理论知识的效能，才能在实践中创新和发展，进行病例讨论，能够让学生进入一个模拟的临床实习过程，有利于调动学生学习的积极性，学习由被动变为主动。病例讨论有利于学生把基础医学理论与临床应用有机地结合在一起，在回答一些高度综合性问题时，主动查阅相关学科的内容，形成了统一的全面的认识过程，从而提高了综合概括能力。本章将通过学习多个病理案例，提高学生分析问题解决问题的能力。

实验一　非肿瘤性疾病

病例 1

一、病历摘要

×××，34 岁，女性，农民，5 月 26 日被车撞伤致左下肢股骨骨折，入院，给予石膏固定，6 月 23 日欲起床活动，突感右侧胸背部疼痛，气急，出冷汗，立即卧床休息，经镇静，止痛等处理，上述症状减轻，6 月 28 日晨起排便时又感胸闷，气急，随之大汗淋漓，经抢救无效死亡。3 年前曾被某医院诊断为"心脏病"。

二、尸体解剖结果

左心房扩大，二尖瓣黏连增厚，瓣膜口中度狭窄，两肺较饱满，暗红色，右下肺背侧膈面见 6cm×4cm×4cm 大小深褐色区，右侧肺动脉腔内见一条 7cm 长，最大直径 0.8cm 的暗红色固体质块，较干燥，质地偏硬，缺乏弹性。镜下观：左肺，右肺上，中叶肺泡间隔纤维增厚，肺泡腔内有水肿液，红细胞，心衰细胞，右肺下叶紫褐色区，细胞结构完全消失，肺泡壁轮廓尚可辨认，肺泡腔内充满红细胞，脑肝肾充血。水肿。

三、讨论提纲

1. 根据病史资料及尸检所见，列出肺的病理诊断。

2. 该病例右下肺病变是如何发生，发展的，病史中哪些资料能用来解释？

3. 哪项病变与死因直接相关？

病例 2

一、病历摘要

徐某，女，38 岁。因孕 5 产 3 孕 39+6 周于某年 4 月 13 日下午 12 时 20 分步行入院。体检体温 36.4℃，脉搏 80，呼吸 20，血压 13/7kPa，神志清楚，心肺检查无异常。产科检查：腹部隆起，宫高 32cm，腹围 93cm，宫缩有规律，25 秒/2～4 分，头先露；胎心率 140，心律整，阴道通畅，宫颈中度糜烂，胎膜未破，宫口开约 1cm。

产妇入院后一般情况好，产程进展顺利，宫缩规则，胎心音波动在 136～144 次/分，律整。下午 15 时 20 分自然破膜，羊水轻度混浊，但产妇神志清，无咳嗽、咳痰，无发绀，无呼吸困难。于下午 16 时，产妇诉腹阵痛加重，阵发性宫缩明显增强，有排便感，即由护士及其丈夫扶持进入产房并上产床临产。约 16 时 09 分，产妇突然出现寒战，呼吸浅促，双肺闻及湿性啰音，即拟以"急性羊水栓塞"进行抢救，约 6 分钟后，产妇口吐血性泡沫，心跳呼吸停止。于 16

时 40 分经抢救无效宣告死亡。

二、尸体解剖结果

（一）体表观察：头面部呈紫红色腐败外观，口唇青紫，口鼻腔有血性液体流出；上胸部及双上肢、双季肋部见有腐败静脉网，呈紫红色，尸僵存在，尸僵呈暗紫色，位于尸体后侧未受压部位，指压稍褪色，下腹部尸绿存在，脐周腹围 96cm。尸体皮下水肿。

（二）体内检查：

1. 胸腹腔：双胸腔有少量积液；心包腔内约有 50ml 血性液体。腹腔肠胀气，宫底高 30cm，宫内见女婴一个，胎头已入盆，胎长 47cm；头围 30cm，胎头头发上附有绿色胎粪。羊水呈褐色，胎盘未剥离。盆腔右侧见有大片状出血，呈凝血块改变。

2. 各脏器主要病变

（1）肺：表面光滑，切面暗红色，双肺明显水肿，压之有捻发感。主气管内壁光滑无异物。镜下两侧肺肺泡壁毛细血管充血不明显，但肺泡腔内充满大量水肿液；部分肺动脉分支、肺小静脉及毛细血管内见到由羊水成分构成的栓子，其主要成分是脱落的鳞状上皮细胞、角化物、淡蓝色的黏液、褐色/浅黄色的物质（胎粪）等。

（2）心脏：心脏大小为 12cm×8cm×6cm，沿左心冠状动脉切开心脏。左心室壁厚 1.3cm 二尖瓣光滑，有弹性，腱索及乳头肌未见粘连。右心室壁厚 0.8cm，各心腔无扩大，右心房内见血凝块，内膜光滑；主动脉瓣、肺动脉瓣、三尖瓣均未见异常。镜下部分心肌细胞呈波浪状（死后自溶），间质无明显水肿。冠状动脉内膜无增厚，管腔无狭窄，心瓣膜未见明显的纤维组织增生。心肌间质血管内见以上描述的羊水成分。

（3）肾：表面光滑，切面皮、髓质分界清楚，皮质纹理清晰。肾盂、肾盏黏膜光滑。镜下肾小球结构正常，大部分肾小管上皮细胞已发生坏死（死后自溶），皮质与髓质中小叶间动脉、入球小动脉均见到由羊水成分构成的栓子。

（4）肝、脾：肝表面光滑，暗红色；切面疏松（固定不佳），暗红色。镜下肝小叶结构清晰，小叶中央静脉及肝窦无扩张充血。肝细胞索呈放射状排列，肝细胞轻度肿大，细胞质见均匀红染的细小粒，部分肝细胞细胞质见脂滴空泡。脾组织死后自溶，部分脾小体结构尚能辨认，脾小体的中央动脉可见到羊水栓子。

（5）子宫：带双侧附件子宫一个；子宫颈外口光滑，未见明显肥厚。子宫内壁无胎盘滞留，宫壁厚 1.5cm，无结节。镜下子宫内膜增厚，腺体肥大，肌层明显增厚，肌层静脉内可见羊水栓子，双侧卵巢结构正常，可见退化的黄体，双侧输卵管结构正常。

三、讨论提纲

1. 尸解所见各脏器病变的病理诊断。栓子的来源及其运行途径。

2. 根据尸解结果分析临床症状。

3. 讨论患者的主要病症及死亡原因。

病例 3

一、病历摘要

女性，11 岁，因发烧、腿痛半月多入院。入院前 17 天，开始感到大腿疼痛，次日即发烧。自发病以来，食欲减退，精神不振，左大腿变粗，因疼痛较前加重前来住院治疗。检查：体温 39.5℃。全身营养状况较差，消瘦。左下睑结膜有针尖大小的出血点。左大腿较粗，并有压痛，局部红热。心跳较快，有不规则的杂音。两肺有小水泡音，肝脏大，肝下界在右肋缘下 2cm。化验：血红蛋白 70g/L，红细胞 $3.88×10^{12}$/L，白细胞 $10.5×10^9$/L，中性粒细胞 0.92，淋巴细胞

0.07，单核细胞 0.01，尿中有脓细胞少许。入院后切开股部排除大量脓液，于入院后第三天突然烦躁不安，随即心跳、呼吸停止而死亡。

二、尸体解剖结果

左股外侧中段肌肉内脓肿，含有黄色脓液约 10ml，心肌、肺、肝、肾、膀胱、右肋间肌肉、左腹壁内及甲状腺内有多数脓肿（心血培养为金黄色葡萄球菌感染）。急性细菌性心内膜炎（主动脉瓣变厚、有软而脆的赘生物）。左心室壁前上方有一脓肿已破裂，心包腔内有积血，心包内有纤维素性脓性渗出物。

镜检：脓肿腔内含有大量中性粒细胞、脓细胞及坏死组织，脓液中有许多成团的细菌集落，脓肿周围心肌纤维中亦有较多的炎细胞浸润，心包膜表面被覆一层纤维素性脓性渗出物。其他各器官的脓肿与上述相似。

病理诊断：(1)左股外侧中段肌肉内脓肿。

(2)脓毒血症(上述各器官内有多发性脓肿形成)。

(3)急性细菌性心内膜炎(主动脉瓣)。

(4)心肌脓肿破裂及心包积血。

(5)纤维素性化脓性心包炎。

三、讨论提纲

1. 患者为什么全身各脏器均有多发性脓肿?

2. 其死亡原因是什么?

病例 4

一、病历摘要

一名患急性化脓性中耳炎的小儿，未得及时、有效治疗，持续一段时间后，突然高热、寒战、头痛、呕吐、继而谵妄、惊厥，以至昏迷。查体发现"脑膜刺激征"(即颈强直、克氏征阳性、布氏征阳性等)；腰椎穿刺时，脑脊液压力增高、脓性、蛋白定性强阳性。脑脊液离心后涂片镜检：发现葡萄球菌。外周血细胞计数达 $18 \times 10^9/L$，其中，嗜中性白细胞 0.90。

二、尸体解剖结果

死后剖验：发现颅底脑膜外脓肿、化脓性脑膜炎和颞叶内脑脓肿。

三、讨论提纲

根据已学过的"炎症"有关理论，并自学《耳鼻喉科学》中耳炎"和《病理学》"脑膜炎"、"脑脓肿"等有关内容以后，讨论：

1. 本病例由最初的"化脓性中耳炎"发展为"脑膜炎"和"脑脓肿"的病理演变过程:

2. 本病例颅内病变的肉眼和镜下形态。

病例 5

一、病历摘要

患者：欧××，男，36 岁，广西籍工人。突然神志不清及昏睡 2h。家属述说患者今早 4 时左右起床小便时，自觉右手、右脚软弱无力，不能支持而跌倒，站起后再次跌倒。当时神志尚清醒，能说话。除自觉右手、右脚软弱无力外，无其余不适。天明时出现右手痉挛，半小时后右下肢也发生阵发性抽搐，不能说话，昏睡不醒，小便失禁。过去史、家族史无特殊。体格检查：鼾睡，昏迷不醒，体温 36.8℃，脉搏 56 次/分，呼吸 16 次/分，血压 170/120mmHg，对光反射(−)，口吐白沫，口角向左歪斜、牙关紧闭、颈强直、右侧上下肢均有阵发性痉挛。心音微弱，心尖部未闻及杂音。两肺可闻及湿性罗音及鼾音。眼底视网膜可见出血斑、静脉淤血。

实验室检查：腰椎穿刺：脑脊液红色，含有大量红细胞，压力高。治疗情况：入院后经各方面抢救治疗，但昏睡及阵发性痉挛持续加重，血压升高至 220/133mmHg，呼吸深快不规则，体温升高至 39℃。入院后第三天上午 6 时呼吸心跳停止死亡。

二、尸体解剖结果

（1）心：重 458 克。左室厚 2.2cm，右室厚 0.4cm。左乳头肌及梁状肌显著肥大。各心腔及瓣膜未见明显异常。

（2）肺：左下肺有广泛性融合性实变区，其他叶也有大小不一实变区。镜下见肺组织充血，小支气管腔及附近肺组织有中性白细胞等炎性渗出物。

（3）脑：重 1375g，脑脊液红色，脑膜血管极度充血，左大脑半球肿胀、柔软，有血液由左大脑脚处流出。脑水平切面左半球内囊附近有拳头大的出血块，使该部脑组织破坏，左侧脑室向右侧偏斜，其内也充满血凝块。镜下：出血区除见大片出血、坏死外，周围脑组织有小点状出血，小动脉壁增厚。

（4）肾：左重 93g，右重 111g。两肾包膜不易剥离，肾表面轻度颗粒状。切面皮质变薄。

（5）其他：肝、脾、胰等处小动脉管壁增厚，可见玻璃样变。

三、讨论提纲

1. 根据临床表现及病理检查所见，请作出病理诊断并讨论各病变的因果关系及死因。

2. 请用病理改变来解释临床主要症状。

病例 6

一、病历摘要

李××，女 46 岁，南宁郊区农民。患者于本月 8 日挑粪下地。午后劳动时遇雨，衣服湿透，回家后即觉畏寒不适。当晚未吃饭即上床休息，以为患感冒，未予理会。次日，仍畏寒发热，并逐日加重，至第三天高热一直不退。患者呼吸急促、胸闷、胸痛，咳嗽时胸痛更甚，并咳出少量黏稠铁锈色痰。至第七天患者转入半昏迷状态，并有小便失禁，急诊入院。入院体检：急性重病容，半昏迷状态，检查不合作。体温 39.8℃，脉搏 154 次/分，呼吸 52 次/分，血压 10.64/5.32kPa（正常值：18.6kPa/12kPa）。呼吸急促，口唇黏膜发绀，心音弱，主动脉瓣区及肺动脉瓣区心音被肺啰音所掩盖，右肺呼吸音增粗，并可听到中小湿性啰音。左肺呼吸音减弱，可闻支气管呼吸音。左胸可听到胸膜摩擦音。左肺叩诊为实音。化验检查：RBC $3.53×10^{12}$/L，WBC $13.4×10^9$/L，中性白细胞 0.8，淋巴细胞 0.17。痰涂片查出少量革兰氏阳性肺炎链球菌。胸部 X 光透视：左肺上下叶呈均匀致密阴影。入院后体温持续稽留于 40.2～41.8℃，脉搏保持 140 次/分，呼吸 50 次/分左右。经给氧、升压、抗菌、抗休克等治疗措施，病情未见好转。住院后 42 小时，病人血压继续下降。终因呼吸、心跳停止而死亡。

二、尸体解剖结果

（1）心：重 254g。各瓣膜口无特殊改变。

（2）肝：重 1652g，肝内胆管壁增厚，有肝吸虫寄生。

（3）脾：重 302g，肿大，质软。脾髓质有大量网织细胞增生及中性白细胞浸润。

（4）肺：右肺重 610g。左肺重 1215g。左肺两叶表面及切面均呈灰白色。切面干燥、颗粒状，质实如肝。肺膜表面有纤维素性炎渗出物覆盖。镜下见肺泡壁毛细血管网被挤压，呈缺血状态。肺泡腔内充满致密的纤维素网及许多中性白细胞。相邻肺泡内的纤维素网借纤维素丝穿过肺泡间孔而互相连接。右肺肉眼观及镜观均未见特殊改变。

三、讨论提纲

1. 本病肺脏的主要病变是什么？作出本病例的病理诊断。你的根据是什么？
2. 如何用病理变化去解释临床产生的症状和体征？
3. 本病例主要死亡原因？

病例 7

一、病历摘要

患者，男性，33 岁。慢性咳嗽气喘 20 余年，伴反复水肿及腹胀 3 年余。现病史；患者从 11 岁起有反复咳嗽伴气喘，每年以夏天为重，近 3 年来有反复皮肤及四肢水肿，近年来病情逐渐加重，2 天前呕吐咖啡色物。体检：体温 35℃，脉搏 98 次/分，呼吸 30 次/分，血压 90/60mmHg，心率 100～120 次/分。心尖部有Ⅲ级收缩期杂音，两肺布满罗音。腹水征+++，四肢轻度水肿。实验室检查：WBC 29.8×10^9/L，分类：中性粒 0.93，淋巴 0.04，单核 0.04；大便潜血+++。

二、尸体解剖结果

(一)体表观察：死者营养较差。

(二)体内观察

1. 胸腹腔：腹腔内积液 3000ml，色淡黄。

2. 主要脏器改变：

(1)肺：双肺表面有多量纤维素附着，肺大部分有捻发感，切面各级支气管均扩张，呈圆柱形。镜下见支气管壁增厚，纤维组织增生及炎性细胞浸润，多数肺泡呈程度不等的扩张，部分肺泡壁断裂相互融合成大泡。部分肺泡内有中性白细胞渗出及浸润。

(2)心：比死者拳头稍大。右心腔明显扩大，壁增厚，左心腔无明显改变。镜下见心肌纤维肥大，肌纤维间隙增宽，有少许淡红色渗出物。

(3)肝：位于右肋弓下 2cm，表面光滑，边缘变钝，切面边缘外翻，实质高于间质，红、黄相间似槟榔样。镜下：小静脉及肝窦扩张充血，肝细胞细胞质内见脂滴空泡。

(4)胃、肠道：黏膜面可见散在性出血点，镜下各层血管扩张充血。

三、讨论提纲

1. 结合临床及病理变化作出诊断。
2. 试述病变的发生发展过程。

病例 8

一、病历摘要

患者，王××，男，36 岁。1972 年 4 月 21 日入院。巩膜及皮肤发黄 41 天。现病史；患者 1972 年 3 月 11 日起发冷发热，疲乏无力，食欲不振，以为"感冒"。病后 8 天，尿黄如浓茶色，巩膜、皮肤发黄，诊断为"传染性肝炎"，入某县人民医院留医治疗 23 天。但病情日益加重，黄疸逐日加深、厌食、恶心呕吐、腹胀、腹泻，大便为柏油样便，并出现腹水及下肢浮肿，故转院治疗，转院诊断为"重型传染性肝炎，亚急性黄色肝萎缩"。既往史：2～3 年前其子女相继患"黄疸型肝炎"，有密切接触史，今年元月曾护理一名重型肝炎病人(已故)。入院检查：患者神志清，表情淡漠，巩膜、黏膜及全身皮肤高度黄疸，心肺正常，腹胀软，腹水症(+)，腹部未扪到包块，肝脾肋下扪不清，双下肢明显浮肿，指压痕(++)。实验室检查：黄疸指数 50 单位，ALT(GPT)、AST(GOT)增高，凡登白直接反应(+)，尿胆红素阳性，尿胆原强阳性，尿蛋白(+)，血清蛋白电泳：A/G = 2.4/2.31，白蛋白 31.6%，γ 43.3%，α_1 7.2%，α_2 9.4%，β 8.4%。超声波：(1)浓胆肝内波形；(2)肝脏缩小；(3)胆囊平段最大径 4cm。大便检查：潜血(++～+++)。

入院后病情发展情况：经治疗曾一度好转，有饥饿感，食欲增进，生活尚可自理，尔后出现二次感染，促使病情反复与恶化。第一次感染在 5 月 3 日，左小腿感染丹毒。第二次感染发生于 5 月 25 日下午 4 时，患者突然腹部剧痛阵发性加剧，大声呻吟叫喊，WBC 10.4×10^9/L，中性 0.58，杆状 0.20，腹水检查：黄色混浊，WBC 8×10^9/L，中性 0.92，脓细胞+++，CO_2 结合力 16mmol/L。5 月 26 日病人处于休克初期状态，经抗感染、输血补液纠正休克、预防及纠正肝昏迷等治疗，病人并未见好转，而呈进行性腹胀，腹痛加剧，高声叫喊，呼吸困难于 5 月 31 日神志不清，阵发性烦躁不安，呼吸变慢，14 次/分，最后经各种抢救无效，呼吸心跳停止死亡。

二、尸体解剖结果

（一）体表检查：全身皮肤及巩膜黄疸，四肢轻度水肿，左前臂皮肤散在出血点，腹部极度膨隆。

（二）体内检查

1. 胸腹腔：腹腔内有大量淡黄色澄清液体约 800ml，最后取出者较混浊，肝、脾均未伸出肋弓。右胸腔内黄色澄清液体约 500ml。

2. 各脏器主要病变：

（1）肝脏：明显缩小，重 950g，包膜增厚，表面不平，呈颗粒状，切面正常结构破坏，由暗绿色圆形大小不等的结节代替，部分结节中央可见灰色坏死，结节间有灰白色纤维组织包绕。镜下：肝小叶正常结构消失，被狭窄的纤维组织分割成大小不等的假小叶。肝细胞大片坏死，坏死波及部分、大部分或全部假小叶，坏死处肝细胞及星细胞明显淤胆。其余有肝细胞细胞质疏松化和轻度脂肪变性，小叶周围小胆管明显增生，其中见胆栓阻塞，间质内淋巴细胞及较多量中性粒细胞浸润。

（2）胆囊及胆管：胆囊似梨形，高度肿胀，浆膜深绿色，有些呈黑褐色，尚光滑，胆囊底部有一处囊壁较薄(0.1cm)，切开胆囊时闻腐臭味，囊内合约 40ml 深绿色液体，其内有少许芝麻至绿豆大小绿黑色胆石，质松易碎，黏膜呈绿黑色。胆管及胆囊管内未见胆石。镜下：胆囊壁增厚，纤维及脂肪组织增生，黏膜、黏膜下层、肌层及部分浆膜层均呈广泛性坏死。浆膜层弥漫性中性粒细胞浸润，在部分坏死的黏膜下层中可见小血管内血栓形成。

（3）脾脏：肿大，重 280g，质地较实，表面色灰蓝，包膜紧张，平滑，切面脾小体结构不明显，红髓呈暗红色，脾小梁灰白色略增粗。镜下：脾窦扩张充血，窦内皮细胞增生肥大，脾小梁纤维组织增生。

（4）食管：黏膜苍白而平滑，中段及下段黏膜下静脉轻度扩张。镜下：部分食管下段黏膜上皮坏死脱落，黏膜下数个静脉高度扩张充血和出血，食管各层少量中性粒细胞、单核细胞及淋巴细胞浸润。

（5）肠：黏膜及黏膜下层充血及明显水肿，散在淋巴细胞、中性粒细胞浸润，小肠黏膜内见灶性出血。

（6）肾脏：表面平滑，包膜易剥离，切面见皮质和髓质呈绿褐色。镜下：近端曲管上皮浊肿（细胞内水肿），部分肾小管腔内见胆色素管型。

三、讨论提纲

1. 写出尸解所见各脏器的病理诊断。
2. 结合临床资料分析疾病的发生发展。
3. 讨论死者的主要病症及死亡原因。

病例 9

一、病历摘要

患者，韦××，男，28岁，1974年7月25日入院。主诉：反复浮肿8个月，呼吸困难、四肢抽搐1小时。现病史：患者1973年12月开始眼睑及下肢浮肿，未加注意，直到1974年2月就诊。查尿蛋白(++)，血压为240/180mmHg，诊断为"慢性肾炎"，经治疗好转。近10天小便少，2～3次/日，每次约200ml，食欲差，1小时前出现呼吸困难，四肢抽搐前来急诊。既往史：否认急性肾炎及咽喉痛病史。体查：体温37.4℃，呼吸28，脉搏120，血压180/110mmHg，神志清合作，面部高度浮肿，两下肢凹陷性水肿，呼吸深长，心律齐，112次/分，化验：CO_2结合力10mmol/L。住院治疗：给予纠正酸中毒、降血压、利尿等治疗，病情反反复复、时好时坏，曾出现心力衰竭，经抢救好转。8月29日病情恶化，颜面四肢高度浮肿，每日尿量300ml、NPN 197mg%，CO_2结合力8mmol/L，尿蛋白++++，BP 164/110mmHg，虽经积极治疗，病情仍日趋严重，9月14日起嗜睡，9月17日呼吸促而深长，40次/分。端坐呼吸，双肺闻干湿性啰音，口唇轻度发绀，经用强心药未见好转，大便解出少许黑褐色黏液，查大便潜血(+++)，11时呈潮式呼吸、心率减慢，随即呼吸心跳停止死亡。

二、尸体解剖结果

(一)体表检查：全身明显浮肿。腹部隆起。

(二)体内检查

1. 胸腹腔：腹腔内有淡黄色澄清液体约500ml，胸腔内两肺与胸壁广泛性纤维黏连。

2. 各脏器主要病变

(1)肾：两肾明显缩小，左肾重47g，右肾重52g，表面呈细颗粒状。切面皮质明显薄(厚约0.2cm)。镜下：大部分肾小球纤维化，所属肾小管萎缩，仅少数肾小球呈代偿性肥大，肾小管扩张，小管上皮浊肿，腔内可见蛋白管型，间质纤维增生，其中散在淋巴细胞浸润；叶间动脉壁增厚，内膜纤维组织增生；入球动脉透明变性。

(2)心：增大为死者右拳1.5倍，重365g，心室肌壁左侧厚1cm，右侧厚0.2cm，各瓣膜均菲薄而透明，升主动脉内膜见个别黄色突起斑块，心冠状动脉前降支管壁呈偏心性增厚。镜下：心肌纤维分散，间质水肿，冠状动脉前降支一侧管壁明显增厚，管腔狭窄，内膜纤维组织明显增生及类脂质沉积。主动脉内膜灶性纤维组织增生，透明变性及胆固醇沉着。

(3)肺：两肺明显肿大，表面附着多数纤维条索，肺膜有多数斑点状出血，尤以左肺下叶为明显，肺切面淡红色，挤压时有多量淡红色泡沫状液体流出，气管内有多量泡沫样痰液，喉头轻度水肿。镜下：肺泡壁毛细血管及肺静脉分支扩张充血、肺泡腔内充满淡红色的水肿液。

(4)胃肠道：胃黏膜稍肿胀，见散在斑点状出血，小肠及结肠黏膜皱折加宽，明显肿胀，半透明，黏膜面见散在出血点。镜下：肠壁黏膜下层及肌层水肿，尤以黏膜下层为明显。

(5)脑：蛛网膜下腔液体稍增多，脑回轻度加宽，小脑扁桃体有轻度压迹。镜下：脑实质内血管周围间隙增宽。

三、讨论提纲

1. 写出病理诊断。

2. 结合临床及尸解所见，分析死者疾病的发生发展(说明临床表现及尸解各脏器变化如何发生)。

3. 患者的主要病症及死亡原因。

病例 10

一、病历摘要

×××，女，28 岁，因心悸、多汗怕热、食欲增改为、消瘦、双眼球前突，来我院就诊入院。体格检查：体温 37.2℃，脉搏 102 次/分，呼吸 20 次/分，血压 60/70mmHg。双眼球前突，手掌心潮湿，有明显的手震颤。双侧甲状腺弥漫性对称性肿大，可闻及血管杂音。心尖区第一心音亢进，可闻及收缩期杂音，间或闻及早搏。胸片未见异常。腹平软，肝脾未触及。化验结果：FT_3 35pmol/L，FT_4 16pmol/L，TRH 兴奋实验无反应。正常值：体温 36.5～37.5℃，脉搏 60～100 次/分，呼吸 16～20 次/分，血压 90～140/60～90mmHg，FT_3 9～25pmol/L，FT_4 3～9pmol/L。

二、讨论提纲

1. 该病人患何种疾病?诊断依据是什么?
2. 主要脏器可能有何病变?
3. 解释临床症状产生的机制。

病例 11

一、病历摘要

男，6 岁。一个多月来反复发热，食欲减退，盗汗。近一周头痛，喷射性呕吐，嗜睡，阵发性强直性抽搐。实验室检查：WBC $13×10^9$/L，N 0.2，L 0.7，M 0.17，E 0.01，血沉 48mm/h。T 40.2℃，住院 15 天，治疗无效，病情恶化，呼吸困难，抢救无效死亡。

二、尸体解剖结果

(1)右肺上叶下部有一灰白色病灶，并与下叶肺膜粘连，切面病灶大小为 2.5cm×1.5cm，为干酪样坏死物。两肺均可见多数散在的灰白色粟粒大小结核结节。

(2)肝脾均可见粟粒样结核结节。

(3)脑膜有多量散在的粟粒结节，脑回扁平，脑沟变浅，脚间池、桥脑池等处的蛛网膜下腔内存有多量灰黄色胶冻样液体。切面脑室扩张，室管膜表面有灰白色渗出物附着，两侧间脑实质有小软化灶。镜下见脑膜普遍充血水肿，有多量结核结节，并有大量淋巴细胞等炎细胞浸润。

三、讨论提纲

1. 患儿死前作何诊断？其依据是什么？
2. 结合临床及尸解所见，分析死者疾病的发生发展过程。

病例 12

一、病历摘要

沈××，女，6 岁。因腹泻 9 天，发烧、腹痛及脓血便 7 天而入院。发病前 8 天有跌入粪坑病史。体检：体温 38℃，血压 14.7/9.3kPa(110/70mmHg)，精神萎靡，全腹有轻压痛，脐中可触及肠样肿块，可以移动。粪检：红细胞少量，巨噬细胞 0～3 个/高倍镜视野。病理记录：入院后用青链霉素治疗，次日大便呈果酱色，腹痛加重，出现全腹痛伴肌紧张，立即剖腹探查，查见右下腹有一炎性肿块，盲肠有 3cm×2cm 的穿孔灶，阑尾已坏疽脱落，术后未用抗阿米巴药物治疗。因治疗无效，手术后 46h 死亡。

二、尸体解剖结果

腹腔右侧有散在小脓肿 20 余处。结肠、空肠、回肠均可见溃疡，以结肠为甚，且深。镜检在黏膜下找到阿米巴原虫。

三、讨论提纲

1. 本例如何感染阿米巴痢疾?
2. 为什么粪便中找不到阿米巴滋养体?
3. 典型的阿米巴痢疾患者有何症状?粪便有何特点?
4. 阿米巴痢疾患者病变的原发部位多发生在何处?
5. 阿米巴痢疾患者肠壁溃疡的病理变化有何特征?
6. 为什么会引起肠穿孔?

(刘 婷)

实验二 肿瘤性疾病

病例1

一、病历摘要

唐××,男,50岁。上腹部疼痛15年,常在饭后1~2小时疼痛发作,但近二年余疼痛无规律,近半年腹痛加剧,经常呕吐。两个月来,面部及手足浮肿,尿量减少,食欲极差。半小时前排黑色柏油样大便,并呕吐鲜血,突然昏倒,急诊入院。体检:消瘦、面色苍白,四肢厥冷,血压8/5kPa。心音快而弱。两腋下及左锁骨上淋巴结显著肿大,质硬。化验:WBC 5×10^9/L,N 0.7,10.25,M 0.04。患者入院后出血不止,血压急剧下降,抢救无效死亡。

二、尸体解剖结果

(一)体表检查:全身水肿,两下肢及背部为甚。

(二)体内检查

1. 胸腹腔:胸腹腔内分别有500mL淡黄色澄清液体。

2. 各脏器主要病变

(1)胃小弯幽门区有4cm×5cm×5cm肿块一个,质硬,表面出血坏死呈溃疡状。取肿块处胃黏膜作病理检查,镜下见局部正常胃黏膜破坏,异型细胞生长,细胞大,核大,染色深,可见不对称核分裂象,腺上皮增生,腺体大小不一,排列紊乱,异型腺体已穿过黏膜肌层浸润达胃肌层及浆膜。

(2)肝大、黄色、质软、油腻,镜下见肝细胞内有大小不等之圆形空泡,核被挤向一侧,无异型性,苏丹Ⅲ染色呈橘红色。

(3)肾小管上皮细胞肿大,肾小管腔狭窄,肾小管上皮细胞内满布针尖大小伊红色颗粒。

三、讨论提纲

1. 作出病理诊断,并按病变发展解释患者出现的各种临床表现。

2. 肝、肾发生什么病变,分析其原因。

3. 患者死因是什么?

病例2

一、病历摘要

患者黄××,男性,52岁。主诉:腹痛、便频、里急后重1年,咳嗽、胸闷8个月。现病史:1961年4月开始腹痛、便频、里急后重。大便初为4~5次/日,量少,呈黏液血性,以后次数渐增至10~20次/日,呈暗黑色或鲜红色。1961年10月开始咳嗽,胸闷,午后微热,曾一度咳痰带少量血丝。过去史:20年前曾患阿米巴痢疾,否认其他疾病史。体查:体温不规律,下午微热。脉搏 80~100 次/分,血压 110~130/70~90mmHg。胸部听诊,两肺呼吸音增粗。左下腹部不定时出现索状物,质中等,有移动性。肝在右肋缘下 1.5~2.0cm。X 线检查:两肺见少数点状阴影,纵隔加宽,边缘不清楚。直肠镜检查:乙状结肠发现溃疡面。实验室检查:未见异常。临床诊断:①结肠癌;②纵隔肿瘤。住院经过:入院后经抗阿米巴、抗癌治疗,病情未见好转。1962 年 5 月 19 日上午 4 时腹痛加剧,呈持续性,腹壁紧张,满腹触压痛,腹壁反射消失,后腹胀逐渐增加。5 月 21 日下午 7 时,患者烦燥,脉搏、血压测不到,呼吸困难,颜面轻度发绀,10 时出现潮式呼吸,继而呼吸、心跳停止死亡。

二、尸体解剖结果

(一)体外观察:52 岁男性尸体,营养欠佳,面部、颈部及双上肢浮肿,腹部凸起,腹壁紧张,其余未见异常。

(二)体内检查:

1. 胸腹腔:腹腔内有黄绿色混浊液体约 400ml,以盆腔及二侧髂窝处为多,肠道浆膜面有灰黄色渗出物披复,使肠壁互相黏连,但易于剥离。肝右叶在肋下 1cm,左叶在胸骨剑突下 7cm。双侧胸腔内均有黄色澄清液体,左约 300ml,右约 500ml,肺被挤向内侧。

2. 各脏器主要病变

(1)结肠:乙状结肠下段距直肠约 10cm 处,黏膜面见数个息肉样突起肿物,由绿豆至小指头大小,色灰红或暗红,肿物表面部分坏死脱落,息肉之间见肠壁坏死凹陷,并有一绿豆大小穿孔;肠浆膜表面披覆一层灰黄色的膜。镜下见肿瘤细胞侵及黏膜下层、肌层,瘤细胞排列成大小不等,形状不规则的腺体样结构,瘤细胞多为柱形,核大,深染,少数瘤细胞分泌黏液。肠浆膜表面可见纤维素及中性粒细胞附着,浆膜充血、水肿及少量中性粒细胞浸润。

(2)肺及心脏:两肺体积稍缩小,被膜皱缩,右肺上叶尖部有一直径约 4cm 的球形肿瘤,质硬,切面灰白色,与周围组织分界不明显,并向肺门部蔓延,使右肺上叶内缘与周围软组织紧密相连,形成一灰白色实性肿块;肺门、气管支气管淋巴结肿大,切面见黑色淋巴组织中有灰白色病灶;肿瘤侵入上腔静脉,并将管腔完全阻塞,一直伸向右心房,肿瘤与管壁紧密粘着不易分离,右无名静脉与上腔静脉连接的入口处亦为肿瘤阻塞(标本未显示),其上段静脉扩张。此外,右肺上叶内侧面及下叶底部,各见一黄豆及指头大灰白色瘤结节,其余肺部组织呈暗红色。镜下:①肺、肺门及气管、支气管淋巴结、大血管内,肿瘤细胞具明显异型性,部分排列成不规则腺腔样结构。②肺泡壁毛细血管及间质小静脉扩张充血。

(3)肝:较正常稍缩小,包膜表面有黄色纤维素性渗出物披覆,易于剥离,镜下包膜表面披覆网状纤维素,其中散在中性粒细胞。肝窦扩张充血,肝细胞萎缩。

三、讨论提纲

1. 作出各脏器病变的病理诊断,并分析结肠肿瘤和肺肿瘤之间的可能关系。

2. 根据尸解结果分析临床症状。

3. 讨论患者的主要病症及死亡原因。

病例 3

一、病历摘要

患者,方××,男性,28 岁,1973 年 7 月 17 日入院,主诉:鼻衄及牙龈、皮下出血伴低热 5 天。现病史:患者于 1972 年 12 月发现肝脾肿大,1 个月后全身浅表淋巴结肿大。1973 年 2 月在附院留医诊断为"急性淋巴细胞性白血病",治疗后好转。至 3 月份淋巴结又复增大,5 月份出现皮下出血。入院检查:脉搏 112 次/分,体温 38.8℃,呼吸 40 次,血压 140/70mmHg。

肝右肋下 6cm、剑突下 5.5cm，脾肋下 3cm，四肢皮肤见皮下出血。实验室检查：WBC 4.6×10^9/L，白细胞分类：中性 0.04，杆状 0.06，晚幼粒 0.06，中幼粒 0.01，淋巴 0.59，幼淋巴 0.12，单核 0.02，Hb 40g/L 以下，血小板 34×10^9/L。骨髓涂片：符合急性淋巴细胞性白血病。入院经过：入院后后用长春新碱、强地松治疗，7 月 18 日出现烦躁，呼吸心率增快，继呼吸心跳停止而死亡。

二、尸体解剖结果

(一)体表观察：全身皮肤浅黄色，有轻度水肿及散在出血点，口腔、鼻腔有血流出，牙龈出血，颈淋巴结、腋窝淋巴结肿大(鸡蛋至蚕豆大)。

(二)各脏器检查

1. 胸腹腔：少量出血。

2. 各脏器病变

(1)肺，肝，脾、肾、淋巴结(颈、腋窝、腹股沟、肠系膜、胰旁等处)明显肿大及幼稚淋巴细胞浸润。

(2)二尖瓣、骨髓及胰周软组织与神经束有幼稚淋巴细胞浸润。

(3)肝、脾、肾、肠、肠系膜淋巴结、心外膜、肺膜、牙龈等处广泛出血。

三、讨论提纲

1. 分析尸解所见各种病变如何形成。

2. 解释临床主要症状如何发生？

病例 4

一、病历摘要

女性，30 岁，农民。1 年前人工流产一次，近 2 个月来阴道不规则出血，时常有咳嗽、咯血、胸痛、头痛、抽搐等症状，伴全身乏力，食欲减退。死前一天早晨起床后突感头痛，随即倒地，昏迷，瞳孔放大，呼吸、心跳停止。

二、尸体解剖结果

(一)体表观察：患者消瘦，贫血状。

(二)体内检查：

1. 胸腹腔：腹腔内有血性液体约 400ml，双侧胸腔中也有同样性状液体 100ml。

2. 各脏器主要病变

(1)心脏：重 320g，外膜光滑，未见增厚、黏连。脾脏：重 160g。肝脏：重 3200g，表面有数个直径 1～2.5cm 的出血性结节，结节中心出血坏死，中心凹陷，形成癌脐，切面上见数个出血性结节，有融合。

(2)肺：表面有 1cm 直径的结节伴出血、坏死。左右两侧肾各 120g，未见病变。

(3)脑表面有多个出血性病灶，直径 1.5cm，脑组织水肿。

(4)子宫后壁见直径 3cm 的出血性结节，质脆而软，浸润子宫肌层并穿破肌壁达浆膜，在子宫或盆腔也有不规则的出血性肿块，两侧卵巢上可见黄体囊肿。

三、讨论提纲

1. 做出病理诊断并解释临床表现。

2. 本例患者死亡原因是什么？

(刘 婷)

第四篇　创新性实验和虚拟实验

作为知识传播主要基地的高校，是培育创新人才的摇篮。但面对新的形势，我们的人才培养模式、教育内容却相对滞后，提高教学质量、培养具有创新精神和实践能力的高素质人才已成为当前我国高等教育的一项迫切任务。本篇介绍了一些实验方法或者研究思路，以培养学生创新思维能力和基本的医学科研能力。

虚拟实验是指借助于多媒体、仿真和虚拟现实（又称 VR）等技术在计算机上营造可辅助、部分替代甚至全部替代传统实验各操作环节的相关软硬件操作环境，实验者可以像在真实的环境中一样完成各种实验项目，所取得的实验效果等价于甚至优于在真实环境中所取得的效果。

第一章　动物模型的建立与应用

人类疾病的发展十分复杂，以人本身作为实验对象来深入探讨疾病发生机制，推动医药学的发展来之缓慢，临床积累的经验不仅在时间和空间上都存在局限性，而且许多实验在道义上和方法上也受到限制。而借助于动物模型的间接研究，可以有意识地改变那些在自然条件下不可能或不易排除的因素，以便更准确地观察模型的实验结果并与人类疾病进行比较研究，有助于更方便，更有效地认识人类疾病的发生发展规律，研究防治措施。

因为动物模型具有可复制性，可比性，可按需要取样，有助于全面认识疾病的本质等特点，已广泛用于生物医学的研究。本章通过介绍一些常见疾病模型的复制方法，使同学们对实验病理学有一个深入的了解，通过对动物模型的使用，自行设计课题，有助于打开科研思路，奠定科研基础，培养学生创新思维能力和基本的医学科研能力。

实验一　胃溃疡的动物模型与影响因素实验设计

【概述】　胃是消化道的重要器官，它参与食物的消化和吸收，胃酸是食物消化过程中的重要物质，H^+浓度高，胃液的 pH 是 2，具有极强的腐蚀力，胃液中盐酸能激活胃蛋白酶原成为有活性的胃蛋白酶，并为胃蛋白酶水解蛋白造成酸性环境。胃蛋白酶能水解蛋白质，但胃黏膜却能不受腐蚀，这是因为胃黏膜表面的黏液细胞既分泌很稠的黏液覆盖于黏膜上，又能分泌 HCO_3^-，黏液和 HCO_3^- 构成"黏液-碳酸氢盐"屏障，此屏障可保护黏膜免受胃酸、胃蛋白酶及其他物质损伤。胃液在消化食物的同时，也对胃壁有一定的损害作用，即造成一些细胞的死亡。但是由于胃有很强的再生能力，因此这种损害仅仅是暂时的，胃能很快恢复如初。近年来，科学家还发现胃黏膜上皮细胞能不断合成和释放内源性前列腺素，它对胃肠道黏膜有明显的保护作用。正常时，胃酸分泌量与黏液-碳酸氢盐屏障保持平衡，一旦胃酸分泌过多或胃黏膜屏障功能受损都会导致酸性和酶性消化从而形成溃疡。

胃溃疡病是一种常见的慢性消化系统疾病，病因复杂，迄今未完全清楚，为一综合因素所致。目前认为胃溃疡病的发生与遗传因素，饮食欠规律，精神紧张或忧虑，长期饮用酒精或长期服用阿司匹林、皮质类固醇等药物有关，幽门螺杆菌感染对胃溃疡的发生也起到重要作用。

胃溃疡常见的临床表现有局限于上腹部的腹痛，可归纳为局限性、缓慢性和节律性。疼痛多在餐后 0.5～2 小时发作，经 1～2 小时胃排空后缓解，其规律是进食→疼痛→缓解。当溃疡较深，特别是穿孔性者，疼痛可涉及背部。本病呈周期性发作，与季节有关，秋末冬初最多，春季次之，夏季少见。溃疡病如果没有及时诊治可能会发生并发症。这些并发症的严重程度远远超过溃疡病，有时甚至可危及生命。溃疡病常见的有四大并发症：溃疡出血，溃疡穿孔，幽门梗阻和溃疡癌变。

【实验内容和实验设计】

(1)明确实验目的：了解大鼠胃溃疡模型的制作，掌握胃溃疡的病理变化，了解引起胃溃疡的常见原因。

(2)实验方法：选用冰醋酸法造成胃黏膜损伤，复制大鼠胃溃疡模型。成年大鼠，性别不限，禁食(不禁水)24 小时，乙醚麻醉，开腹暴露胃。冰醋酸浸蚀可任选以下两种方法：①胃黏膜注射：用微量注射器吸取 20%冰醋酸溶液 0.05 ml，经胃窦前壁透过肌肉层注射于胃黏膜。②胃浆膜浸蚀：将内径 5mm，长 30mm 的玻璃管垂直放置于胃体近胃窦部浆膜面上，由管腔内加入冰醋酸 0.2ml，留置 1.5 分钟，可见局部组织颜色变白，用棉签拭去浆膜面上冰醋酸，用大网膜覆盖创面，缝合切口，正常进食。术后 4、10、21、28 天取材观察。动物处死后，剖腹取胃，沿大弯剖开胃腔，肉眼观察溃疡外形，测量溃疡直径，计算溃疡面积，标本甲醛固定，常规石蜡切片，HE 染色。光镜下观察溃疡结构及愈合情况。

(3)根据结果讨论胃溃疡的产生原因，发展过程及结局。

(4)以上实验通过动物模型为同学们提供了胃溃疡病因、病理变化的知识，请根据学过的病理学和相关科学知识，再设计一项或多项能引起胃溃疡形成的动物模型，每组推荐一种"最好"方案，说出实验原理，实验方法，阐明其可行性和科学性。

【教师点评】　对学生讨论的问题和设计的引起胃溃疡形成的动物模型的方法进行点评，从科学性、可行性、创新性和思维方法等方面，指出设计方案的优缺点。

【思考题】

(1)在显微镜下，胃溃疡的底部可分为哪几层？

(2)胃溃疡底部的动脉可能有何病变？

(3)胃溃疡底部肌层的神经节细胞有什么病变？

(4)胃溃疡癌变和溃疡型胃癌如何区别？

(5)试分析消化性溃疡持久不愈的原因。

(刘　婷)

实验二　肝组织脂肪沉积的实验设计

【概述】　脂肪变性是指非脂肪细胞的细胞质中出现甘油三酯的异常蓄积(即中性脂肪)，多发生于肝细胞、心肌细胞、肾小管上皮细胞、骨骼肌细胞等，与感染、酗酒、中毒、缺氧、营养不良、糖尿病及肥胖有关。肝脏是脂肪代谢的枢纽，脂肪代谢过程中的任何一个环节发生障碍，都可引起肝细胞的脂肪变性。其原因为：脂蛋白合成障碍、中性脂肪合成过多、脂肪酸的氧化利用障碍，脂蛋白载脂蛋白合成减少。

肝脏发生脂肪变性时，轻者，眼观无明显异常，严重时，可见肝脏肿大，质地较软，色泽淡黄至土黄，切面结构模糊，有油腻感，有的甚至质脆如泥。镜下可见在变性的肝细胞质内出现大小不一的空泡，起初多见于核的周围，以后变大，较密集散布于整个细胞质中，严重时可融合为一大空泡，起初多见于核的周围，以后变大，类似脂肪细胞。如果肝脏的脂肪变性伴有慢性肝淤血时，则肝切面由暗红色的淤血部分和黄褐色的脂肪变性部分相互交织，形成类似中药槟榔切面的色彩，故称之为"槟榔肝"。冰冻切片，脂滴可被苏丹三染成橘红色。

肝脂肪变性的临床意义：肝脂肪变性是可复性损伤，病因消除后可恢复正常。重度肝脂肪变性称为脂肪肝，可引起肝肿大、压痛和肝功能异常。长期脂肪肝可引起肝细胞坏死、纤维增生，肝硬化。

【实验内容和实验设计】

(1)确定研究目的：本实验目的是探讨在影响因素作用下，肝脏脂肪代谢的变化，从而对肝细胞脂肪沉积的影响。

(2)实验方法：参考赵静波，大鼠急性酒精性肝损伤模型分析。

取成年雄性 Wistar 大鼠 20 只，体重 190～210g，随机分为实验组与对照组，每组 10 只，实验组用 56º白酒给大鼠灌胃，7ml/kg，每日 2 次，对照组则给予蒸馏水灌胃，7ml/kg，每日 2 次，此外大鼠自由饮水和进食普通饲料，两组相同。连续 1 周灌胃后，处死两组动物各 5 只，摘取大鼠肝脏并称重，观察肝脏体积、颜色和质地。分别取肝左叶用甲醛固定，石蜡包埋，HE 染色，显微镜下进行病理学观察。其余动物连续 2 周灌胃后，全部处死，操作如前。观察肝细胞脂肪变性程度。

对实验数据进行统计学分析，分析处理组与对照组之间差别是否具有统计学意义。

(3)结合结果分组讨论酒精是否是引起肝脂肪变性的因素？肝脂肪变性的病理变化是什么？根据学过的病理学和相关科学知识，再设计一项或多项引起肝脂肪变性的动物模型，每组推荐一种"最好"方案，说出实验原理，实验方法，阐明其可行性和科学性。

【教师点评】 对学生讨论的问题和设计的引起肝脂肪变性的动物模型的方法进行点评，从科学性、可行性、创新性和思维方法等方面，指出设计方案的优缺点。

【思考题】

(1)试述脂肪变性的原因，发病机制。

(2)以心脏，肝脏为例试述脂肪变性的病理变化及结果。

(3)"槟榔肝"、"虎斑心"的定义。

(刘　婷)

实验三　急性血栓性肺栓塞动物模型的建立和实验设计

【概述】　血栓性肺栓塞是肺栓塞的一种类型，是由来自静脉系统或右心的血栓阻塞肺动脉或其分支所致的疾病，以肺循环和呼吸功能障碍为其主要临床和病理生理特征，可引起肺动脉高压，达一定程度时可导致右心失代偿、右心扩大，出现急性肺源性心脏病。

血栓性肺栓塞的危险因素包括任何可以导致静脉血液淤滞、静脉系统内皮损伤和血液高凝状态的因素，主要分为原发性和继发性两类：原发性危险因素由遗传变异引起，包括 V 因子突变、蛋白 C 缺乏、蛋白 S 缺乏和抗凝血酶缺乏等，常以反复静脉血栓形成和栓塞为主要临床表现。继发性危险因素是指后天获得的，包括骨折、创伤、手术、恶性肿瘤和口服避孕药等。上述危险因素可以单独存在，也可同时存在。年龄也可作为独立的危险因素。在全世界范围内，急性血栓性肺栓塞及其原发病深静脉血栓形成的罹患者已达数百万，且发病急、病情重，严重威胁着人类的生命和健康。在对此病的研究中肺栓塞动物模型具有重要的作用。

【实验内容和实验设计】

1. 确定研究目的 复制肺栓塞动物模型，掌握肺栓塞的病理变化，了解引起肺栓塞常见原因及肺栓塞后临床表现及后果。

2. 实验方法

(1)实验对象：选用新西兰纯种家兔 2 只，体重 2.5～3.0kg，雌雄不限。

(2)栓子制作：在无菌条件下，自耳缘静脉取血 2ml，加入 20U 凝血酶后于 5ml 注射器内混匀，室温下静置过夜，形成牢固血栓。将其制成直径 2～4mm，长 7～10mm 的圆柱形栓子后备用。

(3)肺栓塞模型制作：动物先麻醉，经静脉缓慢推注戊巴比妥钠，剂量为 30mg/kg，每半小时检查一次麻醉深度，必要时可追加麻醉，剂量为 1～2mg/kg。颈部剪毛后，先用碘伏、酒精局部消毒，再行一长约 2cm 的横向切口。暴露并切开左侧颈静脉，插入 5F 导管，深度约 4～5cm 或直至右心房，经导管注入栓子后快速推注生理盐水 5ml 以防栓子滞留于导管或颈静脉内，栓子数目以 2 个为宜。结扎颈静脉并缝合切口后，持续密切观察家兔的体征变化直至解剖。整个过程家兔应始终保持仰卧位。

(4)解剖：栓塞 2h 后，将一只家兔处死，4h 后将另一只家兔处死，打开胸腔、腹腔，迅速取出肺脏、心脏和肝脏。然后，沿其走行剥离肺动脉树。因肺组织失血变白，可很快找到注入栓子，再以其为标志区分并获取所需栓塞或非栓塞的肺动脉及其相应肺组织。全部操作力争半小时内完成。

(5)肉眼观察取出肺脏、心脏和肝脏的大小，颜色，外观等变化，在病变显著处取材，10% 甲醛固定，石蜡包埋，HE 染色，显微镜下进行病理学观察。

3. 讨论 根据家兔的体征变化，解剖观察及显微镜下病理学观察，评价造模是否成功。讨论肺栓塞对机体有哪些影响，比较栓塞 2h 和 4h，家兔的体征变化和脏器变化的异同，分析其可能机制。

4. 设计 根据学过的病理学和相关科学知识，利用此模型，设计一项实验课题，自行设计实验方法和技术路线，提出完整实验方案，形成文字材料，向实验室申报。

【教师点评】 对学生设计方案进行点评，从科学性、可行性、创新性和思维方法等方面，指出设计方案的优缺点。具有可行性的方案，作为实验室开放题目，教师指导学生完成，实验结束后，完成实验报告，或写出论文发表。

【思考题】

(1)请列出栓子的种类及栓子的运行途径。

(2)简述栓塞的类型及其产生的后果。

(3)描述梗死的病理变化。

(4)简述血栓形成、栓塞、梗死三者相互关系。

（刘　婷）

实验四　心肌梗死动物模型建立及实验设计

【概述】 心肌缺血是指各种原因引起冠状动脉血流量降低，致使心肌氧等物质供应不足和代谢产物清除减少的临床状态。其可由冠心病和非冠心病所致。血压降低、主动脉供血减少、冠状动脉阻塞，可直接导致心脏供血减少；心瓣膜病、血黏度变化、心肌本身病变也会使心脏供血减少。还有一种情况，心脏供血没有减少，但心脏氧需求量增加了，这是一种相对心肌缺血。心肌缺血对心脏和全身都可能带来许多不利影响。氧是心肌细胞活动必不可少的物质，而氧是通过血液输送给细胞的。心脏没有"氧仓库"，完全依赖心肌血供，所以一旦缺血，立刻会引起缺氧。缺氧的直接后果是心肌细胞有氧代谢减弱，产能减小，使心脏活动时必需的能量供应不足，引起心绞痛、心律失常、心功能下降。同时，代谢的废物也不能被有效及时地清除，易产生不利影响。缺血、缺氧、缺能量，最终会影响心脏的收缩功能甚至导致心肌坏死，也就是所谓心肌梗死。

心肌梗死是指心肌的缺血性坏死，多在冠状动脉粥样硬化病变的基础上并发粥样斑块破裂、出血、血管腔内血栓形成，动脉内膜下出血或动脉持续性痉挛，使管腔迅速发生持久而完全的闭塞时，如该动脉与其他冠状动脉间侧支循环原先未充分建立，使相应的心肌出现严重而持久地急性缺血，最终导致心肌的缺血性坏死。发生急性心肌梗死的病人，在临床上常有持久的胸骨后剧烈疼痛、发热、白细胞计数增高、血清心肌酶升高以及心电图反映心肌急性损伤、缺血和坏死的一系列特征性演变，并可出现心律失常、休克或心力衰竭。

心肌梗死的形态变化是一个动态演变过程。心肌缺血后不久，电镜下表现为心肌纤维肌浆水肿，轻度的线粒体肿胀和糖原减少，是可逆性损伤。心肌缺血 0.5～2h 后，心肌纤维发生不可逆性损伤，表现为线粒体明显肿胀，嵴不规则和不定形基质致密物的出现等。6h 后，心肌呈大片灶性凝固性坏死，心肌间质充血、水肿，伴有多量炎症细胞浸润，3～7 天以后坏死的心肌纤维逐渐溶解吸收，形成肌溶灶，随后逐渐出现肉芽组织形成。坏死组织 1～2 周后开始吸收，并逐渐纤维化，在 6～8 周后进入慢性期形成瘢痕而愈合，称为陈旧性或愈合性心肌梗死。瘢痕大者可逐渐向外凸出而形成室壁膨胀瘤。梗死附近心肌的血供随供支循环的建立而逐渐恢复。心肌梗死的大小、范围及严重程度，主要取决于冠状动脉闭塞的部位、程度、速度和侧支循环的沟通情况。左冠状动脉前降支闭塞最多见，可引起左心室前壁、心尖部、下侧壁、前间隔和前内乳头肌梗死；左冠状动脉回旋支闭塞可引起左心室高侧壁、膈面及左心房梗死，并可累及房室结；左冠状动脉阻塞可引起左心室膈面、后间隔及右心室梗死，并可累及窦房结和房室结。右心室及左、右心房梗死较少见。左心室心内膜下心肌梗死常是上述三支冠状动脉都有严重病变的结果。在冠状动脉主干闭塞则引起左心室广泛梗死。

【实验内容和实验设计】

(1)明确实验目的：了解大鼠心肌缺血模型的制作，掌握心肌梗死的病理变化，了解引起心肌梗死的常见原因。

(2)实验方法：取成年 Wistar 大鼠 10 只，体重 190～210g，随机分为实验组与对照组，每组 5 只，实验组给大鼠皮下注射 4%异丙基肾上腺素 5mg/(kg·d)，对照组注射等量生理盐水。连续注射 3 天，观察大鼠临床表现，末次给药后 18 小时，处死动物立即取出心脏，剪去心房和血管部分，观察心尖区病理改变，取部分组织用 10%甲醛固定，梯度乙醇脱水，二甲苯透明，浸蜡，石蜡包埋，切片行常规 HE 染色，光镜下观察。

(3)分析实验组与对照组大鼠心脏颜色，质地，大小，组织结构异同，探讨大鼠心肌梗死的原因与机制。

(4)根据学过的病理学和相关科学知识，查阅文献，利用本模型设计一个实验课题，自行设计实验方法和技术路线，提出完整实验方案，向实验室申报。

【教师点评】 对学生设计方案进行点评，从科学性、可行性、创新性和思维方法等方面，指出设计方案的优缺点。具有可行性的方案，作为实验室开放题目，老师指导学生完成，实验结束后，完成实验报告，或写出论文发表。

【思考题】

(1)心肌梗死可发生哪些合并症?

(2)心肌梗死与心绞痛的区别?

(刘　婷)

实验五　老年痴呆鼠模型建立及影响因素研究

【概述】　老年期痴呆是老年期各种痴呆的总称，主要包括阿尔茨海默病(Alzheimer's disease，AD)和血管性痴呆。阿尔茨海默病是发生在老年期及老年前期的一种原发性退行性脑病，指的是一种持续性高级神经功能活动障碍，即在没有意识障碍的状态下，记忆、思维、分析判断、视空间辨认、情绪等方面的障碍。其特征性病理变化为大脑皮层萎缩，并伴有β-淀粉样蛋白沉积，神经原纤维缠结，大量记忆性神经元数目减少，以及老年斑的形成。

随着人口老龄化趋势的加速，老年性痴呆患者数量增多，国内外的大量研究资料表明每十个老年人中就有一个患有不同程度的老年痴呆症状。流行病学资料显示65岁以上人群中痴呆的患病率为4%~6%，患病率随年龄增高而增高，80岁以上人群痴呆患病率可高达20%。老年痴呆已经成为继心血管病、癌症、脑卒中之后的第四大导致患者死亡的疾病，并且老年痴呆症日益呈现出年轻化的趋势。不仅为社会带来了巨大的压力，还造成了沉重的经济负担。

老年性痴呆的防治是国际性的难题，病因尚不明是主要原因，一般认为老年性痴呆是多病因疾病。原发性的病因可能与遗传、中毒、病毒感染、自身免疫等有关。继发性原因包括一些脑内外已知疾病，如脑动脉硬化、酒精中毒、脑梗死、内分泌代谢紊乱等等原因。目前老年期痴呆的病因学研究已成为国内外研究热点之一，美国用于老年痴呆相关的研究费用仅次于艾滋病而排行第二。

现在常用 D-半乳糖建立老年痴呆动物模型，青年小鼠长期注射 D-半乳糖后所引起的代谢产物半乳糖醇不能进一步代谢而堆积在细胞内，影响渗透压，引起细胞肿胀、代谢紊乱、体内活性氧水平升高、细胞膜脂质破坏、细胞核萎缩，最终产生体内多器官、多系统功能衰退等均与老龄小鼠相似，在半乳糖还原成半乳糖醇的过程中又产生使细胞膜脂质受损，过氧化脂质、脂褐素增高。同时，D-半乳糖会引起脑神经元的一系列退行性变化包括脑组织氧化还原酶 SOD 下降，MDA 含量升高，学习记忆能力下降等明显的生化、病理及行为变化，这些与 AD 较为近似。

【实验内容和实验设计】

1. 明确实验目的　了解鼠痴呆模型的建立方法，Y-型迷宫检测小鼠学习记忆能力。

2. 实验方法

1)模型制作：筛选选用 NIH 小鼠 40 只，分为模型组和对照组，各 20 只。模型组：腹腔注射 D-半乳糖 120mg/kg 和亚硝酸钠 90mg/kg，对照组：腹腔注射等量 0.9%生理盐水。每天 1 次，连续 60 天。

2)Y-型迷宫检测小鼠学习记忆能力：Y 型迷宫也称三等分辐射式迷路箱，有等长的Ⅰ、Ⅱ、Ⅲ臂和三者的交界区组成，箱底铺设直径 0.2cm，长 14cm，间距 1cm 的电栅，臂的内壁均贴有可导电的薄层铜片。每臂长 45cm，顶端各装一盏 15W 的刺激信号灯。Y 型迷宫的控制面板有电压控制按钮，延时控制按钮和Ⅰ、Ⅱ、Ⅲ和 0 共 4 个琴键，当分别按下Ⅰ、Ⅱ、Ⅲ键时，相应臂的信号灯亮，此时该臂不通电为安全区(红灯区)，另外无灯光的两臂翼交界区均通电为非安全区。按下 O 键，则三臂均不通电，但交界区通电。实验开始时，让小鼠在起步区适应 3～5min，然后按一定规律或随机切换琴键开关以变换安全区和电击区的位置，观察动物学会逃离电击区而进入安全区的反应能力。开始训练时，小鼠受电击逃离起步后可能跑向非安全区，并在电击作用下最终才跑至安全区，故会出现错误反应。多次训练后，安全区灯亮，电刺激尚未开始时，小鼠立即逃往安全区，既为形成明暗辨别条件反射。

在本实验中，采用 Y-型迷宫试验观察动物的逃避条件反射能力和空间辨别能力。第 1 天学习 50 次，记录 50 次中跑正确的次数，作为学习能力结果。隔 24h、48h 后再让小鼠跑 50 次，记录正确的次数，作为记忆能力结果。在每次实验中，小鼠第一次就进入安全区作为正确学会次数结果，否则按未学会次数计算。依一定规律或随机转换通电开关以变换安全区与电击区的位置，观察动物学会逃离电击区而进入安全区的反应能力，反复训练后，记录小鼠的学习能力和 24h 和 48h 后的记忆能力。

3) 对实验结果进行统计学分析。

4) 取材：测试实验结束后，将小鼠用乙醚轻度麻醉后，取全脑组织，10%甲醛固定，石蜡包埋，切片行常规 HE 染色，光镜下观察。

5) 比较：比较正常鼠与痴呆鼠脑组织结构异常。

3. 讨论、设计 根据实验结果讨论痴呆鼠模型建立是否成功。为进一步研究老年性痴呆，根据学过的病理学和相关科学知识，查阅文献，利用本模型设计一项实验，提出完整实验方案，向实验室申报。

【教师点评】 对学生设计方案进行点评，从科学性、可行性、创新性和思维方法等方面，指出设计方案的优缺点。具有可行性的方案，作为实验室开放题目，老师指导学生完成，实验结束后，完成实验报告，或写出论文发表。

【思考题】

(1) 老年痴呆的临床表现有哪些？

(2) 老年痴呆的病理变化是什么？

(刘　婷)

第二章　肿瘤发生与生物学行为研究

肿瘤是机体在各种致瘤因素作用下，局部组织的细胞在基因水平上失去对其生长的正常调控，导致单克隆性异常增生而形成的新生物。这种新生物常形成局部肿块因而得名。机体任何组织都可发生肿瘤，而且不同的组织可发生不同的肿瘤。

肿瘤，尤其恶性肿瘤严重威胁人类的健康。各国科学家一直致力于对肿瘤的病因学和机制的研究。本章提供一些有关研究的思路和方法，以启发学生的科研思维。

实验一　癌与肉瘤的区别

【概述】　癌和肉瘤都是恶性肿瘤，都有恶性肿瘤的一些特征，如无节制地生长、对周围组织和器官的破坏、转移等特性。但癌和肉瘤又有很大差别。凡来自体内的上皮组织的恶性肿瘤统称为癌。上皮组织是覆盖于身体表面，或衬贴在体内管、腔等腔面的组织结构，上皮组织也构成各种腺体。食管上皮发生癌变了就叫做食管癌，乳腺内导管的上皮发生了癌变就叫作乳腺癌。肉瘤不是发生于上皮组织，而是发生于人体的间叶组织，因此，癌和肉瘤的主要区别是癌变起源的组织不同。如发生于平滑肌组织的恶性肿瘤叫平滑肌肉瘤。癌和肉瘤也有不同的临床特点，例如，癌比肉瘤常见，多见于 40 岁以上成人；而肉瘤则较少见，大多见于青少年。在病理上，癌的质地较硬，颜色常呈灰白色，较干燥，容易经淋巴道转移；而肉瘤质地软，颜色呈灰红色，湿润，多表现为鱼肉状，容易经血道转移。由于癌与肉瘤生物学行为不同，所以治疗方法的选择与预后判断也有很大差别，所以对癌与肉瘤的正确诊断对于病理医生来说非常重要。但在病理诊断上，有些低分化癌形态与肉瘤及其相似，单纯依靠光镜观察难以作出正确判断，需要依靠辅助手段的帮助。

【实验内容和实验设计】

(1)教师多媒体讲授癌与肉瘤的定义，癌与肉瘤的区别。

(2)学生观察梭形细胞癌与纤维肉瘤的教学切片，讨论形态的异同。

(3)免疫组织化学法检测梭形细胞癌与纤维肉瘤的 CK、vimentin 表达情况。具体步骤参考前面综合性实验"乳腺癌雌激素、孕激素检测"一节。

(4)结合免疫组化结果，分组讨论。

(5)结合学过的病理学和相关科学知识，分组讨论，设计癌与肉瘤区别的其他方法，每组推荐一种"最好"方案，说出实验原理，实验方法，阐明其可行性和科学性。

【教师点评】　对学生讨论的问题和设计的癌与肉瘤区别的方法进行点评，从科学性、可行性、创新性和思维方法等方面，指出设计方案的优缺点。

【思考题】

(1)在病理形态学上癌和肉瘤的区别原则是什么？

(2)肿瘤的病理诊断有哪些常规方法？各种方法有什么优缺点？

（刘　婷）

实验二　微血管密度与癌转移关系的实验设计

【概述】　许多研究表明，肿瘤的生长和转移有赖于肿瘤血管的生成，当肿瘤生长到 2mm 时，如果没有血管供应营养，肿瘤细胞将停止生长或死亡，瘤细胞也不可能经血行转移。微血管生成是多种肿瘤转移的一个重要标志，近年来的研究表明：实体肿瘤必须诱发新生血管生成方可生长和转移，直径小于 2~3mm 的肿瘤，可以从现有血管的渗滤而得到足够的营养支持，但要进一步的发展，就需要诱发和长入新的毛细血管。因此，肿瘤组织的 MVD (Microvesseldensity，MVD)可作为评价肿瘤血管生成的较好指标，被认为是影响患者生存的独立预后因素。目前标记微血管的标记物有 CD31、CD34 和 FⅧ。

【实验内容和实验设计】

1. 教师讲授　肿瘤转移的机制和肿瘤血管形成的意义。

2. 明确实验目的　本实验通过对大肠和大肠癌组织中微血管密度(MVD)的检测，探讨微血管密度与大肠癌转移之间的关系。

3. 实验方法　选取 20 例正常大肠组织标本和 50 例大肠癌标本，大肠癌标本中伴淋巴结转移者 30 例，无转移者 20 例，石蜡切片，免疫组织化学法(s-p 法)染色，鼠抗人 CD34 单克隆抗体标记血管内皮细胞，具体步骤参考综合性实验"乳腺癌雌激素、孕激素检测"一节。

4. MVD 计数　统计的微血管是指管径小于 8 个红细胞直径、管壁薄、非纤维化区的血管。任何明显染色的单个棕色细胞或细胞丛或分支结构亦作为一个血管。先在低倍镜下(100×)全面观察切片确定 MVD 最高区，再在高倍镜下(200×)，计数 5 个视野内的微血管数目，取其平均值作为该切片 MVD 值。

5. 统计分析　MVD 采用均数±标准差(x±s)表示，MVD 与大肠癌转移的关系采用方差分析；MVD 在组间比较采用 t 检验。

6. 讨论　结合统计分析结果，分组讨论 MVD 与淋巴结转移的关系。

7. 实验设计　结合学过的病理学和相关科学知识，分组讨论影响肿瘤转移的因素，设计一个或几个与肿瘤转移有关的实验。明确实验原理，实验方法，阐明其可行性和科学性。

【教师点评】　对学生讨论的问题和设计的实验方法进行点评，从科学性、可行性、创新性和思维方法等方面，指出设计方案的优缺点。

【思考题】

(1)CD34 单克隆抗体标记的血管都是微血管吗？还包括哪些血管？如何区别？

(2)根据实验结果，查阅文献，了解抗血管生成治疗肿瘤情况。

(刘　婷)

实验三　抑制肿瘤细胞生长的实验设计

【概述】　肿瘤是机体在各种致瘤因素作用下，局部组织的细胞在基因水平上失去对其生长的正常调控，导致单克隆性异常增生而形成的新生物。抑制肿瘤增生是肿瘤治疗的一个重要方面，也是目前肿瘤研究的主要问题之一。

检测细胞增生或活力的方法很多，染料排除法，四唑盐(MTT)比色法，三磷酸腺苷检测法，集落形成实验等，其中以染料排除法中的台盼蓝排斥实验最简单，使用最广泛。

细胞损伤或死亡时，某些染料可穿透变性的细胞膜，与解体的 DNA 结合，使其着色，而活细胞能阻止这类染料进入细胞内，借此可以鉴别死细胞与活细胞，这就是染料排除法的原理。

【实验内容和实验设计】

1. 明确实验目的 了解死细胞与活细胞鉴别方法，

2. 实验方法

1) 染色：取对数生长期细胞，以 $1×10^4$/ml 细胞悬液 200μl/孔接种于 48 孔培养板中，3 个复孔，常规培养 12h 后，实验组各孔加入不同浓度顺铂使其终浓度为 5μm、10μm、15μm、20μm对照组加入不含顺铂的等体积生理盐水，培养 24h 和 48h 后，各组细胞以 0.125%胰酶消化，收集后离心（1 000r/min，10min），弃上清，加入 1ml PBS 轻轻振荡重悬细胞后，调整细胞浓度，取少量细胞悬液按 9∶1 的比例加入 0.4%台盼蓝染液，静置 3min 后，各取 10ml 滴于计数板上，按白细胞计数方法分别进行坏死细胞和活细胞计数，计算细胞存活率(%)（活细胞数/活细胞数+死细胞数）×100。

2) 计数：血球计数板每一大方格长为 1mm，宽为 1mm，高为 0.1mm，体积为 0.1mm³，可容纳的溶液是 0.1μl，那么每 ml 溶液中所含细胞数即是视野中每一大方格中数出的细胞数的 10000 倍。用酒精清洁计数板和盖玻片，然后用吸水纸轻轻擦干，将盖玻片盖在计数板两槽中间。用吸管轻轻吹打细胞悬液，吸取少量细胞悬液，在计数板上盖玻片一侧加细胞悬液，加样量不要溢出盖玻片，也不要过少或带气泡。否则要将计数板和盖玻片擦干净重新加样。在显微镜下，用 10×物镜观察计数板四角大方格中的细胞数，细胞压中线时，只计左侧和上方者，不计右侧和下方者。细胞数/ml＝4 大格细胞总数/4×10000。

3. 对得到的实验数据进行统计学分析 根据实验结果，进一步分析所观察到的现象发生的可能机制是什么？还需要做哪些进一步的研究来证明这个可能机制。

4. 设计 结合学过的病理学和相关科学知识，进一步完善本实验，写出设计方案。向实验室申报。

【教师点评】 对学生讨论的问题和设计的实验方法进行点评，从科学性、可行性、创新性和思维方法等方面，指出设计方案的优缺点。

【思考题】

(1) 结合实验过程中出现的问题，总结本实验应该注意哪些方面。

(2) 依据结果绘制折线图，观察细胞增殖受到抑制与剂量是否有依赖关系。

(刘楠楠)

第三章　开放性创新实验

开放性实验教学可以激发和满足不同层次学生的探索和创新的欲望，培养学生创新思维的广阔性、深刻性、灵活性和严密性。学会比较思维、逆向思维、发散思维等方法，可促进创新能力的提高。

实验一　免疫相关性细胞形态的观察

免疫是人体的一种生理功能，人体依靠这种功能识别"自己"和"非己"成分，从而破坏和排斥进入人体的抗原物质，或人体本身所产生的损伤细胞和肿瘤细胞等，以维持人体的健康。用现代的观点来讲，人体具有一种"生理防御、自身稳定与免疫监视"的功能——"免疫"。免疫是指机体免疫系统识别自身与异己物质，并通过免疫应答排除抗原性异物，以维持机体生理平衡的功能。机体具有免疫功能的细胞包括血细胞，浆细胞、肥大细胞、巨噬细胞等。本实验主要观察该类细胞的结构特点。

【目的要求】　观察与免疫相关的几种细胞的形态，了解它们在机体免疫反应中的作用。

【实验材料】　小白鼠、瑞氏染液、台盼蓝、AFA 固定液、采血针、载玻片、盖玻片、双凹片、棉球、碘酊、75%酒精、90%酒精、95%酒精、100%酒精、马血清、二甲苯、甲苯胺蓝、苏木精、伊红、纱布、树胶、镊子、剪刀、手术刀。

【方法】

1. 血涂片的制备与观察

(1)血涂片的制备

1)先用碘酊棉球对左手无名指指腹末端或耳垂进行消毒，再用酒精棉球脱碘，之后，自然晾干。

2)左手固定被采血者的无名指或耳垂，右手持采血针，利用手腕的力量快速扎针、拔针。

3)用干棉球将第一滴血擦掉，当血液再次自然流出时，用毛细吸管吸取血液滴在载玻片上，血滴大小要适中，不可过大或过小，左手将载玻片固定在桌面上，右手持双凹片，自载玻片的右侧 1/4～1/3 处，以 30°～40° 夹角向左推动双凹片，制作血膜。(见图 4-3-1)。

4)用玻璃笔在血膜外侧画出染色区域，于染色区域内部滴加染液。

(2)血涂片的染色

血涂片的染色方法有多种，这里只介绍瑞氏染色法(Wright Stain)。

1)将染液滴满血膜染色区，3～5 滴，染色 2～3min。

2)滴加磷酸盐缓冲液(pH 6.4～6.8)5～8

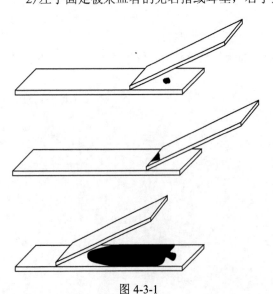

图 4-3-1

滴，勿溢出染色区，5～7min。

3）蒸馏水冲洗染液，至血涂片显淡红色。

4）将血涂片边缘部位的液体用纱布擦干，有血膜的部位自然晾干，封片。

（3）血涂片的观察

1）红细胞

2）有粒白细胞：包括中性粒细胞、嗜酸粒细胞、嗜碱粒细胞。

3）无粒白细胞：包括淋巴细胞和单核细胞。

以上血细胞的镜下结构，详见第二篇经典验证性实验中的第一章组织学与胚胎学部分的实验四血液、淋巴与血细胞发生。

2. 肥大细胞

（1）肠系膜铺片的制作

1）取材：取健康小白鼠一只，取材前连续三天注射台盼蓝，然后利用脊髓脱臼法将其处死，仰卧位，用镊子将小鼠腹部的皮夹住，再用剪刀将腹部的皮剪开，露出小鼠内脏，找到小鼠的肠道，用镊子将其一段取出，置于载玻片上，并用剪刀将其两端剪短，将肠系膜展平铺于载玻片中央。

2）固定：用 AFA 固定液将切片固定 30min，取出后切掉肠管。

3）染色：放入 95%的酒精中固定 10min，10min 后将切片水洗 1 分（冲洗切片背面，不要直接冲洗组织），用 0.05%甲苯胺蓝染色 2min，再将切片水洗，顺次用 90%酒精、95%的酒精、100%的酒精脱水各 3min，随后用二甲苯溶液透明 2 分钟，待干燥后，滴树胶封片。镜下即可观察肥大细胞的形态，颗粒染色特点及其走行分布特点。

4）镜下观察：细胞常成堆或单个分布于血管附近。细胞呈圆形或卵圆形；细胞核小，呈圆形或椭圆形，染色浅，位于细胞中央；胞质内充满粗大、具有异染性的嗜碱性颗粒，甲苯胺蓝染色下颗粒呈紫红色。其中含肝素、组织胺、嗜酸粒细胞趋化因子等化学物质（见图 4-3-2）。

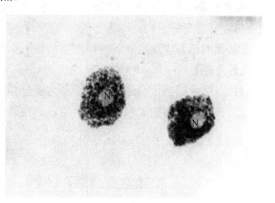

图 4-3-2　肥大细胞

（2）大鼠 I 型超敏反应动物模型的建立：取马血清用生理盐水按一定的比例稀释，然后给大鼠腹腔注射进行被动致敏。致敏后 14 日再用马血清进行腹腔注射进行大鼠致敏实验。随后剪取皮下组织，观察肥大细胞脱颗粒情况。

肥大细胞和血液的嗜碱性粒细胞一样，是具有强嗜碱性颗粒的组织细胞。颗粒内含有肝素、组织胺等物质，由细胞脱颗粒以及细胞质合成的白三烯，可在组织内引起速发型过敏反应（炎症）。由于在肥大细胞上结合的 IgE 抗体和抗原的接触，使细胞多陷于崩坏。

3. 浆细胞 又称效应 B 细胞。浆细胞大多见于消化管和呼吸道固有层的结缔组织内。将上述制备的肠系膜铺片标本进行 HE 染色（苏木精-伊红染色），镜下观察浆细胞结构。细胞较小，直径 10～20μm；细胞呈圆形或卵圆形；胞核较小，圆形，多偏于一侧，着色深，染色质粗，染色质核膜呈车轮分布；胞质丰富，呈嗜碱性。正常组织浆细胞少，慢性炎症时增多。浆细胞合成和分泌抗体，对免疫有重要意义（见图 4-3-3）。

4. 巨噬细胞 又称组织细胞。将上述制备的肠系膜铺片标本进行 HE 染色(苏木精-伊红染色),镜下观察巨噬细胞结构。细胞圆形或椭圆形,功能活跃时,可伸出较长的伪足而呈不规则形;胞核圆形或椭圆形,染色较深;细胞质较丰富,多呈嗜酸性,但胞质内多因巨噬细胞吞噬了台盼蓝染料而充满蓝色颗粒(见图 4-3-4)。

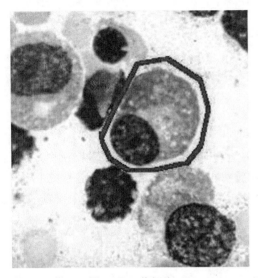

图 4-3-3 浆细胞

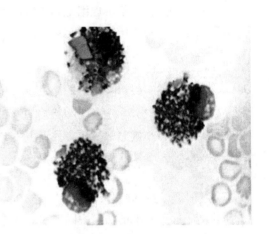

图 4-3-4 巨噬细胞

附:瑞特氏染液的配置 称取瑞特氏染料 0.1g,放入洁净干燥乳钵内,滴加甲醇 60ml,研磨至瑞特氏染料粉剂全溶于甲醇中,过滤。贮褐色瓶中备用。(配置时,要边研磨边滴加甲醇,使染料溶解得更好。)

【教师点评】 通过对各种同细胞的镜下观察,掌握具有免疫功能的细胞的结构。

【思考题】

(1)白细胞根据什么进行分类,分为哪分类,不同种类白细胞的结构特点?

(2)描述肥大细胞、浆细胞和巨噬细胞在光镜下的结构特点?

(廉 洁)

实验二 精子计数、涂片及畸形率的测定

精子涂片染色是分析精子形态的主要手段,正常精子和生理及病理范围内的变异精子能通过染色加以观察。常用的方法为涂片法。精液涂片染色方法很多,可根据临床或研究需要自己选择。常用的有 HE(苏木精-伊红)染色法或瑞-姬氏染色法,形态的特殊鉴别可用改良巴氏染色法。正常精液中异常精子的百分比为 10%～15%,大于 20% 为异常。形态异常的精子常与感染、外伤、雄激素变化或化学药物及遗传因素影响有关。

【实验目的】 掌握精子涂片的制作以及精子计数方法,精子畸形率的测定方法;熟悉精子的正常形态。

【实验材料】 新鲜精液、显微镜、精子计数板、载玻片、盖玻片、染色液、烧杯、恒温水浴锅、温度计、擦镜纸、微量移液器、生理盐水、95%酒精等。

【实验方法】

(1)精子计数：

1)精子液化：取适量新鲜精液，置于37℃恒温水浴锅内孵育，30min后精液充分液化。

2)精液稀释：用生理盐水将精液稀释到适当浓度(可适当稀释50倍、100倍、200倍、400倍等)，并混合均匀。

3)加样：将干净的精子计数板加上干净的盖玻片放在显微镜的载物台上，用微量移液器吸取稀释后的精液20μl，小心地放在计数板上的盖玻片边缘处小心注入，使其充满计数室。

4)计数：计数池位于计数板正中间，其网格面积为1mm×1mm，这个面积被均分为100个0.1mm×0.1mm的区域；精子计数池深度为0.01mm。先数5个小网格中精子总数，求得每个小网格的平均值，再乘以100，得出计数池内的总精子数，再换算成1ml精液中的总精子数。

5)清洗：使用完毕后，将计数板在水龙头上用水冲洗干净，切勿用硬物洗刷。

6)注意事项：①加样后静止5min后，再进行显微镜计数；②光线的强弱适当；③一般精液稀释度要求每个小网格内有5~10精子；④计数时位于格线上的精子一般只计算上方和右边线的精子个数。

(2)精子涂片与畸形率的测定：

1)精子液化：取适量新鲜精液，置于37℃恒温水浴锅内孵育，待精液充分液化后进行稀释。

2)精液稀释：为了方便观察，抹片后，精子在载玻片的分布密度要适当，建议将新鲜精液用生理盐水稀释5~10倍后再抹片。

3)抹片：左手食指和拇指向上捏住载玻片两端，使载玻片处于水平状态，取5ul稀释后的精液滴至载玻片右侧。右手拿一载玻片或盖玻片，放在精液滴的左侧，使其与左手拿的载玻片呈向右的45°角，盖玻片向右拉至精液刚好进入角缝中，然后平稳地向左推至左边(不得再向回拉)。抹片后，使其自然风干(见图4-3-5)。

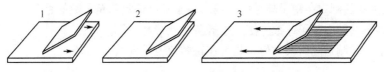

图4-3-5 精液抹片示意图

4)固定：浸入无水酒精中固定3~5min，风干。

5)染色：染色液配制：复红(又称品红)染色液：复红原液(10g复红溶于100ml 96%的酒精)10ml加5%的石碳酸(苯酚)100ml。取上述混合液50ml加饱和伊红酒精溶液25ml放置两周后即可使用。美兰(又称甲基兰)染色液：美兰溶液(10g美兰溶于1000ml 96%的酒精中)30ml加0.01%KOH 100ml过滤后再加入3倍量的蒸馏水，混合后即可使用。

染色过程：

A. 先制作精液抹片，要求薄而均匀。然后风干或用酒精灯火焰固定。

B. 浸入无水酒精中固定2~3min，取出风干。

C. 浸入0.5%氯胺T中1~2min。

D. 用清水洗1~2min。

E. 迅速通过96%的酒精、风干。

F. 放入石碳酸复红染色液中10~15min。清水中沾2次。

G. 迅速通过美兰染色液。

H. 水洗后风干。

经此染色后，精子头部呈淡红色，中段及尾部为暗红色，头部轮廓清晰。可在高倍显微镜（油镜）下清楚地区分各种头部畸形的精子。随机观察 200 个精子计算各类头部畸形精子的比例。

6）精子形态的观察：正常精子似蝌蚪状，由头、体、尾三部分构成。头部呈椭圆形，轮廓规则，顶体清楚，占头部的 40%～70%。头长 4～5μm，宽 2.5～3.5μm，长宽比为 1.5～1.75，长宽比值是判断精子形态是否正常的重要数据之一。中段细长，约为头部长度的 1.5 倍。尾部应是直的、均一的，比中段细，非卷曲的。

畸形精子是指头、体、尾的形态变异，主要有：

A. 头部畸形的精子：包括窄头、头基部狭窄、梨形头、圆头、巨头、小头、头基部过宽、双头、顶部脱落等，但前六种居多。

B. 尾部畸形精子：包括带原生质滴的精子（近端、远端）、无头的尾（它和无尾的头往往是一个精子的两部分，在分析时一般算作尾部的畸形）、单卷尾、多重卷尾、环形卷尾、双尾等。

C. 中段畸形：包括颈部肿胀、中段纤丝裸露、中段呈螺旋状、双中段等（见图 4-3-6）。

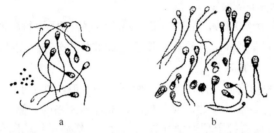

图 4-3-6　a 为正常精子（左下为原生质小滴）；b 为各种畸形精子

7）精子畸形率的测定：精子畸形率为畸形精子数占计数总精子数的百分率。

【教师点评】　熟悉精子计数方法，了解各类畸形精子。

【思考题】　你测定的结果如何？是否在正常值范围内？

（张海燕）

实验三　小鼠活精子标本的制作与精子低渗肿胀实验

各种动物的精子可以分为典型和非典型两类，典型的一般为蝌蚪状，头部近圆柱形（各种动物不尽相同），尾部细长，如鞭毛。非典型的精子形态多样但均缺乏鞭毛。头部主要由细胞核和顶体组成，呈圆球形、长柱形、螺旋形、梨形和斧形等，这些形状都是由核和顶体的形状决定的。成熟精子的细胞核含有高度致密的染色质，在光学显微镜和电子显微镜下都难以区分其结构。核的前端有顶体，是由双层膜组成的帽状结构覆盖在核的前 2/3 部分，靠近质膜的一层称为顶体外膜，靠近核的一层称为顶体内膜。顶体内有水解酶性质的颗粒，它与精子通过卵外各种卵膜有关。在顶体和核之间的空腔称为顶体下腔，内含肌动蛋白。

【实验目的】　观察精子的形态、抑制精子和低渗肿胀的特点。

【实验材料】　剪刀、载玻片、显微镜、枸橼酸钠·2H$_2$O、果糖、甲苯胺蓝、吸管、离心机、试管、水浴锅等。

【实验方法】

(1)活精子标本的制备与观察：取育龄期雄鼠一只，利用脱臼法将其处死后，再用剪刀将腹部的皮剪开，取出附睾，将其剪成小块，加入 37℃生理盐水制作成小鼠活精子悬液。将悬液滴于载玻片上，低倍镜观察精子的活动情况。另取精子悬液涂片，用 0.3%甲苯胺蓝液染色，光镜观察精子的形态结构。

(2)体外抑精子实验：实验分组①实验组：在 37℃恒温条件下，取 50μl 精子悬液与等量一定浓度的抑精子药液充分混合，分别于混合后 30s、5min、10min 和 30min 时，取一滴混合液滴于载玻片上，显微镜下计数 10 个视野，记录活动精子百分率(或用伊红染料染色，计算精子存活率)。②对照组：取 50μl 精子悬液与等量生理盐水混合，其余操作方法同上。比较在处理后不同时间内两组活动精子的百分率。同时，分别取处理 10min 分钟后的实验组及对照组的精子悬液，以 1000～1500r/min 离心 5min，弃上清液，取沉淀于管底的精子涂片，用 0.3%甲苯胺蓝液染色，光镜观察两组精子形态结构的不同。

(3)精子低渗肿胀试验：①将 735mg 枸橼酸钠 $2H_2O$ 和 1351mg 果糖 溶于 100ml 蒸馏水中，配制成 150mol/L 的低渗溶液(可考虑用蒸馏水代替低渗液)。②取 0.1ml 处理后的精子混悬液与 1ml 低渗液混合，于 37℃下培养 30min，然后在显微镜下观察 100 个精子，计算精子尾肿胀百分率，以确定其低渗肿胀能力。然后，比较两组精子质膜功能(见图 4-3-7)。

【教师点评】　熟悉精子标本的制作，了解精子质膜的功能。

【思考题】　精子的形态学结构特点？

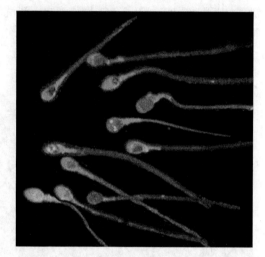

图 4-3-7　精子

(张海燕)

实验四　受精实验

受精(fertilization)是精子与卵子结合形成受精卵的过程，一般发生在输卵管壶腹部。卵子和精子融合为一个合子的过程。它是有性生殖的基本特征，普遍存在于动植物界，但人们通常提到最多的是指动物。体内受精指的是雌雄个体经过自然交配后完成受精；体外受精指的是人为模拟体内受精环境，将精子体外获能后与卵子在体外完成受精过程。本实验仅讲述体内受精过程。

【实验目的】　掌握受精的原理和意义。

【实验材料】　培养箱、石蜡、眼科镊、剪刀、显微镜注射器、M2 操作液(每 100ml 七蒸水中加入 NaCl：0.55319g；KCl：0.03563g；CaCl · $2H_2O$：0.02514g；KH_2PO_4：0.016195g；$MgSO_4$：0.0143276g；$NaHCO_3$：0.035g；Hepes：0.496855g；乳酸钠：0.4349g；丙酮酸钠：0.00363g；葡萄糖：0.1001912g；BSA：0.4g；青霉素：0.006g；链霉素：0.005g；酚红钠：0.001g)、孕马血清促性腺激素、人绒毛膜促性腺激素。

【实验方法】

(1) 雌鼠的超数排卵处理：昆明系白小鼠，雌鼠 6～8 周龄，性成熟雄鼠 10～12 周龄。并且已通过实验证明其有受精能力。雌鼠至少控光(黑暗 20：00～6：00，光照 6：00～20：00)1 周后进行超数排卵处理。超数排卵处理方法：雌鼠于 15：30 腹腔注射孕马血清促性腺激素(pregnant mare serum gonadotropin，PMSG)5U/只，48h 后注射人绒毛膜促性腺激素(human chorionic gonadotropin，hCG)5U/只。

(2) 雌鼠与雄鼠合笼：雌鼠注射 hCG 后，将雌鼠与雄鼠合笼。

(3) 雌鼠阴道栓检测：雌鼠于雄鼠合笼后 15h 检查雌鼠阴道栓是否出现；出现阴道栓的雌鼠确定为受精成功，受精雌鼠在注射 hCG 后 18h 可从其输卵管壶腹部收集受精卵。

(4) 受精卵的收集：受精雌鼠在注射 hCG 后 18h 采用脊髓脱臼法处死，用无菌眼科剪刀和镊子打开腹腔取输卵管于 M2 操作液中，清洗 2 次。在体视显微镜下用眼科镊子撕开输卵管壶腹部释放出卵母细胞，用玻璃口吸管吹打几次，在 M2 操作液中洗去卵母细胞周围附着的精子。

(5) 受精卵的鉴定：分别含有 1 个雌原核。1 个雌原核和 1 个第二极体的卵母细胞即为受精卵(见图 4-3-8，图 4-3-9)。

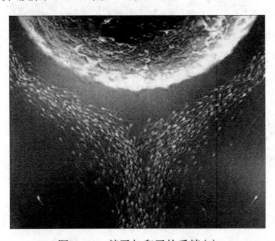 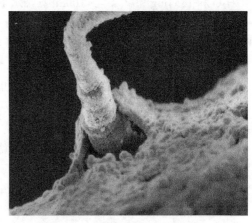

图 4-3-8　精子与卵子的受精(1)　　　　　图 4-3-9　精子与卵子的受精(2)

【教师点评】　精子、卵子合成受精卵的过程。

【思考题】

受精的概念？受精的部位？

(张海燕)

实验五　橡皮泥制作模型实验

自制组织学与胚胎学模型。针对组织学中重点结构难理解和胚胎发生过程抽象、变化快等特点，利用橡皮泥来制作模型，以加深对组织学与胚胎学知识的理解和记忆，也有助于培养学生合作和动手能力。

【实验目的】　掌握肝小叶和肾小体的结构；熟悉颌面部发育的各个过程及牙的发育。

【实验材料】　橡皮泥、牙签、纸板。

【实验方法】　根据对组织学重要的微细结构和胚胎学模型的观察、利用橡皮泥自制模型。

(1)肝小叶的结构：先捏出多角棱柱的肝小叶。中央薄壁的小静脉为中央静脉，肝细胞呈放射状排列成肝板；肝板之间的空隙为肝血窦；小叶周边部即门管区，分别用不同颜色显示三种管道小叶间动脉、小叶间静脉和小叶间胆管。

(2)肾小体的结构：捏出半球状肾小体，由血管球和肾小囊构成，外周为肾小囊的壁层，制作出单层扁平上皮。血管极侧做出球微动脉、入球微动脉和致密斑的结构，尿极侧做出近曲小管管壁细胞为立方形或锥体形，胞体较大，核圆形的特点。

(3)颌面部的发育：通过捏制面部发育过程中形成的 10 个突起，不同的突起可以运用不同颜色的橡皮泥代表。然后根据部位启发学生哪些突起联合或者融合成面部的各个器官。

(4)牙的发育：从牙胚的形成，到牙体的形成，直至牙萌出，每一时期的生成物均标出名称，不同结构分别用不同颜色捏制，如内釉层用浅粉色、外釉层用浅黄色、牙乳头用红色、牙釉质用深黄色蓝色、牙本质用深粉色等。通过这样的制作，既体现牙发育过程的连续性与逻辑性，又使牙齿不同结构各自的演化发育特征一目了然。

【教师点评】 通过橡皮泥的捏制让学生谈谈感受和想法。增加对组织学与胚胎学重点结构的理解。

【思考题】

(1)什么是致密斑？

(2)颌面部发育是如何形成的？

(3)牙胚由几部分组成？

(张海燕)

实验六 蟾蜍口腔黏膜上皮细胞纤毛运动的观察

本实验从多方面验证和观察了蟾蜍口腔黏膜上皮细胞纤毛运动，实验简单易行，相互印证，效果明显。

【实验目的】 观察可定向摆动的上皮纤毛。

【实验材料】 蟾蜍、普通光学显微镜、秒表、毁脊髓刺针、蛙板、测微尺、两栖类用任氏(Ringer)液。无任氏液时也可生理盐水(0.7%NaCl 液)代替。

【实验内容】

(1)暴露上颌口腔黏膜：将蟾蜍破坏脊髓处死，剪去蟾蜍整个下颌，用脱脂纱布按压伤口止血，并吸去流出的血液。然后将蟾蜍背位放于蛙板上，使上颌黏膜朝上呈水平位。

(2)离体蟾蜍口腔上颌黏膜纤毛运动的观察：

1)在咽口前方，距咽口前约 6mm 处，剪下一块约 8mm^2 的上颌口腔黏膜，表面向上置于载玻片上。滴加任氏液，在显微镜下先低倍后高倍观察黏膜块的边缘部位。虽然看不清单根的纤毛，但在弱光下仔细观察可看到许多密集的纤毛有节律地向同一方向(原咽腔方向)波浪式地起伏摆动。当纤毛摆动而向前弯曲时，纤毛层变薄，当纤毛弯曲着返回原位再伸直时，纤毛层变厚。摆动频率很快，以致肉眼难以准确计数。

2)实验时，最易观察到的是载玻片上邻近黏膜边缘处的任氏液和分散存在其中的血细胞等，向纤毛摆动的同一方向快速流动。这是纤毛摆动造成的，它是在显微镜下寻找纤毛的一个明显标识，可借以寻找摆动着的纤毛。

3)将黏膜在载玻片上原地转动 180°，则纤毛运动和液体流向也随着发生变化，即变为向相反方向流动。这一现象说明，纤毛的摆动方向是固定不变的，也否定了液体的流动是由载玻片未在水平位置造成的。

4)在黏膜表面加盖盖玻片，盖玻片立即发生位移，移动方向与纤毛摆动方向一致。这是众多的纤毛摆动造成的结果，其推动力很大，以致在 15s 左右的时间内，可将盖玻片推离黏膜。

(3)离体蟾蜍口腔上颌黏膜块的运动：将剪下的黏膜块翻转过来，贴在载玻片上，滴加适量的任氏液。观察到由于纤毛的定向性摆动，致使整块黏膜移位，一般在三分钟内即达到载玻片的一侧边缘部位。将黏膜拉回原位后，黏膜再以同样的方向和速度前进到载玻片的边缘。若将黏膜旋转 90° 或 180°，黏膜块的前进方向也发生相应角度的改变。

(4)离体黏膜块的爬坡运动：斜放载玻片，使之与桌面呈一小角度，可观察到黏膜能爬坡前进。随坡度的逐渐加大，前进速度渐减，最大爬坡速度可达 17° 角。可见纤毛摆动的力量相当强大。

【教师点评】　通过观察纤毛的运动，熟悉纤毛的结构。

【思考题】　纤毛为什么能摆动？

(张海燕)

第四章 虚 拟 实 验

实验一 皮肤创伤愈合的形态学观察实验

伤口的早期局部有不同程度组织坏死和血管断裂出血，数小时内便出现炎症反应，故局部红肿。2～3 天后，伤口边缘的整层皮肤及皮下组织向中心移动；大约从第 3 天开始从伤口底部及边缘长出肉芽组织，填平伤口。第 5～6 天起成纤维细胞产生胶原纤维；表皮再生是创伤发生24 小时内，伤口边缘的表皮基底增生，向伤口中心移动，若伤口过大（一般认为直径超过 20cm时），则再生表皮很难将伤口完全覆盖，往往需要植皮。

【实验目的】 观察正常皮肤创伤修复，掌握皮肤组织学结构及新生组织增生的形态学变化发生规律。

【实验材料】

(1)动物：小鼠 24 只，分为 6 组。

(2)器材：鼠笼、普通天平、1ml 注射器、手术刀、手术剪、解剖镊、麻醉剂（戊巴比妥）、手套、洞巾、纱布，制作标本切片的系列仪器、试剂和设备。

【实验内容】

(1)实验方法：每组取两只小鼠为实验组，两只为对照组。

1)腹腔注射 1%戊巴比妥溶液 0.1ml/10g 体重麻醉，消毒小鼠左后肢股外侧皮肤，铺盖无菌洞巾，然后作一外科手术切口长 1cm 深达皮下，压迫止血、外翻缝合、包扎伤口。

2)手术后颗粒饲料喂养，观察动物的生活状态并做记录。

3)手术后一周，在切口处取 5mm³ 组织常规固定、石蜡切片、HE 染色。对照组小鼠同时取材以此作比较。麻醉方法和取材部位程序同上。

(2)实验观察：切片上部蓝紫色细线为表皮，表皮下面染成红色者为真皮。表皮由角化的复层扁平上皮组成；真皮是致密结缔组织，含有大量毛囊、皮脂腺和立毛肌。

1)大体观察：创伤后的第一天内，血凝块便填充切口内及切口表面，表面干燥结痂以封闭创口。创口周围组织红肿(急性炎症反应)；第二天完全将创口覆盖。第三天急性炎症反应减轻。

2)镜下观察：创伤口被大量肉芽组织填充新生肉芽组织自创口底部向上和自创伤缘向中心生长。肉芽组织有三种成分组成：新生毛细血管、成纤维细胞、少量炎细胞。两周后转变成质地坚实而缺乏弹性的结缔组织。第一周末创口表面覆盖的表皮接近正常厚度。

【教师点评】 通过皮肤创伤愈合的了解，熟悉皮肤的组织学特点。

【思考题】

皮肤表皮角质形成细胞的结构特点？

（张海燕）

实验二 虚拟尸检分析

Medical record summary

The case is a 56-year-old man who initially presented with weight loss, loin pain, haematuria and painful inflamed joints. He also complained of a persistent unproductive cough which had been worsening over the past three months. On further questioning, he revealed that he had felt a bit 'off-colour' for about a year, but had not felt that it was anything to bother his GP about; he had also developed a pronounced wheeze and some chest pain. Previous medical history: Exertional angina and hypertension (diagnosed 8 years ago), and appendicitis (6 years ago). Drug history: Thiazide diuretics - the patient had been taking these since his hypertension was diagnosed. He was admitted to hospital, where a chest X-ray and blood samples were taken; the blood sample showed polycythaemia. The patient's condition worsened over the next week, and he developed frank edema which further impaired his breathing. Three days later, the patient arrested; resuscitation was unsuccessful and the patient died.

Autopsy Results

1. Central nervous system

(1) The scalp, skull and meninges all appeared normal.

(2) The brain weighed 1550g and had a normal external and cut appearance, with no evidence of tumor, infarction or hemorrhage.

(3) The cerebral vessels showed no signs of atherosclerosis or aneurysm.

2. Respiratory system

(1) The mouth, tongue and larynx appeared normal.

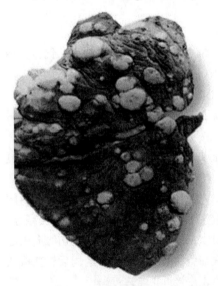

Figure 1

(2) The lungs weighed slightly more than usual, and had a rather nodular surface appearance.

(3) On slicing, the left lung contained a diffuse white mass with an ill-defined edge; the mass had started to occlude the main bronchus of the left lung but could not be seen to arise directly from the bronchus. (see Figure 1)

(4) There was no evidence of pulmonary edema or embolus.

(5) The pleural cavities were normal, with no effusion present.

3. Cardiovascular system

(1) The pericardial sac was normal, with no effusion or adhesions.

(2) The heart weighed 370g, with no evidence of hypertrophy or rupture.

(3) The coronary arteries showed no atherosclerosis, and there was no occlusion or obstruction.

(4) The carotid and renal arteries showed no evidence of atherosclerosis, and the aorta, vena cava and other major vessels were patent.

4. Gastrointestinal system

(1) The peritoneal cavity contained about half a liter of clear fluid; the omentum appeared normal and uninflamed.

(2) The esophagus, stomach and intestines appeared normal, with no evidence of gastritis, ulceration or diverticulitis.

(3) The liver weighed 1.2 kg and had a smooth external appearance and cut surface appearance.

(4) The gall bladder was normal, and the billiard system was patent with no stones present.

(5) The pancreas had a normal appearance.

5. Genital-urinary system

(1) The kidneys looked abnormal in situ, with the right kidney being very irregular in size and shape.

(2) The renal capsule stripped from the left kidney easily to reveal a smooth surface and normal appearance on slicing, but as you can see, the right kidney had a large mass lesion present in the lower half of the kidney which had broken through the renal capsule.

(3) On slicing, the mass had a yellowish surface; the border of the mass was poorly defined, and the mass had virtually obliterated the renal pelvis. (see Figure 2) A slide was taken for histology, the slide shows a characteristic 'clear-cell' pattern - that is, the cells have large areas of clear cytoplasm filled with lipid and glycogen. (see Figure 3) This pattern is very common in adenocarcinomas of the kidney.

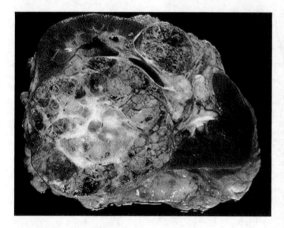

Figure 2 renal cancer   Figure 3 clear-cell cancer

(4) The bladder appeared normal, with no evidence of trabeculation or lesions.

(5) he prostate gland was slightly enlarged and the testes had a normal appearance on slicing.

6. Endocrine system

(1) The thyroid gland had a normal appearance.

(2) The left adrenal gland looked normal, but the right adrenal showed evidence of tumor spread from the right kidney, with small yellowish deposits scattered over the cut surface.

7. Muscular-skeletal system

(1) On examination, the patient's hands and feet seem acutely inflamed and swollen.

(2) The finger joints were reddened and inflamed, as were the elbow and knee joints, though not so severely.

(3) The musculature of the patient was generally wasted; this was especially noticeable in the gluteal region.

(4) The rest of the skeletal system appeared normal.

Outline for the discussion

1. What was the cause of death?

2. Pathological diagnosis should be listed in.

组织胚胎学实验报告

实验一 上 皮 组 织

姓名_____ 班级_____ 学号_____

先着色，再标明直线所指的结构名称

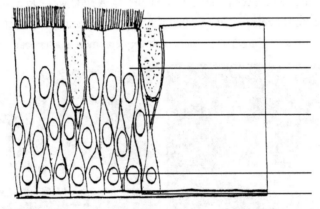

标明直线所指的结构名称

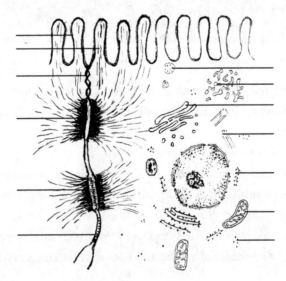

得　分：_____　　评分教师：_____　　日期：_____

实验二　固有结缔组织

姓名＿＿＿＿＿　班级＿＿＿＿＿　学号＿＿＿＿＿

先着色，再标明直线所指的结构名称

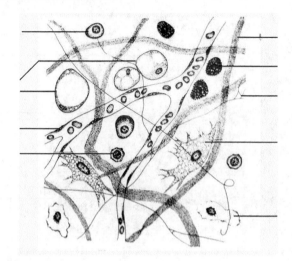

标明直线所指的结构名称

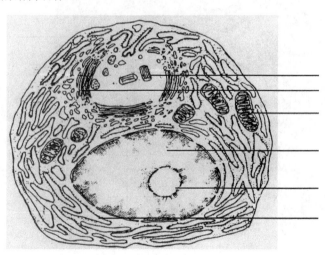

得　分：＿＿＿＿＿　评分教师：＿＿＿＿＿　日期：＿＿＿＿＿

实验三 软 骨 和 骨

姓名＿＿＿＿＿＿＿ 班级＿＿＿＿＿＿＿ 学号＿＿＿＿＿＿＿

先着色，再标明直线所指的结构名称

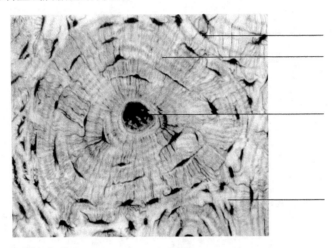

标明直线所指的结构名称

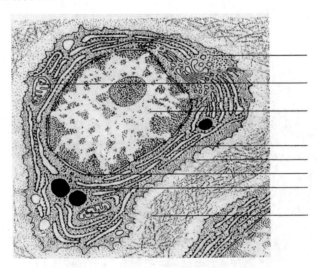

得 分：＿＿＿＿＿＿＿ 评分教师：＿＿＿＿＿＿＿ 日期：＿＿＿＿＿＿＿

实验四　血液、淋巴与血细胞发生

姓名_____　　班级_____　　学号_____

先着色，再标明直线所指的结构名称

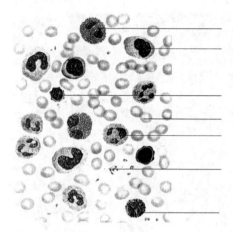

标明直线所指的结构名称

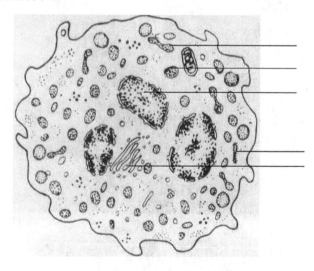

得　分：_____　　评分教师：_____　　日期：_____

实验五　肌　组　织

姓名_____　班级_____　学号_____

先着色，再标明直线所指的结构名称

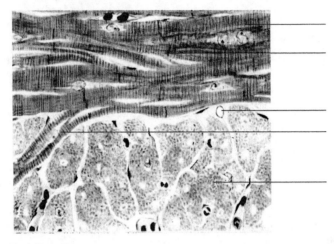

标明直线所指的结构名称

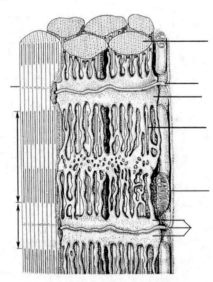

得　分：_____　评分教师：_____　日期：_____

实验六　神经组织

姓名_____　班级_____　学号_____

先着色，再标明直线所指的结构名称

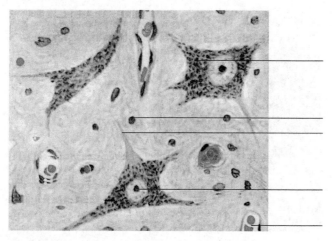

标明直线所指的结构名称

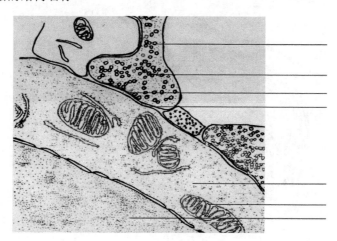

实验七　神　经　系　统

姓名_____　班级_____　学号_____

先着色，再标明直线所指的结构名称

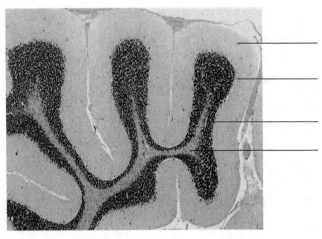

标明直线所指的结构名称

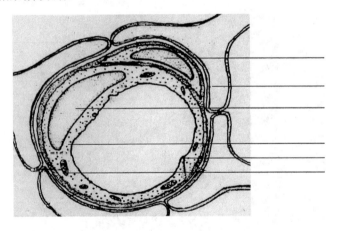

实验八　循　环　系　统

姓名_____　班级_____　学号_____

先着色，再标明直线所指的结构名称

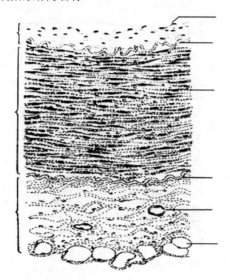

先着色，再标明直线所指的结构名称

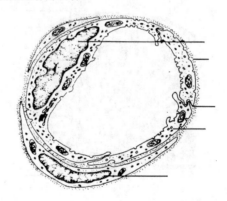

得　分：_____　评分教师：_____　日期：_____

实验九　免　疫　系　统

姓名_____　班级_____　学号_____

先着色，再标明直线所指的结构名称

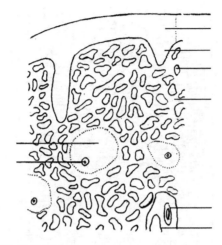

先着色，再标明直线所指的结构名称

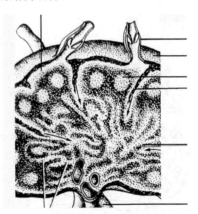

实验十 皮 肤

姓名_____ 班级_____ 学号_____

先着色，再标明直线所指的结构名称

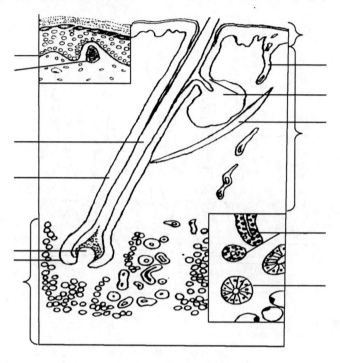

实验十一　消　化　管

姓名＿＿＿＿＿　班级＿＿＿＿＿　学号＿＿＿＿＿

先着色，再标明直线所指的结构名称

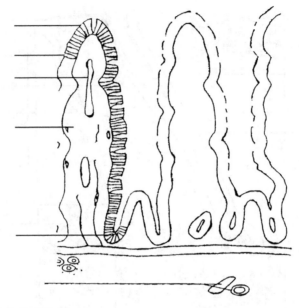

标明直线所指的结构名称

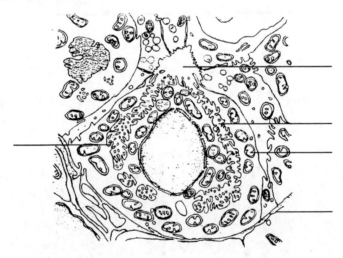

得　分：＿＿＿＿　评分教师：＿＿＿＿＿　日期：＿＿＿＿＿

实验十二　消　化　腺

姓名_____　班级_____　学号_____

先着色，再标明直线所指的结构名称

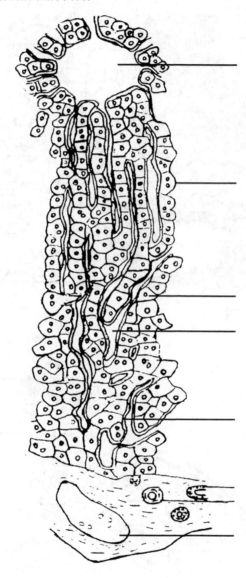

实验十三　呼　吸　系　统

姓名＿＿＿＿＿　班级＿＿＿＿＿　学号＿＿＿＿＿

先着色，再标明直线所指的结构名称

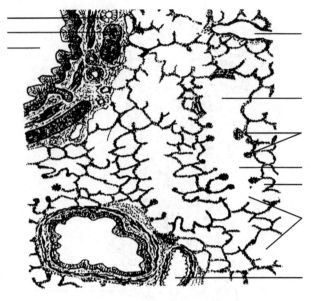

标明直线所指的结构名称

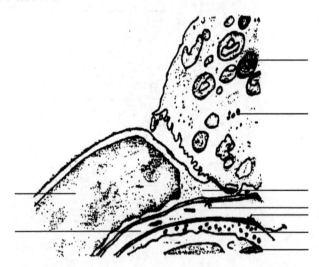

得　分：＿＿＿＿＿　评分教师：＿＿＿＿＿　日期：＿＿＿＿＿

实验十四 泌尿系统

姓名_____ 班级_____ 学号_____

先着色，再标明直线所指的结构名称

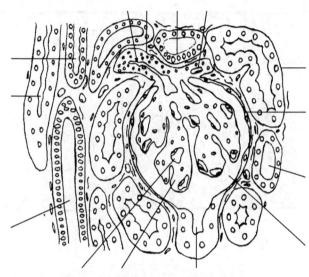

标明直线所指的结构名称

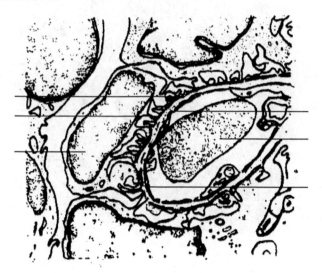

实验十五　内分泌系统

姓名＿＿＿＿　　班级＿＿＿＿　　学号＿＿＿＿

先着色，再标明直线所指的结构名称

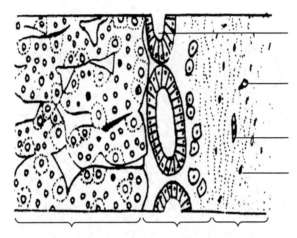

标明直线所指的结构名称

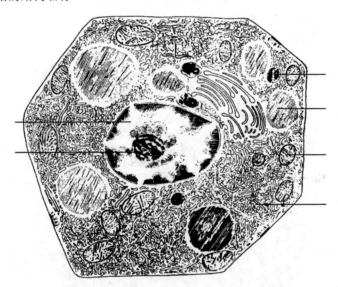

得　分：＿＿＿＿　　评分教师：＿＿＿＿　　日期：＿＿＿＿

实验十六 眼 和 耳

姓名_____ 班级_____ 学号_____

先着色，再标明直线所指的结构名称

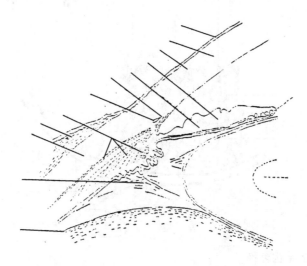

标明直线所指的结构名称

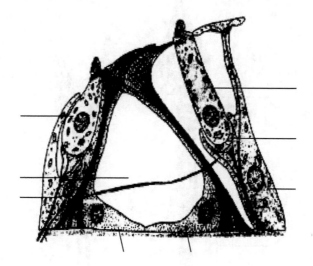

得 分：_____ 评分教师：_____ 日期：_____

实验十七　男性生殖系统

姓名＿＿＿＿＿　班级＿＿＿＿＿　学号＿＿＿＿＿

先着色，再标明直线所指的结构名称

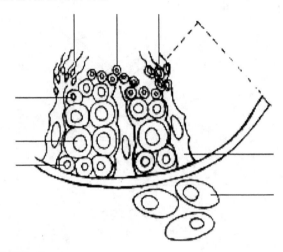

标明直线所指的结构名称

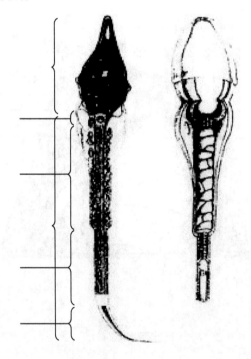

得　分：＿＿＿＿＿　评分教师：＿＿＿＿＿　日期：＿＿＿＿＿

实验十八　女性生殖系统

姓名_____　班级_____　学号_____

先着色，再标明直线所指的结构名称

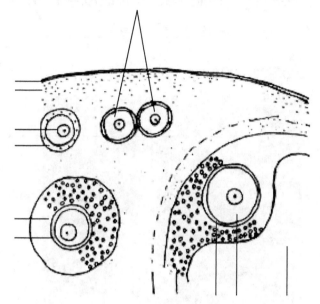

标明直线所指的结构名称

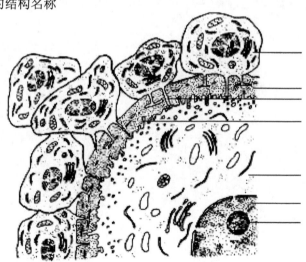

得　分：_____　评分教师：_____　日期：_____

病理学实验报告

实验一　细胞和组织的适应与损伤

姓名_____　班级_____　学号_____

先着色，再标明直线所指的结构名称

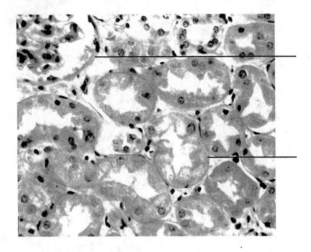

切片名称：

大体特点：

镜下特点：

得　分：_____　评分教师：_____　日期：_____

实验二　损伤的修复

姓名_____　班级_____　学号_____

先着色，再标明直线所指的结构名称

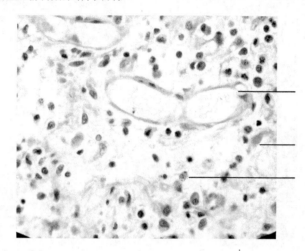

切片名称：

大体特点：

镜下特点：

得　分：_____　评分教师：_____　日期：_____

实验三　局部血液循环障碍

姓名_____ 班级_____ 学号_____

先着色，再标明直线所指的结构名称

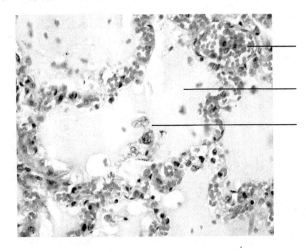

切片名称：

大体特点：

镜下特点：

得　分：_____ 评分教师：_____ 日期：_____

实验四 炎 症

姓名_____ 班级_____ 学号_____

先着色，再标明直线所指的结构名称

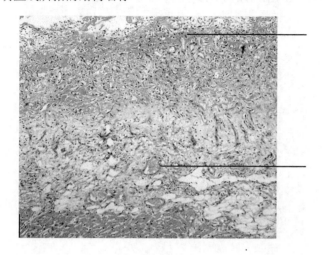

切片名称：

大体特点：

镜下特点：

得　分：_____ 评分教师：_____ 日期：_____

实验五　肿瘤（一）

姓名_____　班级_____　学号_____

先着色，再标明直线所指的结构名称

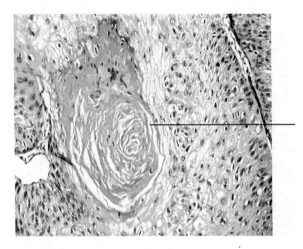

切片名称：

大体特点：

镜下特点：

得　分：_____　评分教师：_____　日期：_____

实验六 肿瘤（二）

姓名＿＿＿＿＿　 班级＿＿＿＿＿　 学号＿＿＿＿＿

先着色，再标明直线所指的结构名称

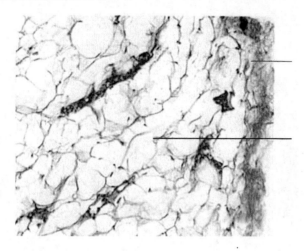

切片名称：

大体特点：

镜下特点：

得　分：＿＿＿＿　 评分教师：＿＿＿＿　 日期：＿＿＿＿

实验七　心血管系统疾病

姓名＿＿＿＿＿　班级＿＿＿＿＿　学号＿＿＿＿＿

先着色，再标明直线所指的结构名称

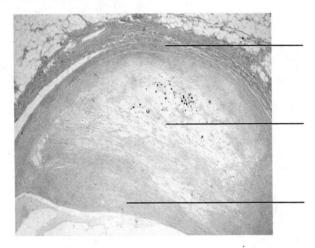

切片名称：

大体特点：

镜下特点：

得　分：＿＿＿＿＿　评分教师：＿＿＿＿＿　日期：＿＿＿＿＿

实验八　呼吸系统疾病

姓名＿＿＿＿＿＿＿　班级＿＿＿＿＿＿＿　学号＿＿＿＿＿＿＿

放大倍数：　　　　　　　　　　　　　　　切片名称：

大体特点：

镜下特点：

得　分：＿＿＿＿＿＿　评分教师：＿＿＿＿＿＿　日期：＿＿＿＿＿＿

实验九　消化系统疾病

姓名_____　班级_____　学号_____

先着色，再标明直线所指的结构名称

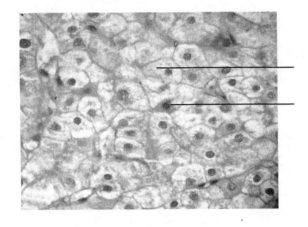

切片名称：

大体特点：

镜下特点：

得　分：_____　评分教师：_____　日期：_____

实验十　泌尿系统疾病

姓名＿＿＿＿＿＿　班级＿＿＿＿＿＿　学号＿＿＿＿＿＿

先着色，再标明直线所指的结构名称

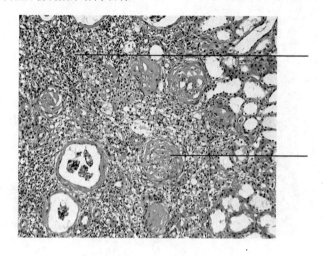

切片名称：

大体特点：

镜下特点：

得　分：＿＿＿＿＿＿　评分教师：＿＿＿＿＿＿　日期：＿＿＿＿＿＿

实验十一　神经系统疾病

姓名_____　班级_____　学号_____

先着色，再标明直线所指的结构名称

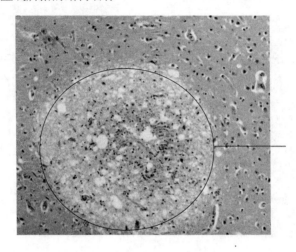

切片名称：

大体特点：

镜下特点：

实验十二 传 染 病

姓名_____ 班级_____ 学号_____

先着色，再标明直线所指的结构名称

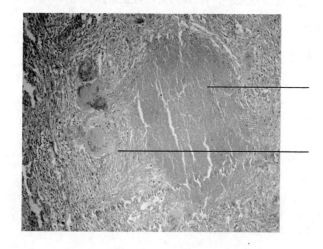

切片名称：

大体特点：

镜下特点：

得 分：_____ 评分教师：_____ 日期：_____

综合性实验报告

形态学常用技术应用（一）

姓名＿＿＿＿＿＿ 班级＿＿＿＿＿＿ 学号＿＿＿＿＿＿

实验：正常组织细胞与肿瘤组织细胞的显微图像分析

一、实验目的

二、实验材料

三、实验结果

	正常上皮细胞	腺瘤细胞	腺癌细胞
细胞直径			
细胞面积			
细胞核直径			
细胞核面积			
细胞核直径/细胞质直径			
PCNA 阳性染色的面积积分光密度值			

分析上述结果：

四、出现的问题、原因及解决方法：

五、实验体会：对这种实验形式的感想以及这种方式的优、缺点等。

得　分：＿＿＿＿＿＿ 评分教师：＿＿＿＿＿＿ 日期：＿＿＿＿＿＿

形态学常用技术应用(二)

姓名_____　班级_____　学号_____

实验：急性肺淤血、肺水肿动物模型建立及形态学观察

一、实验目的

二、实验材料

三、实验结果

1. 请将实验结果登记在下面的实验结果记录表内。

大鼠经腹腔注射肾上腺素与生理盐水后肺脏外观

	肾上腺素	生理盐水
大小		
颜色		
质地		
重量		
切面外观		

2. 计算肺重系数。

四、实验讨论

根据肺水肿标本病理特点，用所见病变解释实验中观察到的临床现象。

五、实验过程中出现的问题、原因及解决方法：

得　分：_____　评分教师：_____　日期：_____

形态学常用技术应用（三）

姓名_____ 班级_____ 学号_____

实验：血液循环与脂肪栓塞

一、实验目的

二、实验材料

三、实验结果

家兔经静脉注射油脂前后表现

	注射前	注射后
活动状态		
呼吸频率		
嘴唇颜色		
瞳孔大小		
抽搐		
大小便失禁		

四、实验讨论

分析脂肪栓塞后家兔临床表现的机制，结合临床谈谈如何防止脂肪栓塞的发生。

五、实验过程中出现的问题、原因及解决方法：

得　分：_____　　评分教师：_____　　日期：_____

病 例 讨 论

姓名_____ 班级_____ 学号_____

病例(　　)

一、简述尸体解剖结果(主要病变)

二、讨论提纲

得　分：_____ 评分教师：_____ 日期：_____

创新性实验设计 I

实验题目：

姓名＿＿＿＿＿　班级＿＿＿＿＿　学号＿＿＿＿＿

一、实验目的：

二、实验材料：

三、实验技术路线：

四、预期结果：

得　分：＿＿＿＿＿　评分教师：＿＿＿＿＿　日期：＿＿＿＿＿

创新性实验设计 II

实验题目：

姓名＿＿＿＿＿　　班级＿＿＿＿＿　　学号＿＿＿＿＿

一、实验目的：

二、实验材料：

三、实验技术路线：

四、预期结果：

得　分：＿＿＿＿　　评分教师：＿＿＿＿　　日期：＿＿＿＿

参 考 文 献

1. 杨佩满.2009. 组织学与胚胎学. 北京：人民卫生出版社

2. 曾园山，陈宁欣.2010. 新编解剖组胚学实验教程. 上海：复旦大学出版社

3. 张际绯，陈志伟，孙丽慧.2009. 组织学图谱指南. 上海：世界图书出版公司

4. 苏衍萍，魏丽华，崔海庆.2012. 组织学与胚胎学实验教程. 北京：高等教育出版社

5. 孙丽慧，廉洁.2007. 组织学与胚胎学实验教程. 北京：北京大学医学出版社

6. 唐军民，张雷.2014. 组织学与胚胎学应试习题集. 北京：北京大学医学出版社

7. 韩秋生，徐国成.1998. 组织胚胎学彩色图谱. 沈阳：辽宁科学技术出版社

8. 邹仲之，李继承.2008. 组织学与胚胎学. 北京：人民卫生出版社

9. 成令忠，组织学.1994. 北京：人民卫生出版社

10. 高英茂，李和.2013. 组织学与胚胎学. 北京：人民卫生出版社

11. 李玉林，病理学.2013. 北京：人民卫生出版社

12. 王伯，李玉松，黄高等.2001. 病理学技术. 北京：人民卫生出版社

13. 汪维伟，王娅兰.2008. 人体显微形态学实验. 北京：科学出版社

14. 王连唐. 病理学.2012. 北京：高等教育出版社

15. 中华医学会编著.2007. 临床技术操作规范(病理学分册)，北京：人民军医出版社

16. 兴桂华，徐凤琳，荣玮.2006. 病理学实验教程. 北京：北京大学医学出版社

17. 高英茂.2007. 医学形态学实验. 北京：科学出版社

18. 施新猷.2000. 现代医学实验动物学. 北京：人民军医出版社

彩　　图

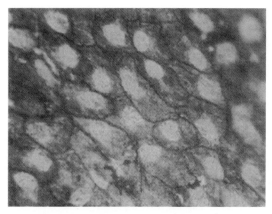

图 1-1-1　单层扁平上皮 (AgNO$_3$ 10 × 40)

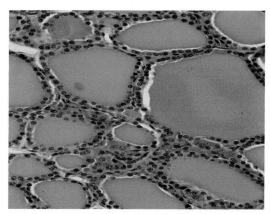

图 1-1-2　单层立方上皮 (HE 10 × 40)

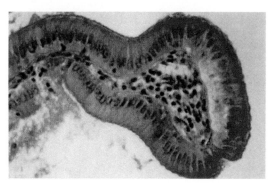

图 1-1-3a　单层柱状上皮 (HE 10 × 20)

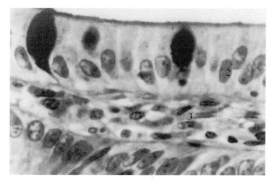

图 1-1-3b　单层柱状上皮 (PAS-HE 10 × 40)

1. 杯状细胞；2. 柱状细胞；3. 固有层

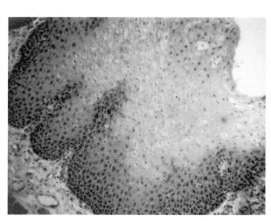

图 1-1-4a　复层扁平上皮 (HE 10 × 10)

未角化的复层扁平上皮

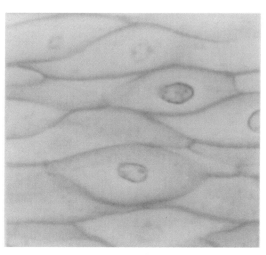

图 1-1-4b　复层扁平上皮 (Van Gieson 10 × 40)

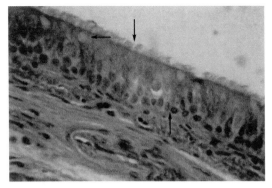

图 1-1-5　假复层纤毛柱状上皮 (HE 10×40)

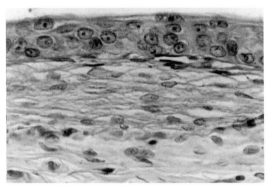

图 1-1-6　变移上皮 (HE 10×40)

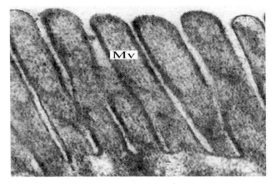

图 1-1-7　Mv 为微绒毛

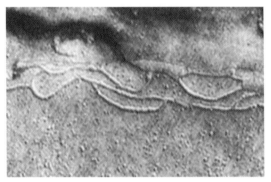

图 1-1-8　紧密连接冷冻蚀刻复型

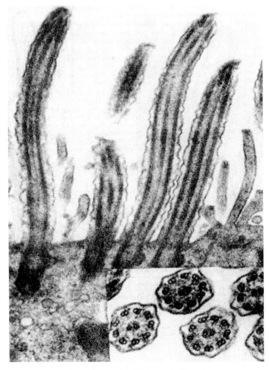

图 1-1-9　纤毛纵切面和横切面

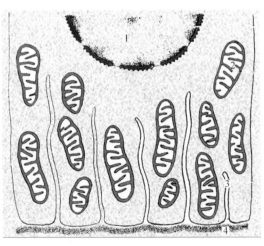

图 1-1-10　质膜内褶超微结构模式图
1.细胞核；2.线粒体；3.质膜内褶；4.基膜

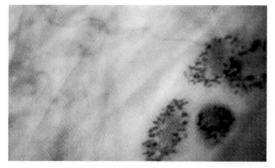

图 1-2-1　疏松结缔组织铺片 (台盼蓝 + 偶氮洋红 + 醛复红 10×40)

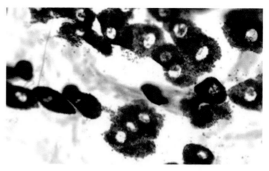

图 1-2-2　肥大细胞 (甲苯胺蓝　10×40)

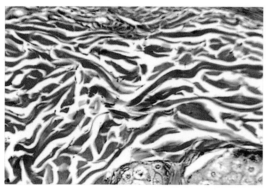

图 1-2-3　致密结缔组织 (HE 10×40) 皮肤真皮层的致密结缔组织

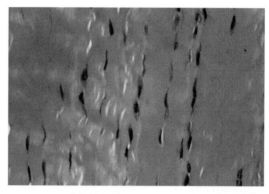

图 1-2-4　动物的肌腱 (HE 10×40) 肌腱的规则致密结缔组织

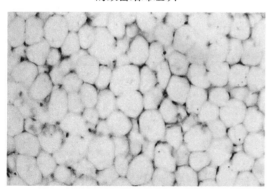

图 1-2-5　脂肪组织 (HE 10×20)

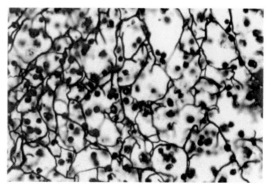

图 1-2-6　网状纤维 (AgNO₃ 10×40)

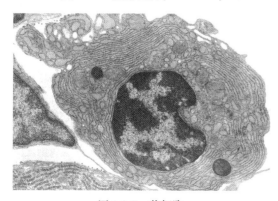

图 1-2-7　浆细胞

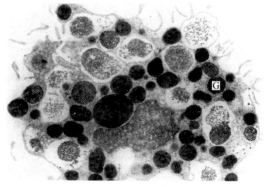

图 1-2-8　肥大细胞
G 异染性颗粒

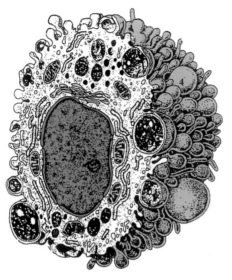

图 1-2-9 巨噬细胞超微结构立体模式图

1.初级溶酶体；2.次级溶酶体；3.线粒体；4.空泡

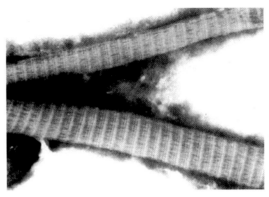

图 1-2-10 胶原原纤维

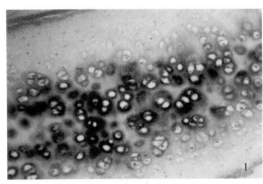

图 1-3-1a 透明软骨（HE 10×10）

1.软骨膜

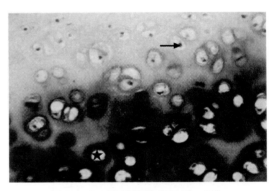

图 1-3-1b 透明软骨 (HE 10×40)

★：软骨陷窝；→：皱缩的软骨细胞

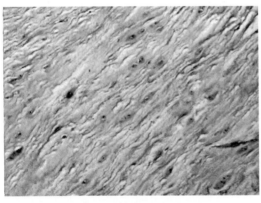

图 1-3-2 纤维软骨 (HE 10×40)

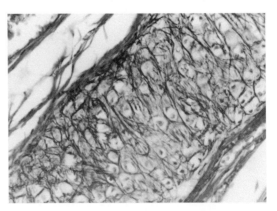

图 1-3-3 弹性软骨 (HE 10×40)

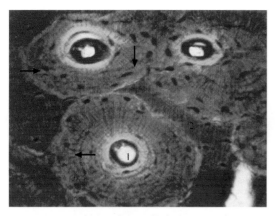

图 1-3-4a　骨磨片 (硫堇—苦味酸 10×40) 图示骨
单位

1.中央管；2.间骨板←：骨板；↓：骨陷窝；→：黏合线

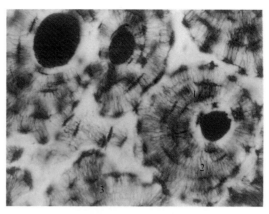

图 1-3-4b　骨磨片（龙胆紫 10×40）

1.骨陷窝；2.骨小管；3.间骨板

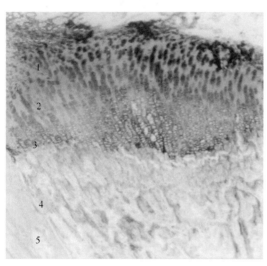

图 1-3-5a　软骨内成骨（HE 10×20）

1.幼稚的软骨细胞；2.成骨细胞行列；3.钙化的软骨基质；4.初
级骨髓腔；5.骨膜

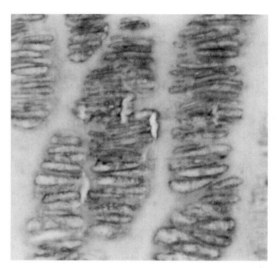

图 1-3-5b　软骨内成骨 (HE 10×40)
增生区

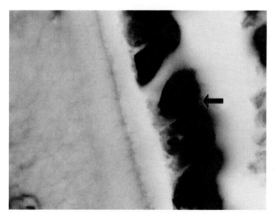

图 1-3-6　成骨细胞 (HE 10×100)

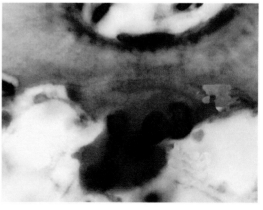

图 1-3-7　破骨细胞 (HE 10×100)

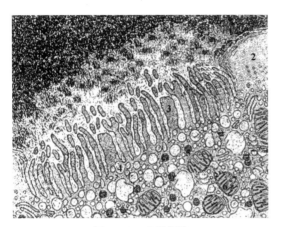

图 1-3-8　破骨细胞

1.骨质；2.亮区；3.皱褶缘；4.吞饮泡；5.溶酶体；6.线粒体

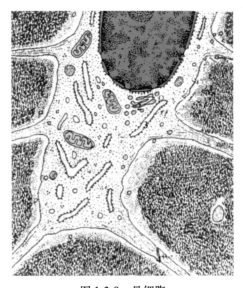

图 1-3-9　骨细胞

1.细胞核；2.高尔基复合体；3.粗面内质网；4.缝隙连接

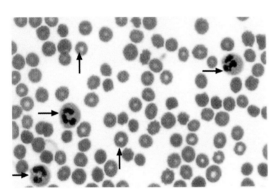

图 1-4-1a　血细胞 (Wright 10×40)

↑：红细胞；→：中性粒细胞

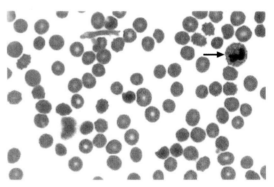

图 1-4-1b　血细胞 (Wright 10×40)

→：嗜酸性粒细胞

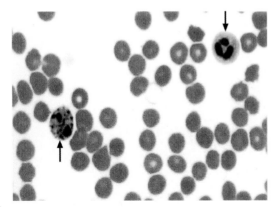

图 1-4-1c　血细胞 (Wright 10×40)

↑：嗜碱性粒细胞；↓：中性粒细胞

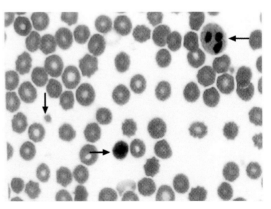

图 1-4-1d　血细胞 (Wright 10×40)

→：小淋巴细胞；←：中性粒细胞；↓：血小板

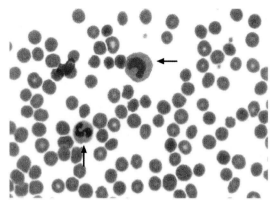

图 1-4-1e　血细胞 (Wright 10×40)

←：单核细胞；↑：中性粒细胞

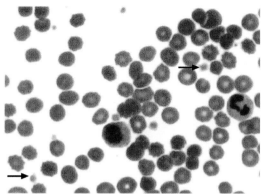

图 1-4-1f　血细胞 (Wright 10×40)

→：血小板

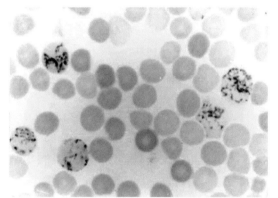

图 1-4-2　网织红细胞 (煌焦油蓝 10×40)

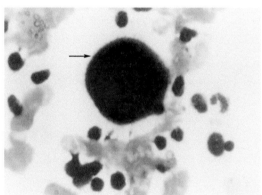

图 1-4-3a　骨髓涂片 (May-Grunwald-Giemsa
10×40)

→：成巨核细胞

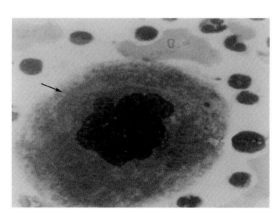

图 1-4-3b　骨髓涂片 (May-Grunwald-Giemsa
10×40)

→：巨核细胞

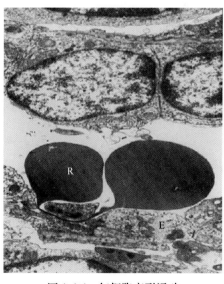

图 1-4-4　红细胞变形运动

R：红细胞；E：脾血窦内皮细胞

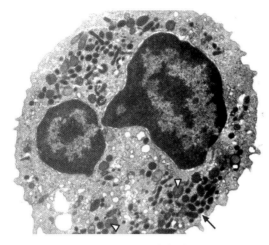

图 1-4-5　中性粒细胞

↑：特殊颗粒；△：嗜天青颗粒

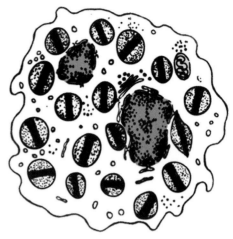

图 1-4-6　嗜酸粒细胞

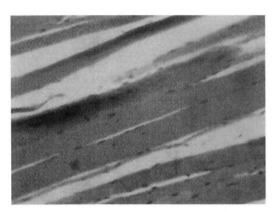

图 1-5-1a　骨骼肌纵切 (HE 10×40)

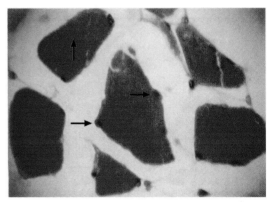

图 1-5-1b　骨骼肌横切 (HE 10×40)

↑：骨骼肌细胞；→：细胞核

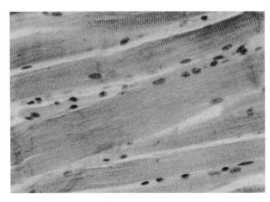

图 1-5-2　骨骼肌纵切 (铁苏木素 10×40)

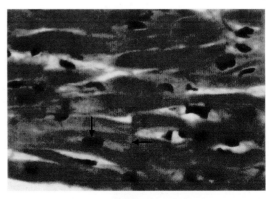

图 1-5-3　心肌纵切 (HE 10×40)

↓：细胞核；←：闰盘

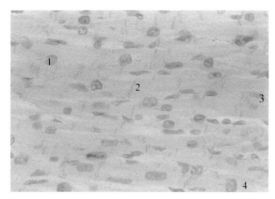

图 1-5-4　心肌：闰盘 (苏木精 10 × 40)
1. 心肌细胞核；2. 闰盘；3. 成纤维细胞；4. 心肌细胞

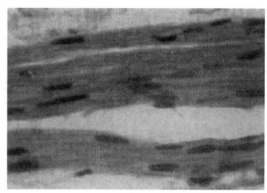

图 1-5-5　平滑肌纵切 (HE 10 × 40)

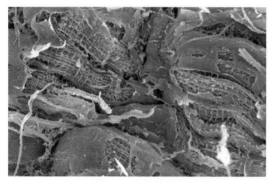

图 1-5-6a　骨骼肌纤维扫描图

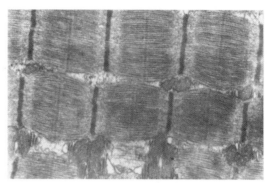

图 1-5-6b　骨骼肌三联体

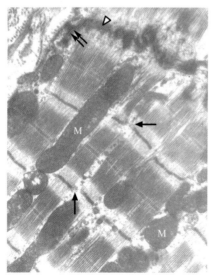

图 1-5-7　心肌纤维及闰盘
↑：桥粒 ；▽：中间连接；M：线粒体；
↑↑缝隙连接

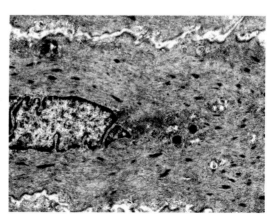

图 1-5-8　平滑肌

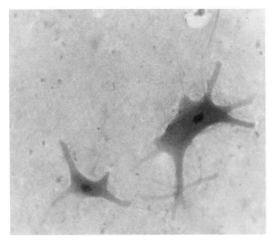

图 1-6-1 神经元 (氨卡红 10×40)

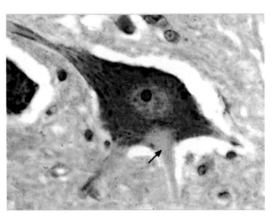

图 1-6-2 多极神经元 (快蓝 + 焦油紫 10×40)
→：轴丘

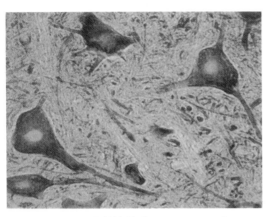

图 1-6-3 多极神经元 (AgNO₃ 10×40)

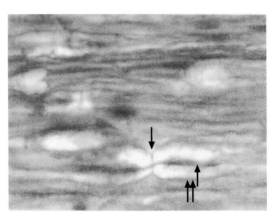

图 1-6-4a 神经纤维横切 (HE 10×40)
↓：郎飞结；↑：轴突；⇈：髓鞘

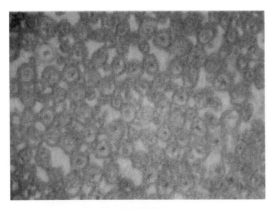

图 1-6-4b 神经纤维横切 (HE 10×40)

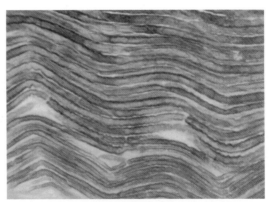

图 1-6-5 神经纤维 (锇酸 10×20)

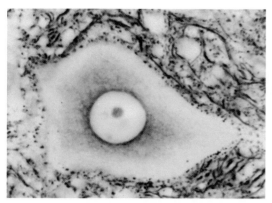

图 1-6-6　突触 (AgNO₃ 10 × 40)

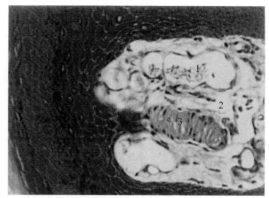

图 1-6-7　触觉小体 (HE 10 × 40)
1. 毛细血管；2. 结缔组织囊；3. 触觉小体

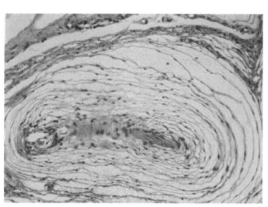

图 1-6-8　环层小体 (HE 10 × 40)

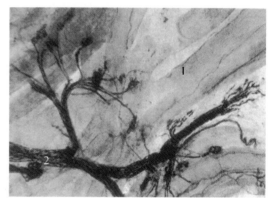

图 1-6-9　运动终板 (氯化金染色 10 × 20)
1. 骨骼肌纤维；2. 有髓神经纤维

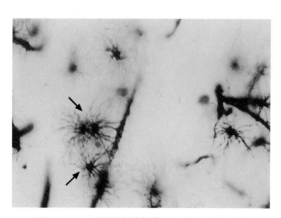

图 1-6-10　星形胶质细胞 (AgNO₃ 10 × 40)

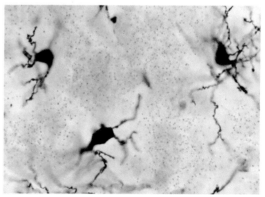

图 1-6-11　小胶质细胞 (AgNO₃ 10 × 40)

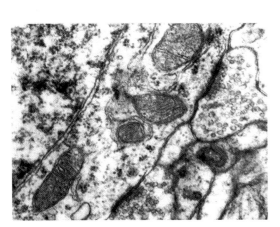

图 1-6-12 突触结构

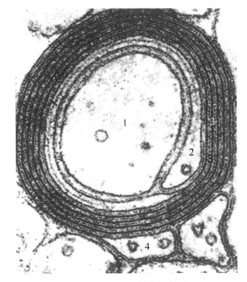

图 1-6-13 有髓神经纤维

1. 轴突；2. 施万细胞内侧胞质；3. 髓鞘；4. 施万细胞外侧胞质

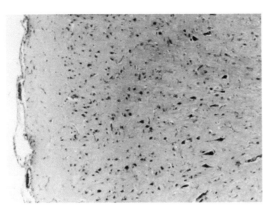

图 1-7-1 大脑皮质 (HE 10×20)

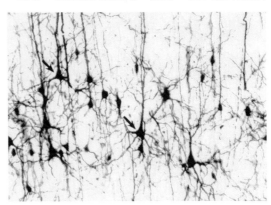

图 1-7-2 大脑锥体细胞 (AgNO$_3$ 10×40)

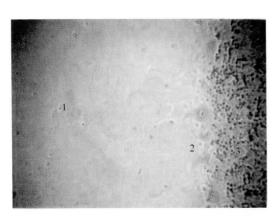

图 1-7-3 小脑 (HE 10×40)

1. 分子层；2. 浦肯野细胞层；3. 颗粒层

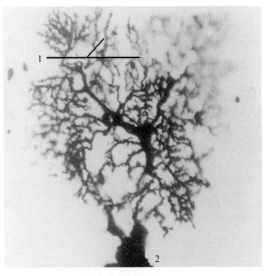

图 1-7-4 小脑蒲肯野细胞 (Golgi 10×40)

1. 树突；2. 细胞体

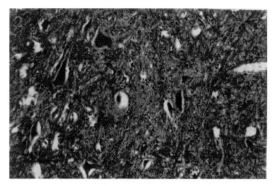

图 1-7-5　脊髓 (HE 10×10)

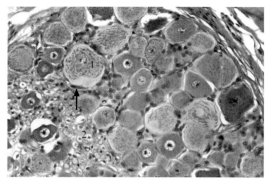

图 1-7-6　脊神经节 (HE 10×40)

1. 节细胞胞体；2. 有髓神经纤维；↑：卫星细胞

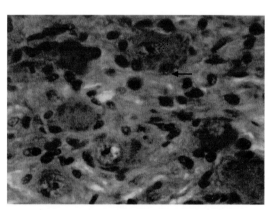

图 1-7-7　交感神经节 (HE 10×40)

※：多极运动神经元；←：卫星细胞

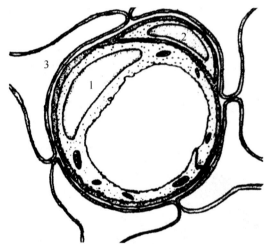

图 1-7-8　血 - 脑屏障

1. 内皮细胞核；2. 周细胞；3. 星形胶质细胞脚板

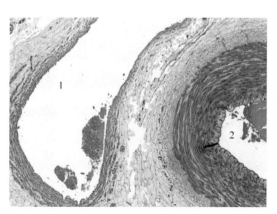

图 1-8-1　中动脉和中静脉 (HE 10×10)

1. 中静脉；2. 中动脉

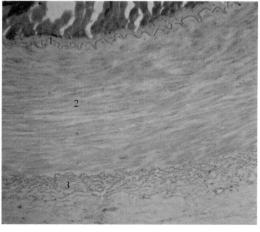

图 1-8-2　中动脉 (HE 10×40)

1. 内弹性膜 ；2. 中膜 ；3. 外弹性膜

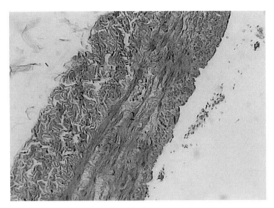

图 1-8-3　中静脉 (HE 10×10)

1. 内膜；2. 中膜；3. 外膜

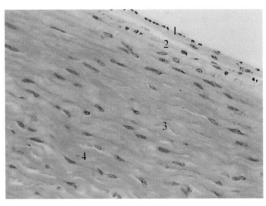

图 1-8-4　大动脉 (HE 10×40)

1. 内皮；2. 内皮下层；3. 中膜弹性膜；4. 中膜平滑肌

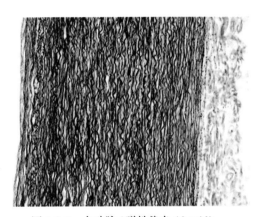

图 1-8-5　大动脉 (弹性染色 10×10)

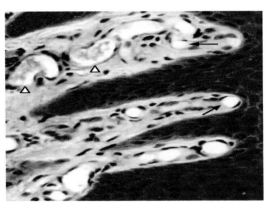

图 1-8-6　毛细血管和微静脉 (HE 10×40)

↑：毛细血管；△：微静脉

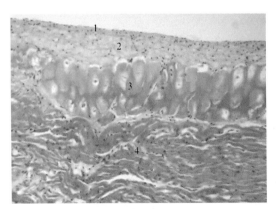

图 1-8-7　心壁 (HE 10×10)

1. 内皮；2. 内皮下层；3. 浦肯野纤维；4. 心肌膜

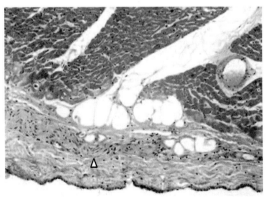

图 1-8-8　心外膜 (HE 10×10)

△：心外膜

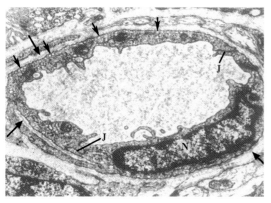

图 1-8-9　连续毛细血管横切面

↑：吞饮小泡；↑：基膜；J：紧密连接；N：内皮细胞细胞核

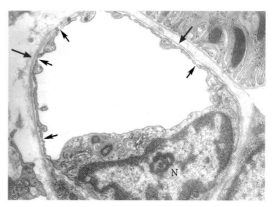

图 1-8-10　有孔毛细血管横切面

↑：内皮细胞孔；↑：基膜；G：高尔基复合体；N：内皮细胞细胞核；C：中心体

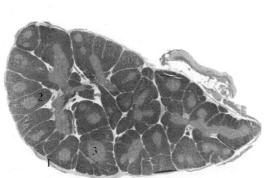

图 1-9-1　小儿胸腺 (HE10×4)

1.被膜；2.皮质；3.髓质

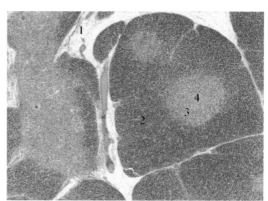

图 1-9-2　小儿胸腺 (HE10×40)

1.被膜；2.皮质；3.髓质；4.胸腺小体

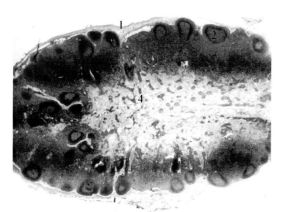

图 1-9-3　淋巴结 (HE10×4)

1.被膜；2.淋巴小结；3.皮质；4.髓质

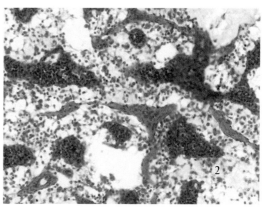

图 1-9-4　淋巴结 (HE10×40)

1.髓索；2.髓窦

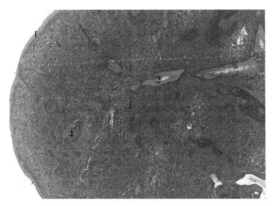

图 1-9-5　脾 (HE10×4)

1. 被膜；2. 小梁；3. 红髓；4. 白髓

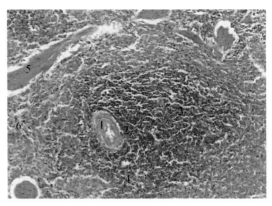

图 1-9-6　脾 (HE10×10)

1. 中央动脉；2. 动脉周围淋巴鞘；3. 脾小体；4. 边缘区；5. 小
梁；6. 红髓

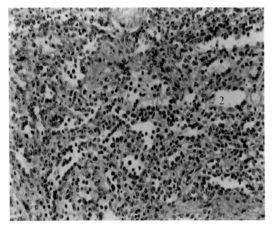

图 1-9-7　脾 (HE10×40)

1. 脾索；2. 脾血窦

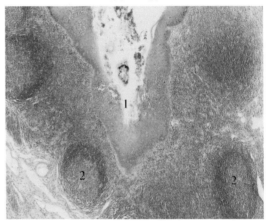

图 1-9-8　腭扁桃体 (HE10×10)

1. 隐窝；2. 淋巴小结

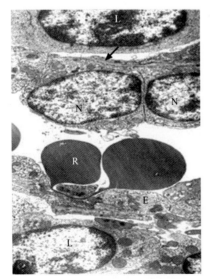

图 1-9-9　脾血窦横切面

N：长杆状内皮细胞核；E：内皮细胞；R：红细胞；

L：淋巴细胞；↑：内皮外不完整的基膜

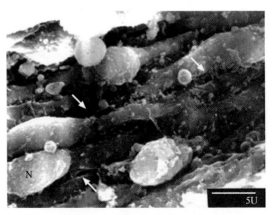

图 1-9-10　脾血窦腔面扫描图

N：杆状内皮细胞核；↑：内皮细胞间较大的间隙

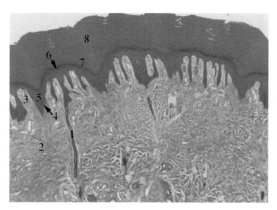

图 1-10-1 手指皮肤 (HE10×10)

1.汗腺导管；2.网织层；3.乳头层；4.基底层；5.棘层；6.颗粒层；7.透明层；8.角质层

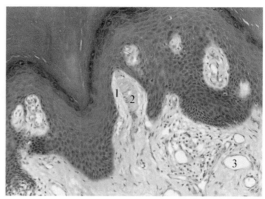

图 1-10-2 手指皮肤 (HE10×10)

1.乳头层；2.触觉小体；3.小静脉

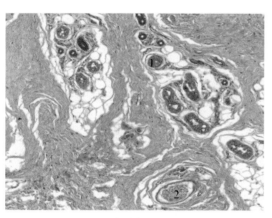

图 1-10-3 手指皮肤 (HE10×10)

1.汗腺导管；2.神经束

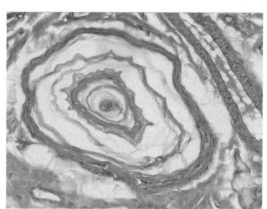

图 1-10-4 手指皮肤环层小体 (HE10×10)

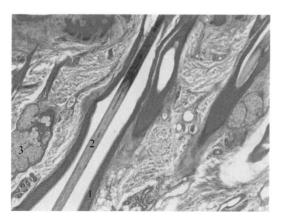

图 1-10-5 人头皮 (HE10×10)

1.毛囊；2.毛根；3.皮脂腺

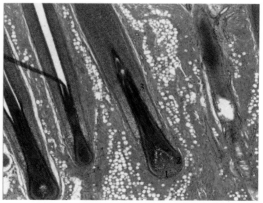

图 1-10-6 人头皮 (HE10×10)

1.毛乳头；2.毛球；3.毛囊

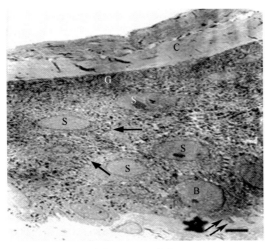

图 1-10-7　表皮

S：棘细胞；G：颗粒层；B：基底细胞；C：角质层；↑：

桥粒连接 ；⇈：真皮

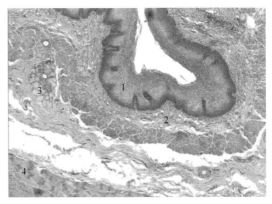

图 1-11-1　食管 (HE10×10)

1.上皮；2.固有层；3.食管腺；4.肌层

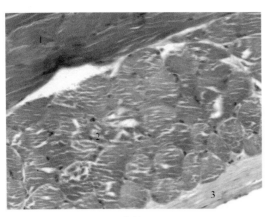

图 1-11-2　食管 (HE10×10)

1.内环肌；2.外纵肌；3.纤维膜

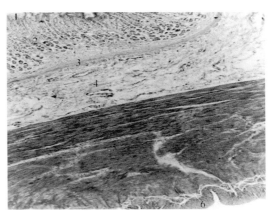

图 1-11-3　胃 (HE10×10)

1.上皮；2.固有层；3.黏膜肌层；4.黏膜下层；5.肌层；6.浆

膜

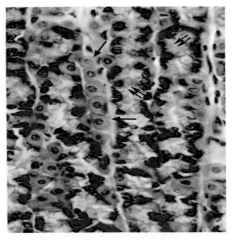

图 1-11-4　胃底腺 (HE10×40)

↑：壁细胞；⇈：主细胞

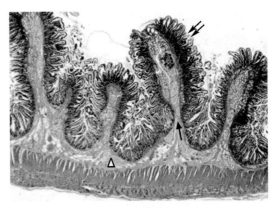

图 1-11-5　十二指肠 (HE10×4)

↑：皱襞；⇈：肠绒毛；△：十二指肠腺

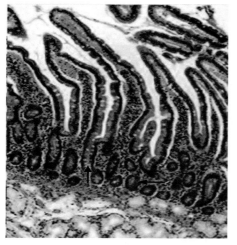

图 1-11-6　小肠绒毛 (HE10×10)

↑：肠腺

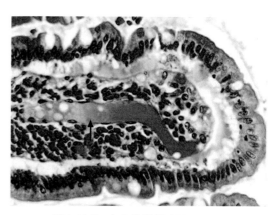

图 1-11-7　中央乳糜管 (HE10×40)

↑：中央乳糜管

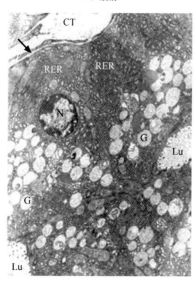

图 1-11-8　主细胞

RER：粗面内质网；N：细胞核；Lu：腺腔；G：分泌颗粒

↑：基膜；CT：结缔组织

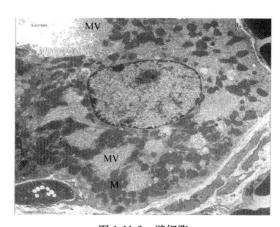

图 1-11-9　壁细胞

Lumen：胃底腺腔；MV：微绒毛；M：线粒体；rER：粗面
内质网

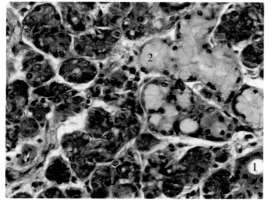

图 1-12-1　下颌下腺 (HE10×40)

1.纹状管；2.黏液性腺泡；3.浆液性腺泡

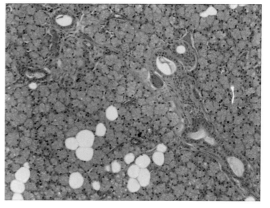

图 1-12-2　腮腺 (HE10×10)

均为浆液性腺泡

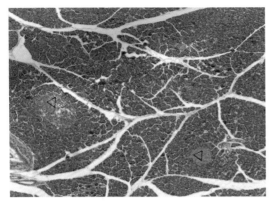

图 1-12-3　胰腺 (HE10×10)
△：胰岛

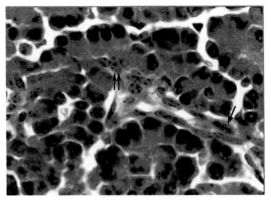

图 1-12-4　胰腺外分泌部 (HE10×40)
↑：闰管；↑↑：泡心细胞

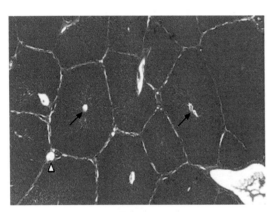

图 1-12-5　猪肝 (HE10×10)
↑：中央静脉；△：门管区

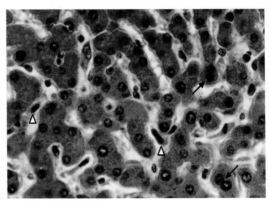

图 1-12-6　猪肝 (HE10×40)
↑：双核肝细胞；△：肝巨噬细胞

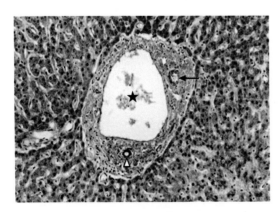

图 1-12-7　猪肝 (HE10×40)
←：小叶间动脉；△：小叶间胆管；★：小叶间静脉

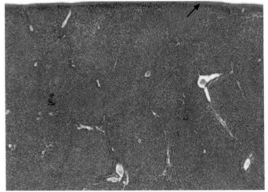

图 1-12-8　人肝 (HE10×10)
↑：被摸
人肝小叶间结缔组织较少，肝小叶分界不清

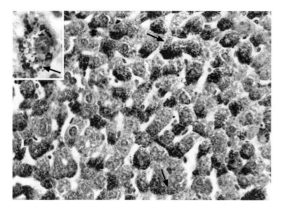

图 1-12-9　肝糖原 (PAS 反应 10×40)

↑：肝糖原 (紫红色颗粒)

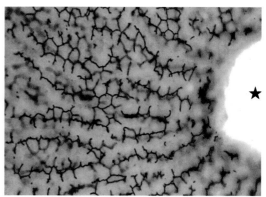

图 1-12-10　胆小管 (镀银染色 10×40)

棕黑色为胆小管

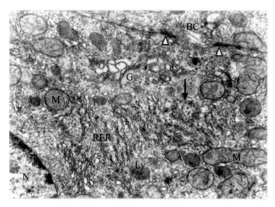

图 1-12-11　肝细胞

△：紧密连接；M：线粒体；N：细胞核；G：高尔基复合体；
Ly：溶酶体；RER：粗面内质网；BC：胆小管

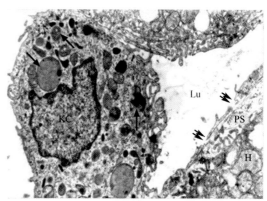

图 1-12-12　肝巨噬细胞和肝细胞血窦面

H：肝细胞；KC：肝巨噬细胞；↑：吞噬体；PS：窦周隙；
Lu：肝血窦腔

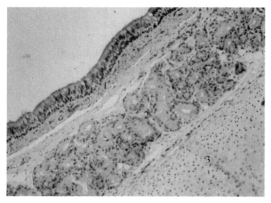

图 1-13-1　气管 (HE 10×10)

1. 黏膜；2. 黏膜下层；3. 外膜

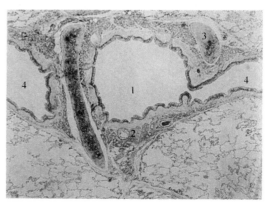

图 1-13-2　小支气管 (HE 10×10)

1. 小支气管；2. 混合性腺；3. 骨片；4. 细支气管

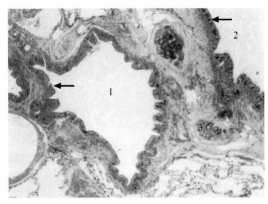

图 1-13-3　细支气管 (HE 10×10)

1.细支气管；2.小支气管；3.软骨片；←：皱襞

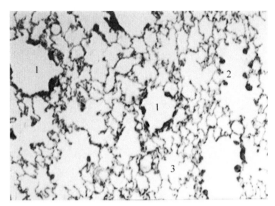

图 1-13-4　肺 (HE 10×10)

1.呼吸性细支气管；2.肺泡管；3.肺泡

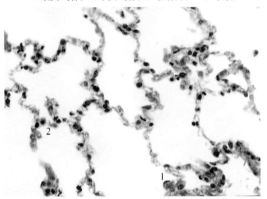

图 1-13-5　肺 (HE 10×40)

1. I 型肺泡细胞；2. II 型肺泡细胞

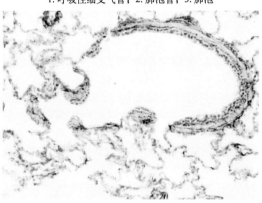

图 1-13-6　肺弹性纤维 (龙胆紫与偶氮卡红染色 10×40)

肺弹性纤维呈蓝黑色

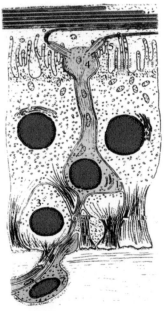

图 1-13-7　嗅部黏膜上皮细胞超微结构模式图

1.嗅细胞；2.支持细胞；3.基细胞；4.支持细胞间可见树突末端的嗅泡；5.嗅毛；6.轴突；7.嗅鞘细胞

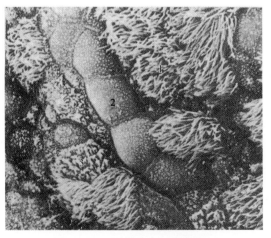

图 1-13-8　气管上皮扫描电镜图

1.纤毛；2.杯状细胞；3.刷细胞

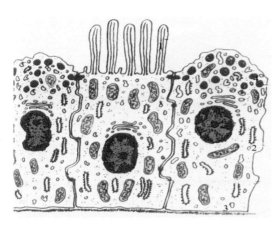

图 1-13-9　终末细支气管上皮细胞超微结构模式图

1.纤毛细胞；2.clara 细胞；3.基板；4.clara 细胞分泌颗粒

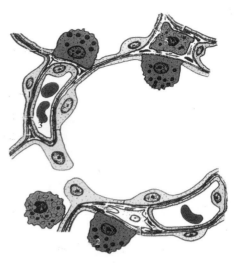

图 1-13-10　肺泡模式图

1.Ⅰ型肺泡细胞；2.Ⅱ型肺泡细胞；3.毛细血管；4.基膜；5.肺巨噬细胞

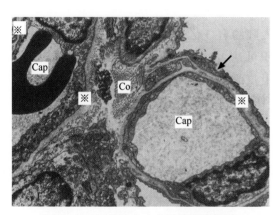

图 1-13-11　肺泡上皮和肺泡隔电镜图

Cap：毛细血管；Co：胶原纤维；↓：Ⅰ型肺泡细胞；※：基膜

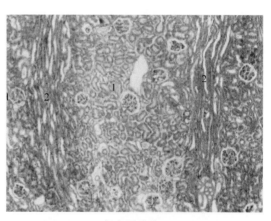

图 1-14-1　肾皮质迷路 (HE　10×10)

1.皮质迷路；2.髓放线

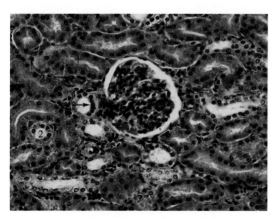

图 1-14-2　肾皮质 (HE　10×40)

1.近曲小管；2.远曲小管；→：致密斑

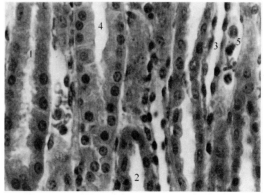

图 1-14-3　肾髓质 (浅部纵切面)(HE　10×40)

1.近直小管；2.远直小管；3.细段；4.直集合管；5.毛细血管

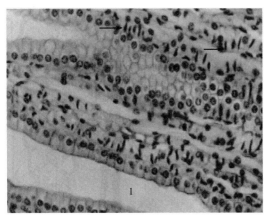

图 1-14-4　肾髓质 (HE 10×40)

1.直集合管；→：间质细胞

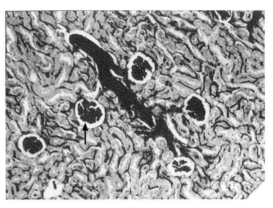

图 1-14-5　肾血管灌注 (赤红明胶 10×20)

↑：肾小体

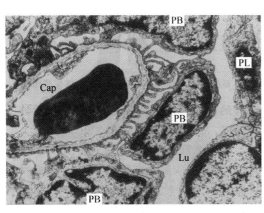

图 1-14-6　肾小体电镜图

PB：足细胞体；PL：肾小囊壁层；Lu：肾小囊腔 ；Cap：毛
细血管

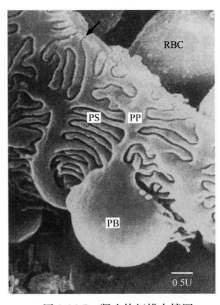

图 1-14-7　肾小体扫描电镜图

PB：足细胞体；PP：初级突起；PS：次级突起；RBC：红细胞

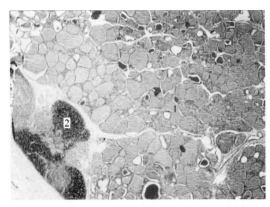

图 1-15-1　甲状腺和甲状旁腺 (HE 10×10)

1.甲状腺；2.甲状旁腺

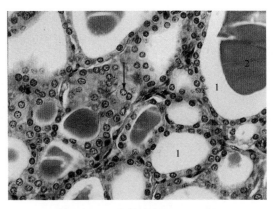

图 1-15-2　甲状腺 (HE 10×40)

1.滤泡；2.胶质；↓：滤泡旁细胞

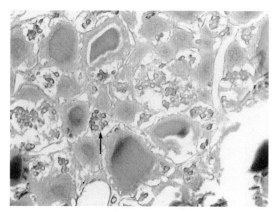

图 1-15-3　甲状腺 (镀银染色　10×40)

↑：滤泡旁细胞

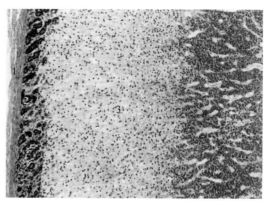

图 1-15-4　肾上腺皮质 (HE　10×10)

1. 被膜；2. 球状带；3. 束状带；4. 网状带

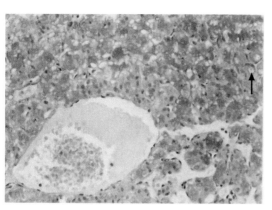

图 1-15-5　肾上腺髓质

↑：交感神经节细胞

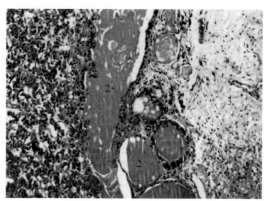

图 1-15-6　垂体中间部

1. 远侧部；2. 中间部滤泡；3. 神经部

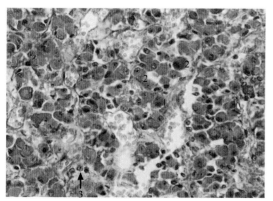

图 1-15-7　腺垂体远侧部 (HE 10×40)

1. 嗜酸性细胞；2. 嗜碱性细胞；3. 嫌色细胞

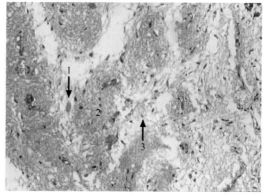

图 1-15-8　垂体神经部 (HE 10×40)

1. 赫令体；2. 无髓鞘神经纤维；3. 垂体细胞

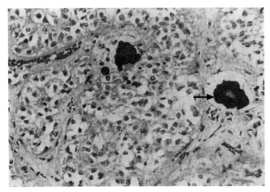

图 1-15-9　松果体 (HE 10×40)

→：脑砂

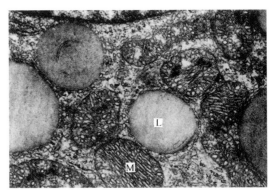

图 1-15-10　肾上腺皮质束状带细胞

L：脂滴；M：线粒体

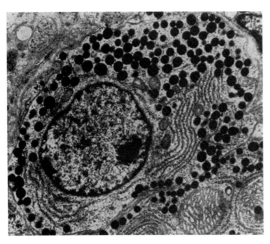

图 1-15-11　垂体促肾上腺皮质激素细胞

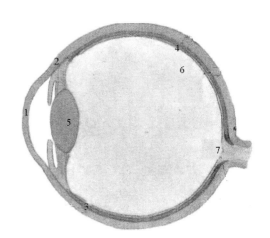

图 1-16-1　眼球壁的结构

1.角膜；2.巩膜；3.脉络膜；4.视网膜；5.晶状体；6.玻璃体；

7.视神经乳头

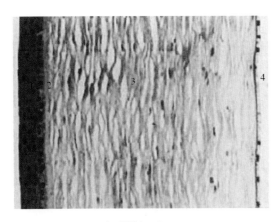

图 1-16-2　角膜横切面 (HE 10×100)

1.角膜上皮；2.前界层；3.角膜基质；4.角膜内皮

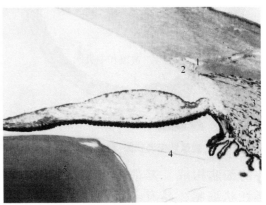

图 1-16-3　眼球前部 (HE 10×100)

1.巩膜静脉窦；2.小梁网；3.睫状体；4.睫状小带；

5.晶状体

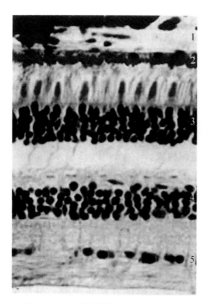

图 1-16-4　视网膜（HE 10×100）

1.脉络膜；2.色素上皮层；3.视细胞层；4.双极细胞层；5.节
细胞层

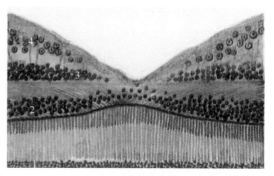

图 1-16-5　黄斑和中央凹微细结构（HE 10×100）

1.色素上皮层；2.视细胞核层；3.双极细胞层；4.节细胞层

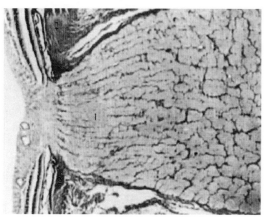

图 1-16-6　视神经盘横切面（HE 10×100）

1.视神经；2.巩膜

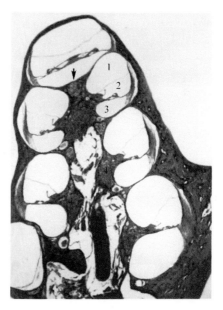

图 1-16-7　耳蜗纵切面（HE 10×10）

1.前庭阶；2.膜蜗管；3.鼓室阶；4.耳蜗神经节；↓：蜗轴

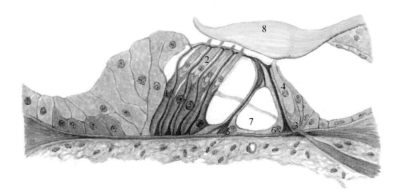

图 1-16-8　耳蜗微细结构（HE 10×100）

1.外指细胞；2.外毛细胞；3.内指细胞；4.内毛细胞；5.外柱细胞；6.内柱细胞；7.内隧道；8.盖膜

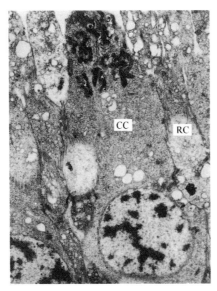

图 1-16-9　视锥细胞和视杆细胞

CC：视锥细胞；RC：视杆细胞

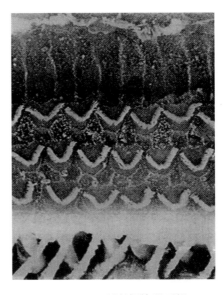

图 1-16-10　豚鼠螺旋器顶部

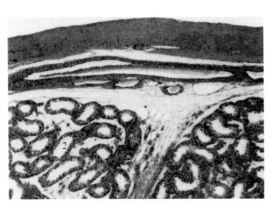

图 1-17-1　睾丸 (HE 10×4)

1.白膜；2.生精小管

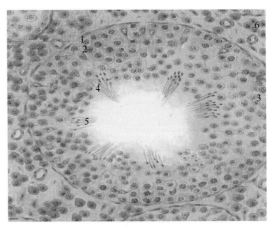

图 1-17-2　睾丸生精小管和间质 (HE 10×10)

1.精原细胞；2.初级精母细胞；3.次级精母细胞；4.精子细胞；

5.精子；6.间质细胞

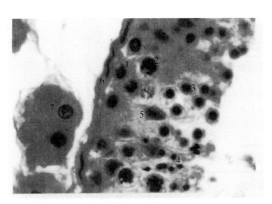

图 1-17-3　生精小管局部图 (HE 10×40)

1.精原细胞；2.初级精母细胞；3.次级精母细胞；4.精子细胞；

5.支持细胞；6.肌样细胞；7.睾丸间质细胞

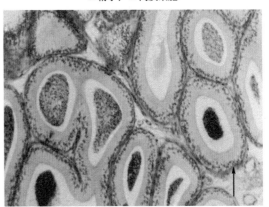

图 1-17-4　附睾管横切面 (HE 10×40)

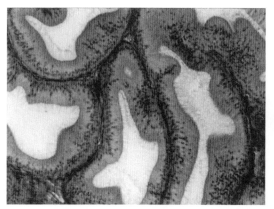

图 1-17-5　输出小管 (HE　10×100)

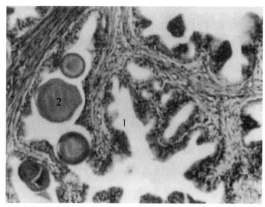

图 1-17-6　前列腺 (HE　10×40)
1. 腺泡；2. 前列腺凝固体

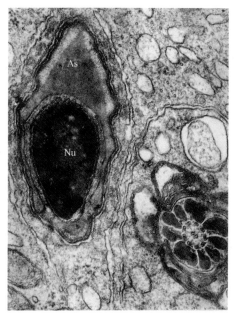

图 1-17-7　精子头部
As：顶体；Nu：核

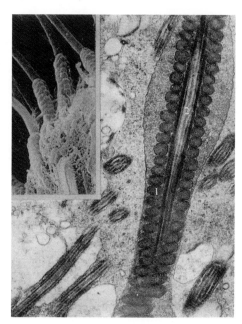

图 1-17-8　精子尾部
1. 线粒体鞘，2. 轴丝

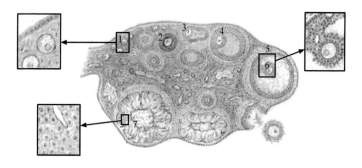

图 1-18-1　卵巢微细结构
1. 原始卵泡；2. 初级卵泡；3. 闭锁卵泡；4. 次级卵泡；5. 成熟卵泡；6. 卵丘；7. 黄体

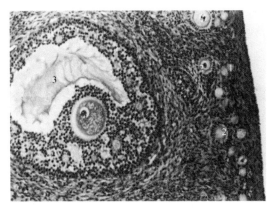

图 1-18-2 卵巢 (HE 10×40)

1. 原始卵泡；2. 初级卵泡；3. 次级卵泡

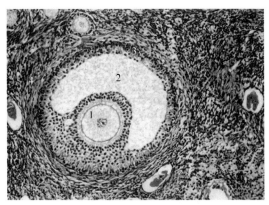

图 1-18-3 卵巢 (HE 10×40)

1. 卵丘；2. 卵泡腔；3. 颗粒层；4. 卵泡膜

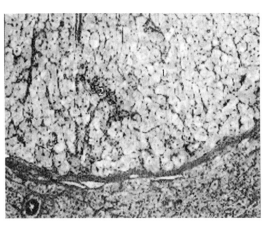

图 1-18-4 黄体 (HE 10×40)

1. 颗粒黄体细胞；2. 膜黄体细胞

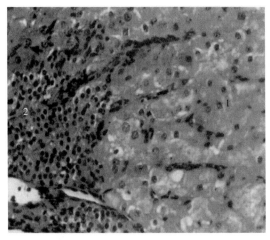

图 1-18-5 黄体 (HE 10×100)

1. 颗粒黄体细胞；2. 膜黄体细胞

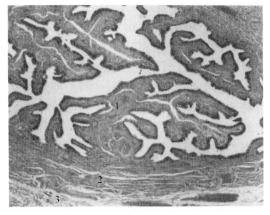

图 1-18-6 输卵管 (HE 10×10)

1. 黏膜皱襞；2. 肌层；3. 浆膜结缔组织

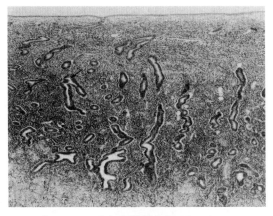

图 1-18-7 子宫内膜增生期 (HE 10×40)

→：子宫腺

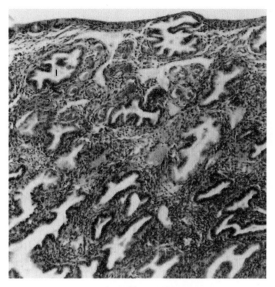

图 1-18-8 子宫内膜分泌期 (HE 10×40)

1.扩大子宫腺腔；2.螺旋动脉

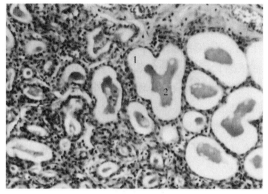

图 1-18-9 活动期乳腺 (HE 10×40)

1.扩大的腺腔；2.腔内乳汁

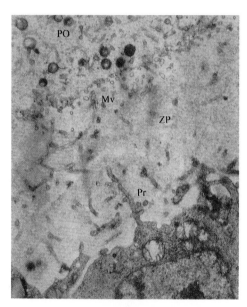

图 1-18-10 初级卵泡 (×12000)

PO：初级卵母细胞；ZP：透明带；Mv：微绒毛；Pr：突起

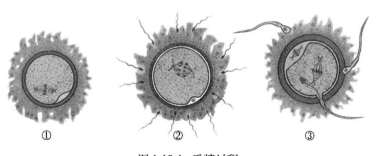

① ② ③

图 1-19-1 受精过程

①卵子；②精子穿过放射冠；③精子顶体破裂，穿过放射冠，融蚀透明带，精卵细胞膜融合，精子的细胞核进入了卵子内

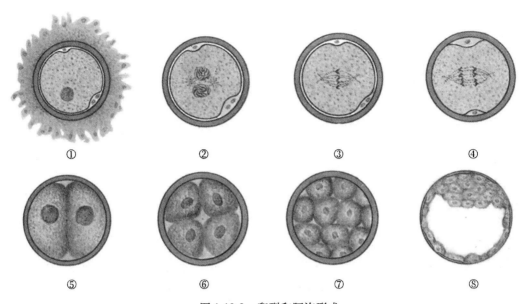

图 1-19-2　卵裂和胚泡形成

①受精卵；②可见精子、卵子细胞核靠近；③④精卵细胞核膜溶解、染色体混合；⑤2细胞时期；⑥4细胞时期；⑦桑椹胚；⑧胚泡

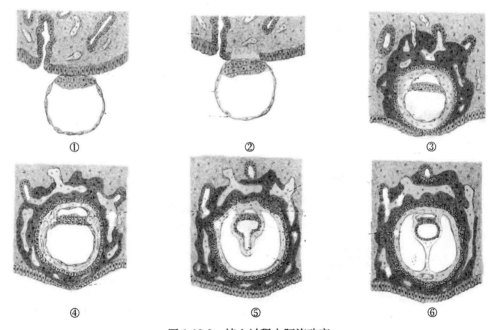

图 1-19-3　植入过程中胚泡改变

①胚泡附着子宫上皮；②胚泡破坏子宫上皮；③胚泡完全植入子宫内膜；④外胚层、内胚层、子宫内膜上皮；⑤⑥合体滋养层、细胞滋养层、卵黄囊

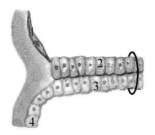

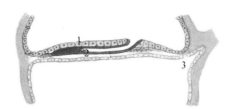

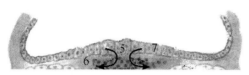

图 1-19-4　胚层的形成

1. 羊膜上皮；2. 上胚层；3. 下胚层；4. 卵黄囊上皮；5. 原
条；6. 胚内中胚层；7. 外胚层；8. 内胚层

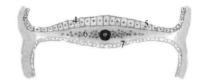

图 1-19-5　胚层的形成

1. 神经板；2. 脊索；3. 尿囊；4. 神经板；5. 外胚层；6. 中
胚层 (6)；7. 内胚层

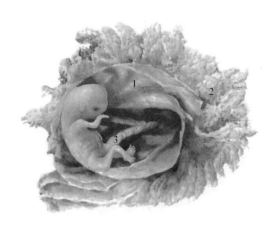

图 1-19-6　七周人胚 (31mm)

1. 胎儿羊膜；2. 绒毛膜；3. 脐带

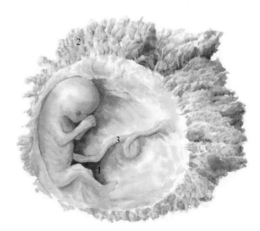

图 1-19-7　九周胎儿 (46mm)

1. 胎儿羊膜；2. 绒毛膜；3. 脐带

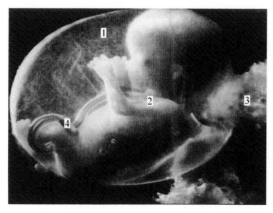

图 1-19-8　胎儿 (12 周)

1. 羊膜；2. 胎儿；3. 绒毛膜；4. 脐带

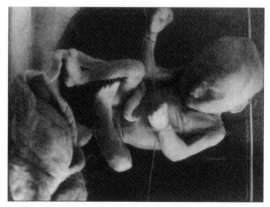

图 1-19-9　胎儿 (16 周)

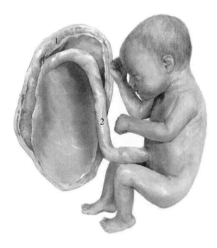

图 1-19-10　二十六周人胎儿 (250mm)

1. 胎盘；2. 脐带

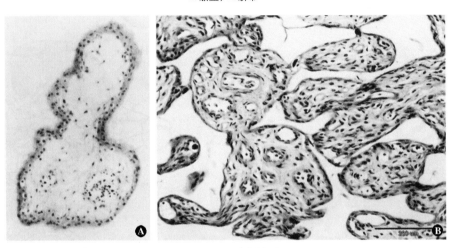

图 1-19-11　胎盘绒毛

A 早期；B 晚期 (34 周龄)

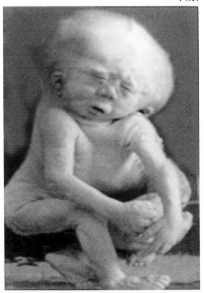

图 1- 19-12　联胎

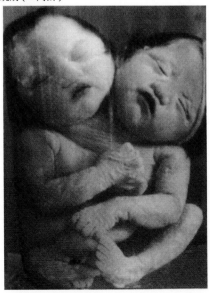

图 1- 19-13　联胎

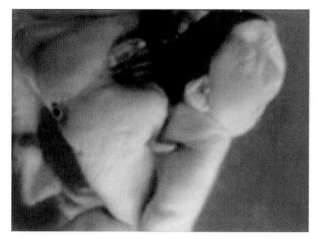

图 1-19-14　无脑儿和脊柱裂

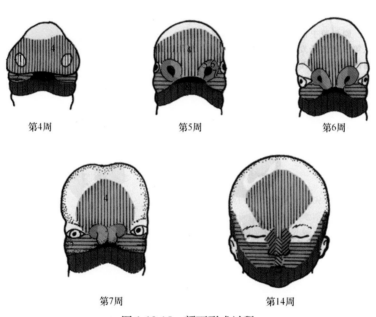

第4周　　　　　第5周　　　　　第6周

第7周　　　　　第14周

图 1-19-15　颜面形成过程

1. 鼻板；2. 上颌突；3. 下颌突；4. 额鼻突；5. 内侧鼻突；6. 鼻窝；7. 外侧鼻突；8. 口凹

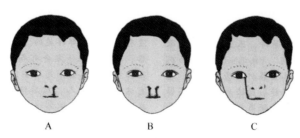

A　　　　　B　　　　　C

图 1-19-16　颜面的畸形

A. 单侧唇裂；B. 双侧唇裂；C. 面斜裂

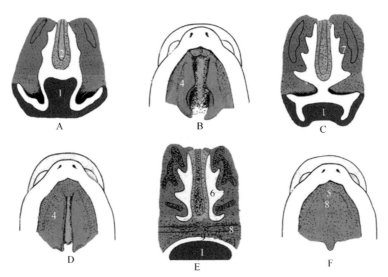

图 1-19-17　腭的发生及口腔与鼻腔的分隔

ACE：冠状切面；BDF：口腔顶部观

1. 舌；2. 鼻中隔；3. 正中腭突；4. 外侧腭突；5. 切齿孔；6. 鼻腔；7. 鼻甲；8. 腭；9. 口腔

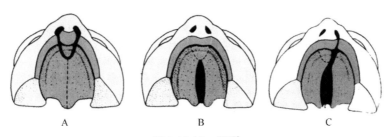

图 1-19-18　腭裂

A. 双侧前腭裂合并唇裂；B. 正中腭裂；C. 腭裂合并单侧唇裂

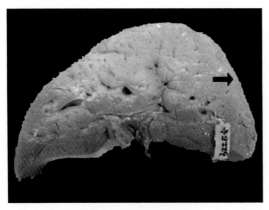

图 2-1-1　肝脏脂肪变性

肝脏体积增大，边缘钝圆，表面光滑，切面稍隆起，边缘外翻。
色淡黄、质柔软、有油腻感

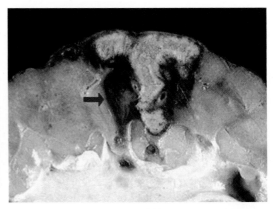

图 2-1-2　肾脏凝固性坏死

梗死灶，呈土黄色或灰白色，质实而干燥。其且切面为三角形，
尖端指向肾门，底位于肾表面。周边出血带为黄褐色

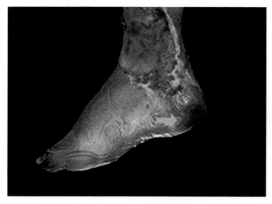

图 2-1-3　足干性坏疽

足远端起始发生凝固性坏死，坏死组织干燥皱缩僵硬，变硬，
呈黑褐色，与周围健康组织之间有明显的分界

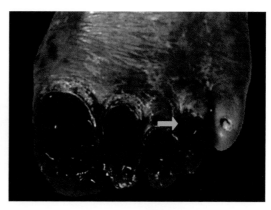

图 2-1-4　足湿性坏疽

足明显肿胀，湿润。呈深蓝、暗绿或污黑色，且与正常组织
间分界不清

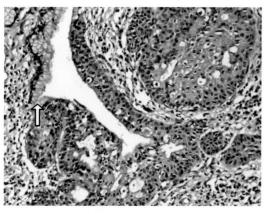

图 2-1-5　宫颈腺体鳞状上皮化生 (HE10×10)

宫颈腺体柱状上皮被鳞状上皮取代，部分腺体腺泡腔消失，
为鳞状细胞团取代。腺泡之间结缔组织内有浆细胞、淋巴细
胞等慢性炎细胞浸润

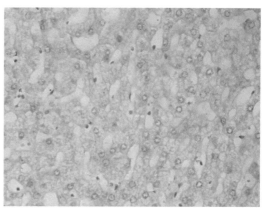

图 2-1-6　肝细胞水肿 (HE10×40)

肝细胞体积增大，胞质内有嗜伊红染色的颗粒，部分肝血窦
扩张或含有少量红细胞，部分肝血窦受压变窄。有些肝细胞
体积变圆、胞浆空亮，即肝细胞气球样变

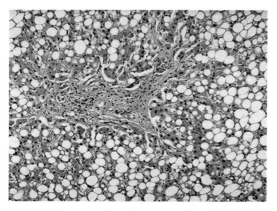

图 2-1-7　肝脂变 (HE10×10)

大部分肝细胞体积增大，变圆，胞浆内出现脂滴空泡。空泡
大小不等，圆形，边界清楚。脂变明显区肝索增粗，排列紊乱，
肝窦变窄，甚至消失

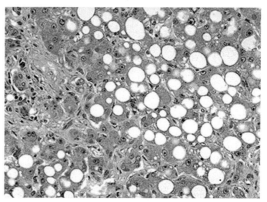

图 2-1-8　肝脂变 (HE10×40)

空泡大小不等，有的融合成一个较大脂滴空泡，细胞核可被
挤压至细胞的一侧。形似脂肪细胞

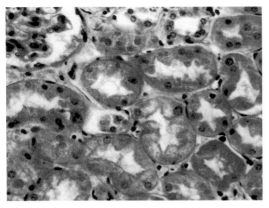

图 2-1-9　肾细胞水肿 (HE10×40)
近曲小管上皮细胞肿胀变大，大部分细胞界限不清，细胞质
内有伊红染色的细颗粒物质

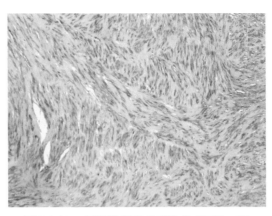

图 2-1-10　平滑肌瘤伴玻璃样变 (HE10×10)
瘤组织由形态一致的长梭形瘤细胞构成，排列成束状，相互
编织，瘤细胞与正常的平滑肌细胞在形态上相似。间质结缔
组织发生玻变，纤维细胞明显变少，胶原纤维变粗且彼此融
合，形成均质的梁状或片状粉染半透明的玻璃样物质

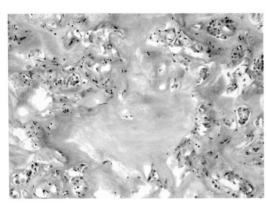

图 2-1-11　平滑肌瘤伴玻璃样变 (HE10×40)
特点同图 2-1-10

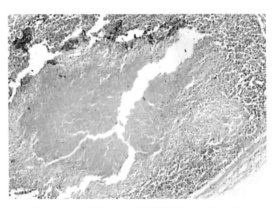

图 2-1-12　淋巴结干酪样坏死 (HE10×10)
大部分淋巴结组织已被破坏，中央为大片红染无结构的颗粒
状物质，周边可见上皮样细胞和多核巨细胞，外周可见残存
的淋巴结结构

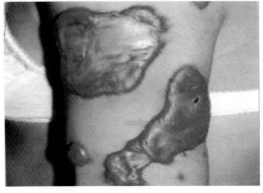

图 2-2-1　瘢痕
质地硬韧，瘢痕收缩，缺乏弹性，色暗红或灰白

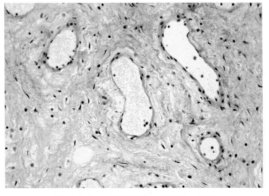

图 2-2-2　肉芽组织 (HE10×10)
由大量的新生毛细血管、成纤维细胞和许多炎细胞构成。毛
细血管彼此平行，与创面垂直。间质富含液体而显疏松

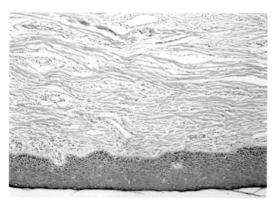

图 2-2-3　瘢痕组织 (HE10×10)

由肉芽组织成熟演变而成。大片致密而粗大的胶原纤维平行
或交错排列，纤维细胞炎细胞和血管很少

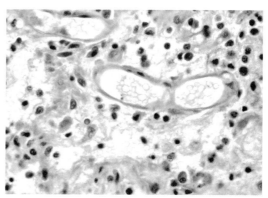

图 2-2-4　肉芽组织 (HE10×40)

可见毛细血管相互平行，大量的成纤维细胞 和炎细胞 (单核
细胞、浆细胞、中性粒细胞及嗜酸性粒细胞)

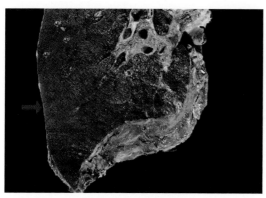

图 2-3-1　肺淤血

肺脏因淤血而体积变大，重量增加，被膜紧张，边缘较钝圆，
饱满感。质实失去疏松状态。切面见暗红色略带棕褐色

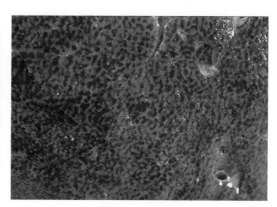

图 2-3-2　肝淤血

肝脏切面呈点状暗红色区，均匀而弥漫分布，它的周围呈灰
黄色，暗红色点相互融合，与灰黄色条索相互间隔，形成红
黄相间的花纹，称槟榔肝

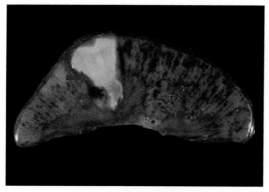

图 2-3-3　脾贫血性梗死

脾的切面上，可见在被膜下有一梗死灶，大致呈楔形灰白色
病灶，其尖端指向脾门，底向被膜，微隆起。边界清楚，周
围有较窄的反应带。梗死早期暗红色，晚期呈褐色

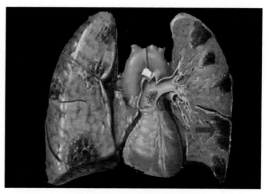

图 2-3-4　肺出血性梗死

肺组织肿胀，肺被膜紧张，切面呈灰褐色；在肺剖面上，近
边缘处有多处暗红色边界清楚的梗死灶，其质地变实。大致
呈楔形，尖端指向肺门，基底位于胸膜之下

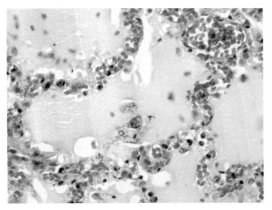

图 2-3-5　肺淤血 (HE10×40)

肺泡腔内心力衰竭细胞：细胞为圆形或不规则形，大小不等，形状不一，胞浆丰富，为含铁血黄素

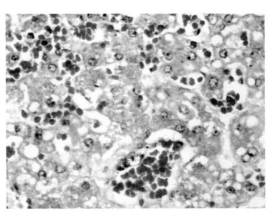

图 2-3-6　肝淤血 (HE10×40)

肝小叶中央静脉及周围的血窦扩张，其中充满红细胞；与其相邻肝索受压萎缩甚至消失。肝小叶周边肝细胞呈不同程度的脂肪变性

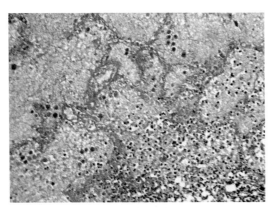

图 2-3-7　肺出血性梗死 (HE10×10)

梗死区肺泡轮廓可见，但肺泡壁组织结构不清；梗死区肺泡腔内有大量的红细胞。梗死区周围肺泡结构清楚，肺泡壁毛细血管扩张、充血，肺泡腔内可见红细胞、白细胞、纤维蛋白

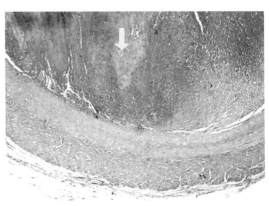

图 2-3-8　静脉混合血栓 (HE10×10)

血栓成分为伊红染色小梁状条纹和浅红色区相交织。伊红无结构的小梁网架由血小板聚集而成。小梁边缘有少许中性粒细胞；血小板梁之间为丝网状、浅（或深）红色的纤维蛋白及较多的红细胞

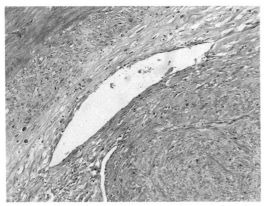

图 2-3-9　血栓机化 (HE10×10)

血栓内见较多毛细血管形成的小腔隙及散在的炎细胞、成纤维细胞。血栓内散在不规则裂隙，内皮细胞被覆大裂隙内，形成新的大的血管腔隙并有血液再度灌流（有的内含红细胞），此即血栓再通

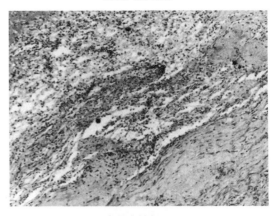

图 2-3-10　脾贫血性梗死 (HE10×10)

大约一半的切片组织呈现许多淋巴细胞和血窦等（为存活的脾组织）；另一半为一片粉染区域，此即梗死的脾组织，梗死灶周围可见纤维结缔组织包裹

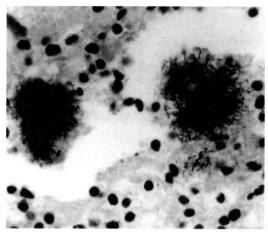

图 2-3-11 脾贫血性梗死 (HE10×40)

梗死灶内脾组织已坏死，梗死组织边缘可见成团黄染的丝状
结晶—橙色血晶

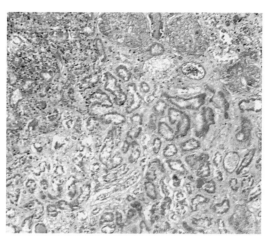

图 2-3-12 肾贫血性梗死 (HE10×10)

梗死区肾小球和肾小管的细胞均已坏死，但结构轮廓尚可辨
认。其与正常组织交界处可见带状出血，毛细血管扩张，并
可见炎细胞浸润

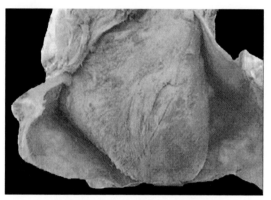

图 2-4-1 纤维素性心外膜炎

心脏外膜表面粗糙，附着一层灰白色纤维素性渗出物。呈棉
絮状或条索状，分布大致均匀。条索状渗出物互相连接成网，
心脏表面呈绒毛状外观，或称绒毛心

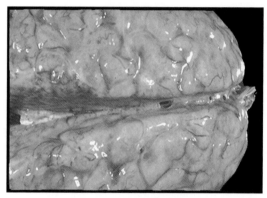

图 2-4-2 化脓性脑膜炎

在蛛网膜下腔有许多黄色浓液积聚，覆盖于脑膜表面脑膜混
浊，脑膜血管高度扩张充血。脑回变宽，脑沟变浅，结构模
糊

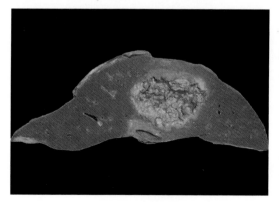

图 2-4-3 肝脓肿

在肝的剖面上可见较大空腔（脓肿腔），近圆形，直径4 cm。
腔内脓液流失。脓肿壁为较厚的灰白色致密结缔组织，脓肿
周围的肝组织实变

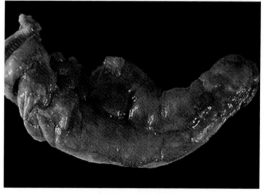

图 2-4-4 阑尾炎

阑尾增粗，浆膜面失去光泽，附着灰白或淡黄色脓苔，粗糙，
污秽

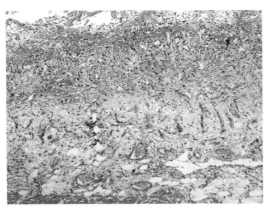

图 2-4-5　纤维素性心包炎 (HE10×10)

心外膜表面有粉染的纤维蛋白性渗出物，呈粗细不均的网状、
条状或颗粒状，此即心外膜下血管扩张充血，可见中性粒细
胞、浆细胞、淋巴细胞及单核细胞。其下为心肌

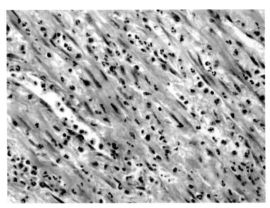

图 2-4-6　蜂窝织炎性阑尾炎 (HE10×40)

肌层可见明显的血管充血、间质水肿及中性粒细胞弥漫浸润。
平滑肌细胞排列稀疏。淤血、扩张的毛细血管和小静脉内含
有大量中性粒细胞

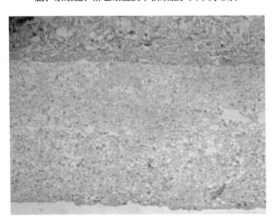

图 2-4-7　纤维素性胸膜炎 (HE10×10)

组织表面为较多条状、颗粒状、网状的纤维素性红染物质；其
下为由纤维结缔组织构成的脏层胸膜；最下层为病变的肺组织

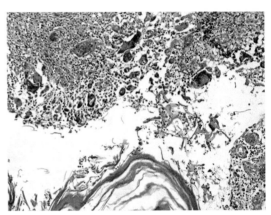

图 2-4-8　异物性肉芽肿 (HE10×10)

切片中红染的角化物为异物。异物周围有许多巨噬细胞、淋
巴细胞、成纤维细胞和异物多核巨细胞等围绕形成结节状

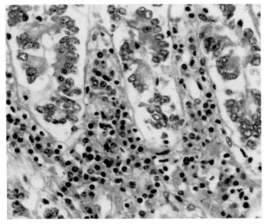

图 2-4-9　慢性结肠炎 (HE10×40)

在腺体与腺体之间的间质中见大量的浆细胞浸润。同时还有
淋巴细胞、巨噬细胞浸润

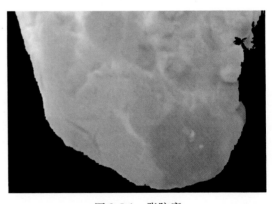

图 2-5-1　脂肪瘤

标本全部为脂肪组织，扁圆形，略呈分叶状，有极薄的完整
包膜。黄色质地较软。切面似正常的脂肪组织。瘤组织内有
纤细之脂肪组织间隔

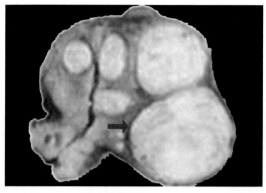

图 2-5-2　子宫平滑肌瘤

可为多个，大小不等，圆形，质硬，与周围组织分界清楚，但无包膜，周围正常组织可呈受压状改变，切面灰白色，可见旋涡状、编织状条纹

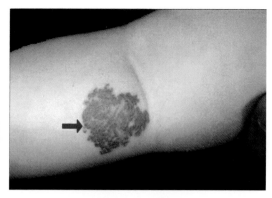

图 2-5-3　血管瘤

多呈膨胀性或浸润性生长，无包膜，不规则，与周围组织无明显分界。发生于皮肤呈一红色斑块，质地软

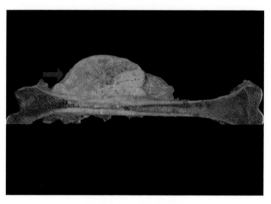

图 2-5-4　骨肉瘤

切面见瘤组织充满骨髓腔，并穿破骨皮质及骨膜，向软组织中生长，形成大肿块，灰白色，后坏死出血，并有黄色点状及条状的骨样组织及骨组织

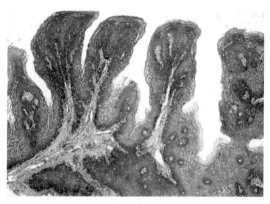

图 2-5-5　皮肤乳头状瘤 (HE10×10)

肿瘤性上皮呈乳头状向外生长。乳头表面被覆增生的鳞状上皮即肿瘤实质，乳头轴心是纤维结缔组织和血管，即肿瘤间质，其中可见少量炎细胞浸润，间质与实质构成"手指手套状"关系

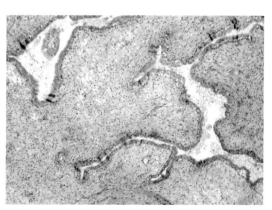

图 2-5-6　乳腺纤维腺瘤 (HE10×10)

肿瘤的实质由增生的纤维结缔组织和腺管两种成分构成。前者挤压后者呈分支裂隙状。增生的纤维和导管上皮细胞分化成熟，无明显的异型性

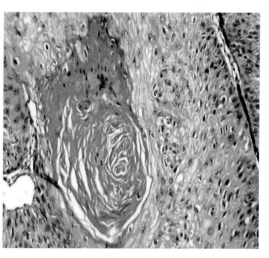

图 2-5-7　鳞状细胞癌 (HE10×40)

鳞状上皮失去极性，突破基底膜，形成片状或团块状癌巢即肿瘤实质，边界清楚，癌巢中央"棘层细胞"逐渐变薄、变梭，细胞成熟并产生角化物，形成大小不等的同心圆状的红染的角化物，即癌珠（角化珠）

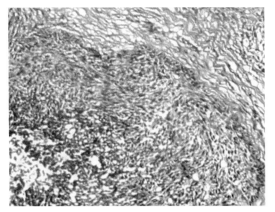

图 2-5-8　基底细胞癌 (HE10×20)

癌巢主要由浓染的癌细胞构成，癌细胞形态较一致。癌巢外周细胞为柱状，呈栅栏状排列，中央的癌细胞呈多边形、圆形、卵圆形或梭形

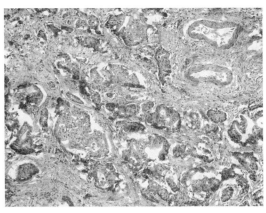

图 2-5-9　胃腺癌 (HE10×10)

瘤实质由大小不等、排列紊乱、形状不规则的腺样结构的癌细胞所构成，癌巢之间的肿瘤间质由少量纤维血管构成，并有炎细胞浸润

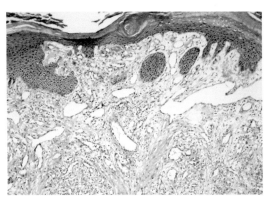

图 2-5-10　毛细血管瘤 (HE10×10)

病变组织向上隆起，覆盖的表皮变薄，其下见瘤组织由增生的毛细血管构成，呈分叶状排列较密集而紊乱，增生的毛细血管大小较一致。血管间可见少量结缔组织

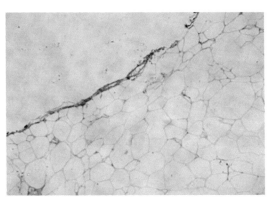

图 2-5-11　脂肪瘤 (HE10×10)

肿瘤组织边缘见较薄的纤维组织包膜。肿瘤实质为分化成熟的脂肪细胞，排列紊乱。间质为纤维血管，多少不等，将瘤细胞团分隔为大小不一形状不规则的小叶结构

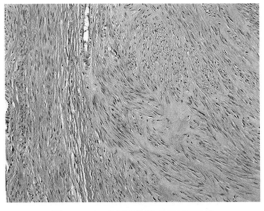

图 2-5-12　平滑肌瘤 (HE10×10)

肿瘤有包膜，瘤组织由形态一致的长梭形瘤细胞构成，排列成束状，相互编织，瘤细胞与正常的平滑肌细胞在形态上相似

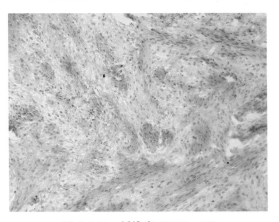

图 2-5-13　纤维瘤 (HE10×10)

瘤组织由分化成熟的纤维细胞及其合成胶原纤维构成。瘤细胞及丰富的胶原纤维呈束状，或者旋涡状交织排列

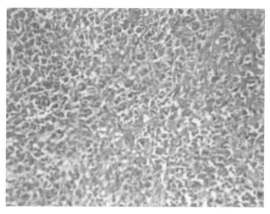

图 2-5-14　恶性黑色素瘤 (HE10×10)

瘤细胞组织结构呈多样性，呈条状、条索状或腺泡样排列。

瘤细胞内外可见黑色素颗粒 (本瘤的重要特征)

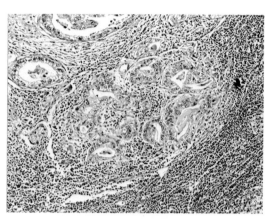

图 2-5-15　淋巴结转移性腺癌 (HE10×10)

组织边缘残存少许正常淋巴组织。在淋巴窦内及窦周围组织

内可见许多形成大小不等的腺腔样结构的癌细胞团，其间有

少许纤维间质

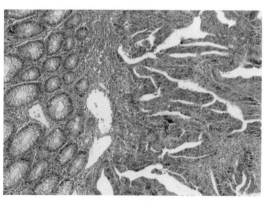

图 2-5-16　大肠腺癌 (HE10×10)

图左侧为正常大肠腺体，右侧为腺癌组织。肿瘤实质由排列

紊乱、形状不规则、大小不等的腺样癌巢构成，癌巢之间为

肿瘤间质，由少量纤维血管构成，并伴炎细胞浸润

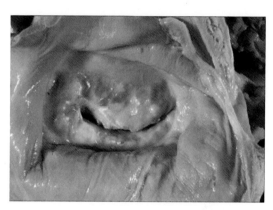

图 2-6-1　风湿性二尖瓣狭窄大体

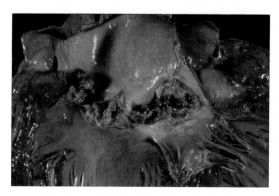

图 2-6-2　亚急性感染性心内膜炎大体

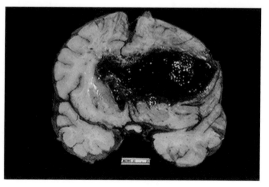

图 2-6-3　高血压脑出血大体

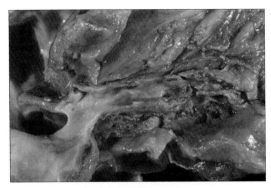

图 2-6-4　冠状动脉粥样硬化大体

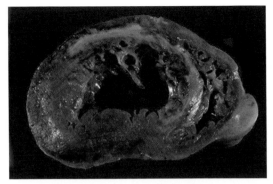

图 2-6-5　心肌梗死大体

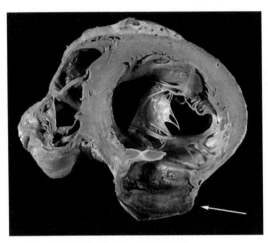

图 2-6-6　室壁瘤大体

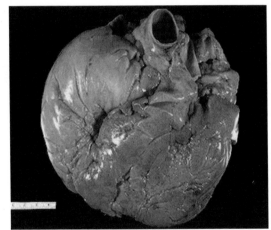

图 2-6-7　扩张性心肌病大体 1

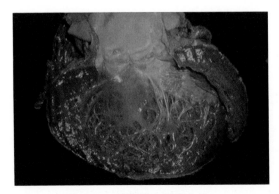

图 2-6-8　扩张性心肌病大体 2

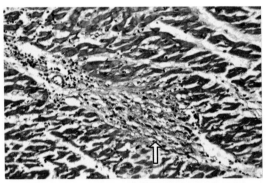

图 2-6-9　风湿性心肌炎 (HE 10×10)
心肌间质充血、水肿，心肌纤维排列疏松。在心肌间质小血管周围可见由成簇细胞构成的梭形或椭圆形病灶，此即风湿小体（箭头处）

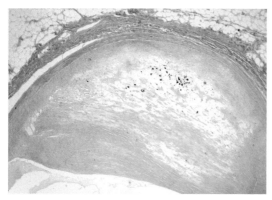

图 2-6-10　冠状动脉粥样硬化 (HE 4×10)
表层为纤维组织增生及玻璃样变所形成的纤维帽,其下见淡伊红色无结构之粥样斑块,中膜平滑肌轻度萎缩

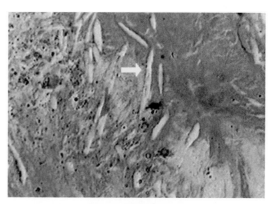

图 2-6-11　冠状动脉粥样硬化 (HE 40×10)
粥样物质内可见针状或近菱形的胆固醇结晶空隙和钙盐的沉着

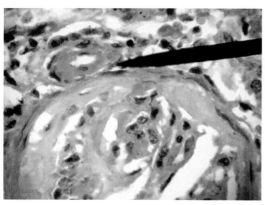

图 2-6-12　原发性颗粒性固缩肾 (HE 40×10)
入球小动脉壁发生透明变性,其肌层的平滑肌细胞核减少或消失,管壁正常结构消失,被红染均质无结构的玻璃样物质取代,使其管壁增厚,管腔狭窄

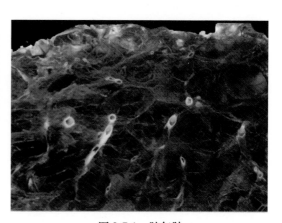

图 2-7-1　肺气肿
肺组织显著膨胀,体积增大,色灰白,边缘钝圆,组织柔软失去弹性。切面肺组织呈海绵状或蜂窝状,可见肺大泡形成

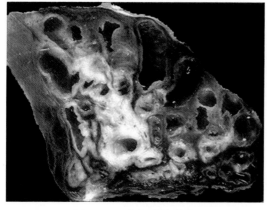

图 2-7-2　支气管扩张症
肺内的支气管呈圆柱状、囊状或梭形扩张。有的为节段性扩张,有的呈延续性扩张(扩张的支气管、细支气管可直达于胸膜下),其管径比正常时大 2～3 倍

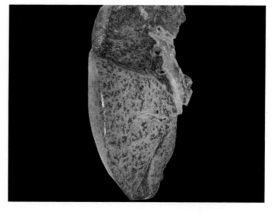

图 2-7-3　大叶性肺炎灰色肝样变期
左侧肺叶肿大,质量增加,灰白色。切面干燥、颗粒状、质实如肝,相应的胸膜有渗出的纤维素附着

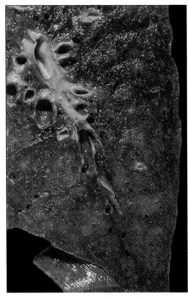

图 2-7-4 小叶性肺炎

肺表面及切面可见多发性散在分布的病灶，病灶大小不一，边缘不十分清楚，形状不规则，呈灰黄色。病灶直径多在0.5cm～1cm左右（相当于小叶范围）

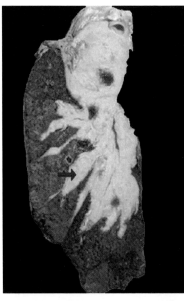

图 2-7-5 中央型肺癌

肺门处肿物呈现灰白色，形状不规则或呈分叶状。向外周肺组织呈树根状浸润，癌块周围可有卫星灶

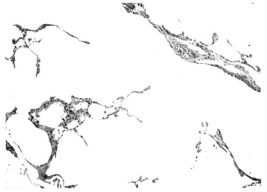

图 2-7-6 肺气肿 (HE 4×10)

肺泡腔弥漫性不均匀显著扩张、充气，肺泡壁变窄，呈贫血状态。部分区域肺泡扩张，肺泡间隔断裂，相邻扩张的肺泡腔融合成较大的囊腔

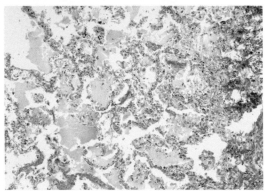

图 2-7-7 大叶性肺炎 (HE10×10)

肺泡壁增厚，肺泡腔内充满红染物质

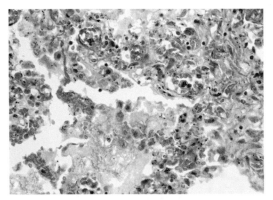

图 2-7-8 大叶性肺炎 (HE 40×10)

肺泡壁毛细血管显著扩张充血，肺泡腔内充满含大量纤维素和中等量红细胞的渗出物，并有一定数量的中性粒细胞和少量肺泡巨噬细胞。渗出物中的纤维素丝连接成网

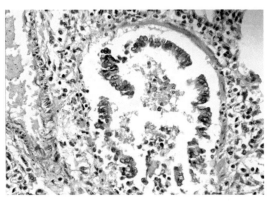

图 2-7-9 小叶性肺炎 (HE 40×10)

病变细支气管壁充血、水肿、多量中性粒细胞和少量单核细胞浸润，上皮细胞变性、坏死脱落，腔内充满脓性渗出物

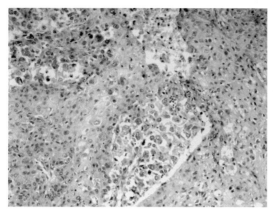

图 2-7-10　肺鳞状细胞癌 (HE10 × 10)

癌细胞形成大小不等的癌巢，癌巢中仅有细胞角化，但无角
化珠形成，该病例为中分化鳞癌

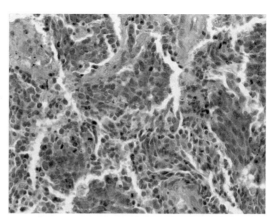

图 2-7-11　肺小细胞未分化癌 (HE 20 × 10)

癌细胞排列成片、巢状，或弥漫性排列；癌细胞小，呈圆形、
短梭形或淋巴细胞样；部分瘤细胞一端较圆钝，另一端较尖，
胞质少，核深染，呈燕麦状，可见核分裂象

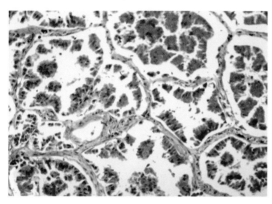

图 2-7-12　肺腺癌 (HE10 × 10)

肺泡结构多完整，但肺泡壁增厚、纤维化。肺泡腔内衬覆柱
状癌细胞，单层或复层排列，部分区域形成突入肺泡腔的乳
头状结构，因癌细胞衬覆肺泡腔排列，形成特殊形态的腺癌
结构

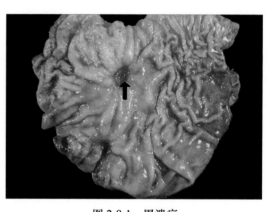

图 2-8-1　胃溃疡

胃小弯近幽门处黏膜面见一卵圆形溃疡，直径在 2 厘米以内，
边缘整齐，状如刀切。溃疡较深，底部平坦而洁净，表面有
少量灰黄色渗出物。溃疡周围胃黏膜粗糙，皱壁呈放射状向
溃疡集中

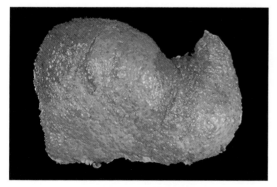

图 2-8-2　门脉性肝硬化

肝脏体积缩小，边缘锐利，被膜增厚，质量减轻，质地较硬韧，
表面和切面呈小结节状，结节大小比较一致，直径小于0.5cm，
最大不超过 1.0cm

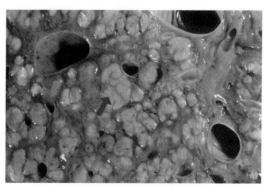

图 2-8-3　门脉性肝硬化

切面可见无数圆形或类圆形的岛屿状结节，一般呈灰白色，
少数显黄褐色（脂肪变性）或黄绿色（淤胆）。结节周围有灰
白色纤维组织包绕，纤维间隔较窄，宽窄比较一致

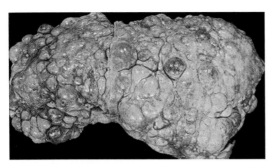

图 2-8-4　坏死后性肝硬化

肝脏体积缩小、变硬，明显变形；以左叶病变尤显著，甚至完全萎缩。肝脏的表面和剖面均呈现结节性病变。结节较大，且大小不等

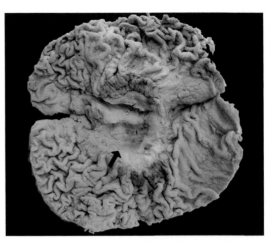

图 2-8-5　溃疡型胃癌

在小弯近幽门处的胃壁上有一大小约 6×5cm² 的溃疡，溃疡边缘隆起，不规则，形如火山口状，底部凹凸不平，有坏死、出血，癌周围胃黏膜皱襞粗糙、断裂、消失

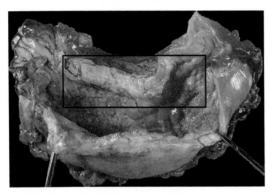

图 2-8-6　浸润型胃癌

胃壁弥漫性增厚，黏膜面粗糙、皱襞消失，但无明显的结节性肿物突入胃腔。胃壁的剖面上见黏膜层的灰白色肿物穿越肌层侵及浆膜层，在肿瘤穿越肌层处呈现灰白色纹理，有"革囊胃"之称

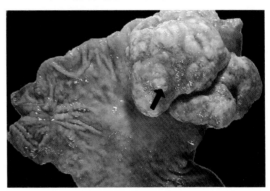

图 2-8-7　息肉型胃癌

癌组织向胃黏膜表面生长，呈息肉状或蕈伞状，突入胃腔内

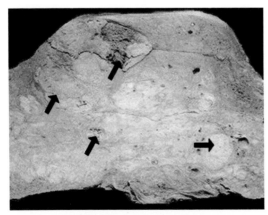

图 2-8-8　多结节型肝癌

癌结节多个散在，圆形或椭圆形，大小不等，有的可融合成较大的瘤结节；被膜下的瘤结节向表面隆起，切面呈褐绿色，有时可见出血

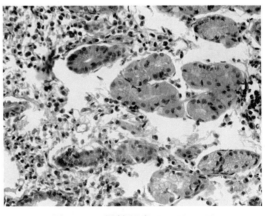

图 2-8-9　慢性胃炎 (HE 20×10)

固有层腺体萎缩及肠上皮化生，伴有不同程度的淋巴细胞和浆细胞浸润

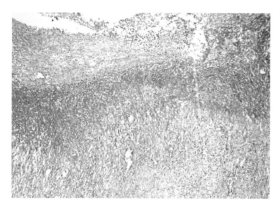

图 2-8-10　胃溃疡 (HE10×10)

溃疡底部从内至外由四层结构组成：渗出层、坏死层、肉芽
组织层、瘢痕层

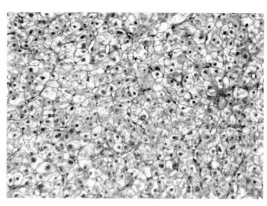

图 2-8-11　急性普通型肝炎 (HE10×10)

肝小叶结构仍保存，但肝索排列较紊乱，肝窦受压变窄，肝
细胞索网状纤维支架保持完整而不塌陷。广泛的肝细胞变性，
以胞质疏松化和气球样变多见，坏死轻微，肝小叶内可见散
在的点状坏死

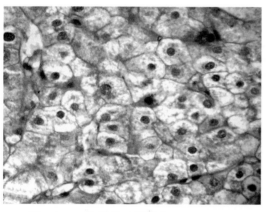

图 2-8-12　急性普通型肝炎 (HE 40×10)

肝细胞广泛发生细胞水肿，肝细胞肿大，胞质疏松透亮，有
的肝细胞明显肿胀呈圆形（气球样变）；部分肝细胞胞质浓缩，
嗜酸性染色增强，呈小灶状散在于肝组织内，称为嗜酸性变

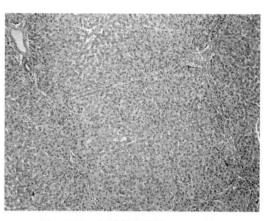

图 2-8-13　门脉性肝硬化 (HE 4×10)

正常肝小叶结构被破坏，由广泛增生的纤维组织将肝小叶分
割包绕成大小不等、圆形或椭圆形的肝细胞团（即假小叶）；
假小叶周边围绕增生的纤维组织

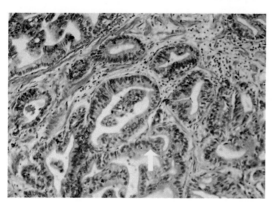

图 2-8-14　胃腺癌 (HE 20×10)

腺癌组织由大小不等、形状不规则的腺腔组成；癌细胞层次
增多，结构紊乱，腺体大小形态不一，核大深染，核分裂像
多见

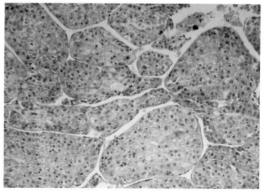

图 2-8-15　肝细胞癌 (HE 4×10)

癌细胞呈团块状、巢状或小梁排列；间质较少，癌巢及小梁
之间常有较多的血窦，腔大而不规则

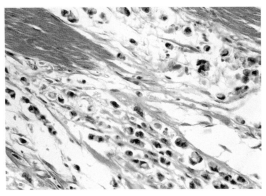

图 2-8-16　结肠印戒细胞癌 (HE 40×10)

癌组织散在或聚集成团弥漫浸润于结肠壁的全层。结肠壁的平滑肌层已被癌组织冲散。癌细胞呈圆形，胞质内充满黏液，将胞核挤向一侧，呈印戒状

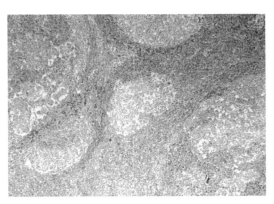

图 2-9-1　淋巴结反应性增生 (HE 4×10)

淋巴滤泡增生增大，生发中心增生扩大。淋巴滤泡数量增多，大小形状不一，界限明显，不仅分布于淋巴结的皮质区，也可散在于髓质区

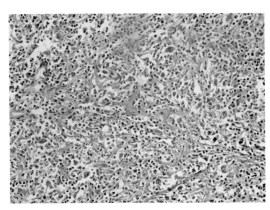

图 2-9-2　霍奇金淋巴瘤 (HE10×10)

淋巴结的正常结构破坏消失，被大量瘤组织取代。瘤组织内的细胞成分复杂多样，可见多核瘤巨细胞

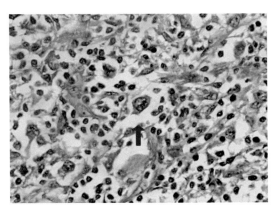

图 2-9-3　霍奇金淋巴瘤 (HE 40×10)

R-S 细胞体积大，椭圆形或不规则形；胞质丰富，核大，可为双核或多核，染色质常沿核膜聚集成堆，核膜厚，双核的 R-S 细胞的两核并列，都有大的嗜酸性核仁，形似镜中之影，故称镜影细胞

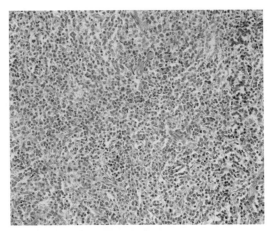

图 2-9-4　非霍奇金淋巴瘤 (HE 4×10)

可见淋巴结的正常结构包括淋巴滤泡和淋巴窦已被破坏消失，由大量单一性弥漫浸润的瘤细胞所取代，瘤细胞大小形态较一致

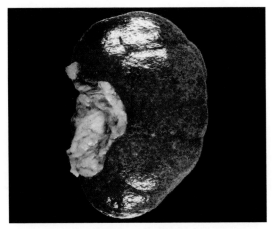

图 2-10-1　大红肾

急性弥漫性增生性肾小球肾炎肾脏体积轻到中度增大，质量增加，被膜紧张，肾表面光滑，灰白或淡红色（新鲜时应呈红色，称为"大红肾"）

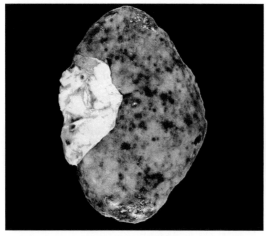

图 2-10-2　蚤咬肾

急性弥漫性增生性肾小球肾炎的肾脏有时可见弥漫分布的小出血点（称蚤咬肾）

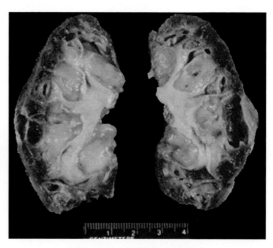

图 2-10-3　慢性肾小球肾炎

切面可见肾皮质因萎缩而变薄，纹理模糊不清，肾皮质髓质分界不清楚。小动脉管壁增厚、变硬，血管断面呈哆开状，肾盂周围脂肪组织增多

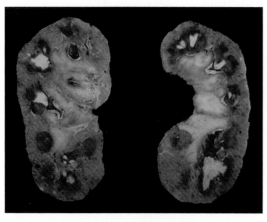

图 2-10-4　急性肾盂肾炎

切面髓质内可见黄色条纹向皮质伸展。有些条纹融合形成小脓肿。肾盂黏膜充血、水肿，可有散在的小出血点，有时黏膜表面并有脓性渗出物覆盖。肾盂黏膜粗糙，肾盂腔内可有脓性渗出液

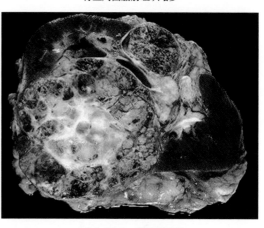

图 2-10-5　肾细胞癌

肿瘤切面分界清楚，有假包膜，有时可见卫星结节。癌组织呈灰白色，常因伴有出血，坏死，软化和钙化而呈红、黄、灰、白相间的多种色彩

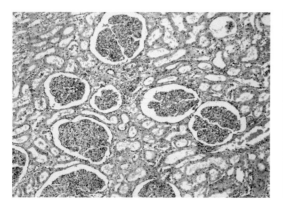

图 2-10-6　急性肾小球肾炎 (HE10×10)

病变弥漫广泛，多数肾小球受累，肾小球体积增大，肾间质充血，炎细胞浸润

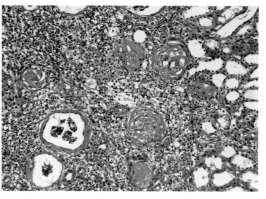

图 2-10-7　慢性硬化性肾小球肾炎 (HE10×10)

病变弥漫广泛，大部分肾单位受累。肾小球数目减少，由于肾间质纤维组织增生，牵拉病变肾小球，在一个低倍视野中常见到多个或数十个肾小球，即"肾小球集中"现象

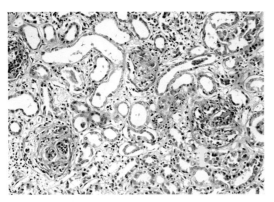

图 2-10-8　新月体性肾小球肾炎 (HE10×10)

病变弥漫广泛，多数肾小球内可见肾球囊壁层上皮细胞增生
形成月牙形或环形分布的新月体或环形体

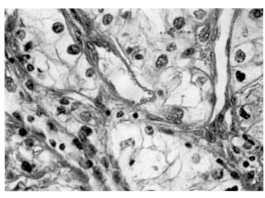

图 2-10-9　肾透明细胞癌 (HE 40×10)

癌细胞体积大，边界清楚，圆形或多边形，胞质丰富，透明
或颗粒状，细胞核小，多呈圆形而深染；染色质呈粗块状，
核膜薄，可见核仁

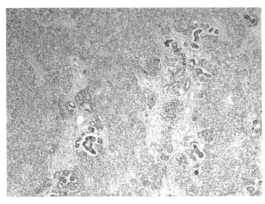

图 2-10-10　肾母细胞瘤 (HE4×10)

肿瘤有两种主要成分组成：一种是肉瘤性梭形细胞，胞质稀少，
核呈梭形或圆形，深染，这种细胞呈弥漫性束状或实体团块
状排列。另一种是一些细胞组成的肾小球样和肾小管样结构

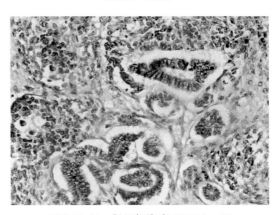

图 2-10-11　肾母细胞瘤 (HE 20×10)

肿瘤细胞组成的肾小球样和肾小管样结构

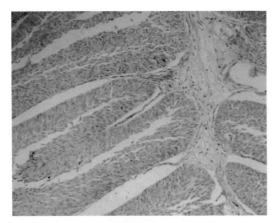

图 2-10-12　膀胱尿路上皮癌 (HE10×10)

尿路上皮呈乳头状增生，层次明显增多；部分区域细胞排列
成大小不等团块，失去乳头状结构。乳头状结构的间质轴心
为纤细的纤维脉管组织

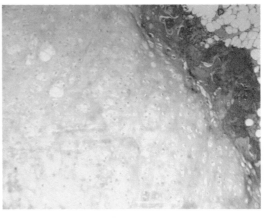

图 2-11-1　骨软骨瘤 (HE4×10)

骨软骨瘤的三层结构很清楚，表层为致密的纤维组织（软骨膜），
软骨膜向软骨帽方向成软骨，逐渐出现软骨陷窝，形成软骨层；
软骨层由透明软骨构成；基底部由海绵状松质骨组成

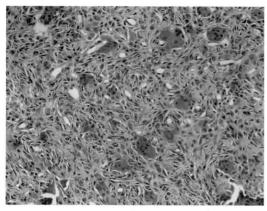

图 2-11-2　骨巨细胞瘤 (HE 20×10)

肿瘤主要由单核基质细胞及多核巨细胞等两种细胞组成。基质细胞为梭形、卵圆形或圆形，细胞境界不清楚。多核巨细胞常较均匀地散布在基质细胞之间，是为本瘤的特点

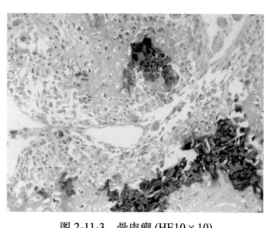

图 2-11-3　骨肉瘤 (HE10×10)

细胞大小不等，核形奇异，大而深染，核仁明显，易见病理性核分裂像。肿瘤细胞直接形成肿瘤性类骨组织或骨组织，是诊断骨肉瘤的最重要的组织学依据

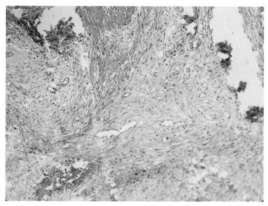

图 2-11-4　骨纤维结构不良 (HE10×10)

瘤组织主要由纵横交错的纤维组织与成熟的骨小梁所构成。纤维组织一般较致密，成纤维细胞体积细小，散在分布，间质中含有不等量的胶原纤维。骨小梁周边围绕着成排的成骨细胞和不等量的破骨细胞

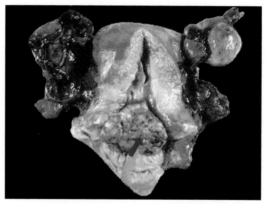

图 2-12-1　子宫颈癌内生浸润型

癌组织向宫颈管浸润，宫颈体积增大，部分增厚，癌组织灰白、质硬，向子宫颈管内浸润性生长

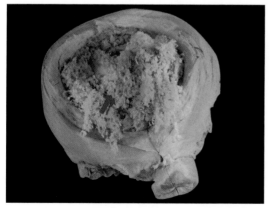

图 2-12-2　葡萄胎

子宫腔扩张，腔内充满大小不等的透明或半透明状水泡，水泡直径 0.1cm～2 cm，壁薄，水泡间有纤细的纤维条索相连，状似葡萄，无胚胎或胎儿

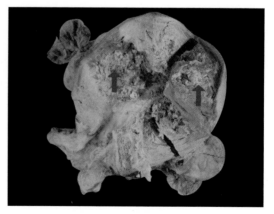

图 2-12-3　侵袭性葡萄胎

子宫腔内可见多少不等的水泡状物，子宫肌壁内可见大小不等的水泡状组织侵入的病灶，伴出血、坏死

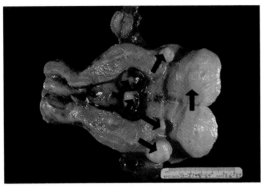

图 2-12-4　子宫平滑肌瘤

在子宫肌层、黏膜下及浆膜下，可见圆形或卵圆形结节。肿瘤质硬，边界清楚。切面隆起，灰白或淡粉红色，肌纤维束纵横交错，排列紊乱

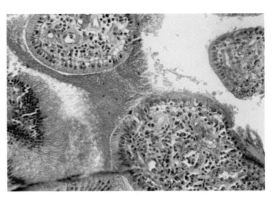

图 2-12-5　慢性子宫颈炎 (HE 20×10)

子宫颈黏膜充血水肿，间质内有淋巴细胞、浆细胞和单核细胞等慢性炎细胞浸润

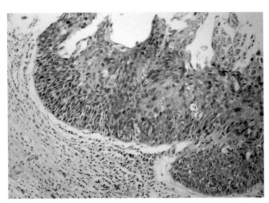

图 2-12-6　子宫颈原位癌 (HE4×10)

部分子宫颈鳞状上皮全层为癌细胞取代，排列紊乱、层次不清，极性消失，但基底膜尚完整，间质无浸润

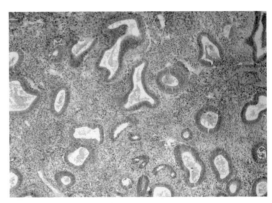

图 2-12-7　单纯性子宫内膜增生 (HE10×10)

腺体数量增多，某些腺体扩张成小囊。衬覆腺体的上皮一般为单层或假复层，细胞呈柱状，无异型性，细胞形态和排列与增生期子宫内膜相似

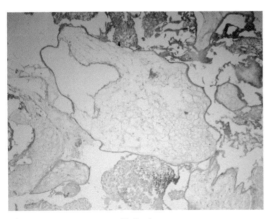

图 2-12-8　葡萄胎 (HE4×10)

胎盘绒毛肿大，绒毛间质高度水肿，并形成水泡，间质血管消失

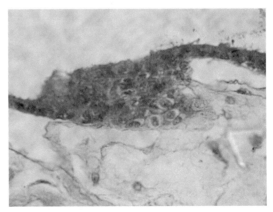

图 2-12-9　葡萄胎 (HE 40×10)

绒毛表面细胞滋养层细胞和合体细胞增生活跃，有的形成团块。合体细胞质红染，核大深染不规则，细胞边界不清，细胞滋养层细胞质淡染，核圆形或椭圆形，细胞呈镶嵌状排列

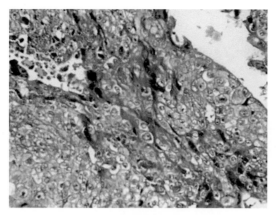

图 2-12-10　绒毛膜癌 (HE 20×10)
一种癌细胞似细胞滋养层细胞，一种癌细胞似细胞滋养层细胞，两种癌细胞多少不等，彼此紧密镶嵌，组成不规则的团块状或条索状

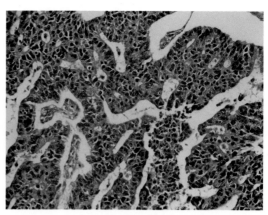

图 2-12-11　卵巢浆液性囊腺癌 (HE 20×10)
上皮复层化，细胞层次不等；上皮间变，细胞呈多形性；胞核异型，染色质增多，可见核分裂。上皮细胞侵入结缔组织间质轴（乳头间质）或囊壁上皮下组织

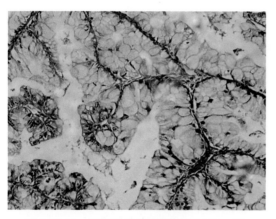

图 2-12-12　卵巢黏液性囊腺癌 (HE 20×10)
上皮细胞明显异型，形成复杂的腺体和乳头结构，可有出芽、搭桥及实性巢状区，胞浆清亮

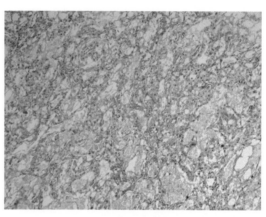

图 2-12-13　卵巢内胚窦瘤 (HE10×10)
疏网状结构，是最常见的形态，相互交通的间隙形成微囊和乳头，内衬立方或扁平上皮，背景呈黏液状

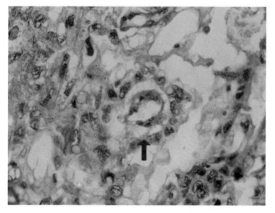

图 2-12-14　卵巢内胚窦瘤 (HE 20×10)
S-D(Schiller-Duval) 小体，由含有肾小球样结构的微囊构成，中央有一纤维血管轴心

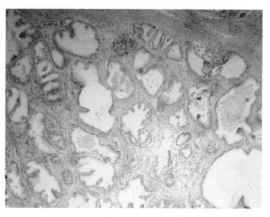

图 2-12-15　前列腺增生 (HE4×10)
前列腺腺体、平滑肌和纤维组织呈不同程度增生。增生的腺体和腺泡相互聚集或在增生的间质中散在排列

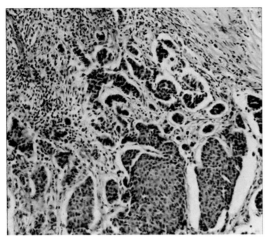

图 2-12-16　乳腺浸润性导管癌 (HE10 × 10)

癌细胞排列成巢状、团块状或小条索状，伴有少量腺样结构

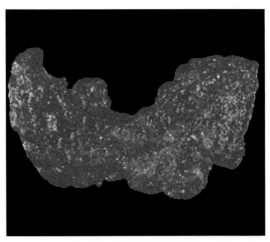

图 2-13-1　毒性甲状腺肿

甲状腺呈对称性弥漫性肿大，一般为正常的 2 ~ 4 倍。表面
光滑，质实而软，切面灰红，呈分叶状，胶质含量少，状如
牛肉，无结节形成

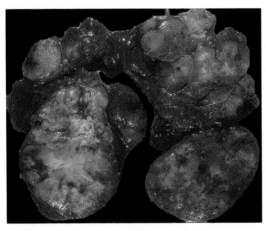

图 2-13-2　结节性甲状腺肿

甲状腺表面形成大小不等的结节，大者直径可达数厘米，结
节境界清楚，无明显包膜，结节常发生出、坏死或囊性变。
可被机化而招致纤维化，呈灰白色分布于甲状腺内

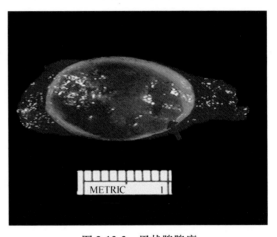

图 2-13-3　甲状腺腺瘤

甲状腺切面可见一圆形肿块，边界清楚，有完整包膜（见箭
头处），肿块直径从数毫米到 3 ~ 5 cm，有时可达 10cm

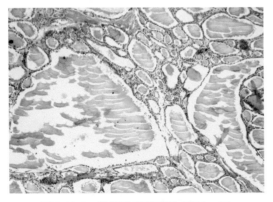

图 2-13-4　结节性甲状腺肿 (HE4 × 10)

部分为高度扩张的甲状腺滤泡，含大量均质、红染胶质；部
分为增生的小滤泡，胶质含量少。滤泡间质增生，甚至纤维化、
玻璃样变，致小叶结构比正常清晰

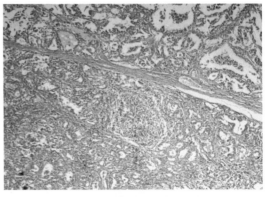

图 2-13-5　毒性甲状腺肿 (HE4 × 10)

间质血管丰富，显著充血，有局灶性淋巴细胞浸润，偶见淋
巴滤泡形成

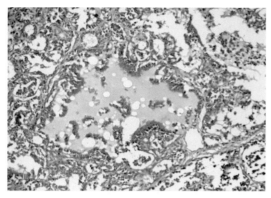

图 2-13-6 毒性甲状腺肿 (HE10 × 10)

滤泡上皮细胞增生呈乳头状突向滤泡腔内；还可见到新生滤泡密集在一起，滤泡腔小，胶质极少。滤泡内胶质少而稀薄，吸收空泡较多

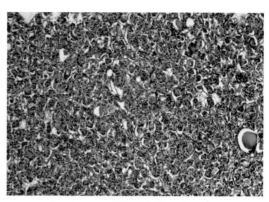

图 2-13-7 甲状腺腺瘤 (HE10 × 10)

瘤组织由多数小滤泡构成，上皮细胞呈立方形，无明显异型性，无或仅有少量淡红色胶质

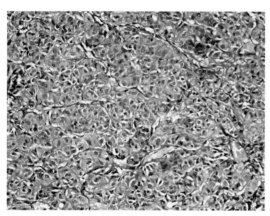

图 2-13-8 甲状腺嗜酸性腺瘤 (HE 20 × 10)

瘤细胞大，为多角形或不规则形，核小，胞质丰富嗜酸性，内含嗜酸性颗粒

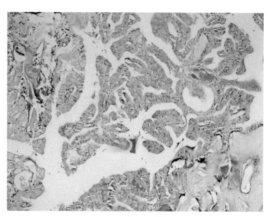

图 2-13-9 甲状腺乳头状癌 (HE4 × 10)

癌组织有多级分支的乳头状结构，癌组织与正常组织间有部分纤维间隔

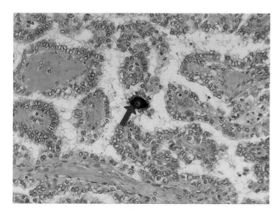

图 2-13-10 甲状腺乳头状癌 (HE10 × 10)

乳头上皮为单层或多层低柱状或立方形细胞，细胞核呈透明或毛玻璃状，无核仁。乳头中心为纤维血管间质，间质中可见同心圆状的钙化小体（见箭头处）

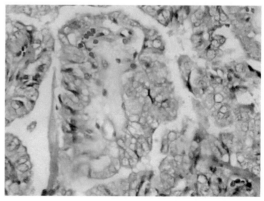

图 2-13-11 甲状腺乳头状癌 (HE 20 × 10)

乳头上皮为单层或多层低柱状或立方形细胞，细胞核呈透明或毛玻璃状，无核仁，可见核沟

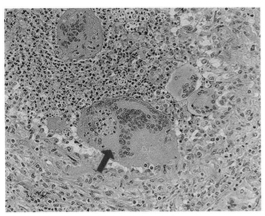

图 2-13-12　亚急性甲状腺炎 (HE10×10)

分布不规则的滤泡坏死破裂病灶,其周围有急性、亚急性炎症,形成类似结核结节的肉芽肿,可见多核巨细胞(见箭头处)

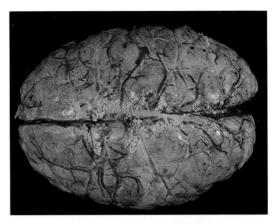

图 2-14-1　流行性脑脊髓膜炎

脓性渗出物分布广泛,覆盖脑沟脑回,使沟回结构模糊不清。但以大脑两顶叶及两侧面最为明显。由于大量脓性渗出物的挤压和聚集而致脑沟变浅,脑回变平

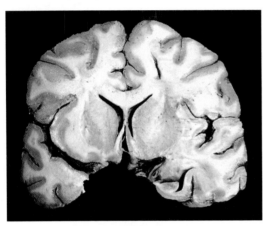

图 2-14-2　流行性乙型脑炎

切面有充血水肿,点状出血及粟粒大的软化灶

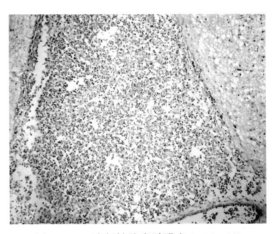

图 2-14-3　流行性脑脊髓膜炎 (HE4×10)

脑膜血管高度扩张、充血,蛛网膜下腔间隙扩大,充满大量的脓性渗出物,脑实质炎症反应不明显

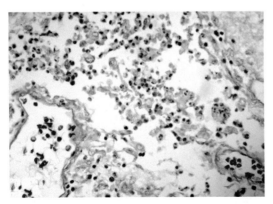

图 2-14-4　流行性脑脊髓膜炎 (HE 20×10)

蛛网膜渗出的炎细胞有中性粒细胞及脓细胞、少量巨噬细胞、纤维素等,软脑膜也有炎细胞浸润

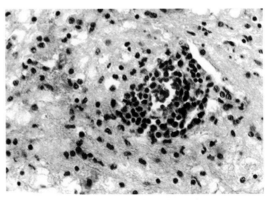

图 2-14-5　淋巴细胞套 (HE 40×10)

血管高度扩张、充血,血管周围间隙增宽,脑组织水肿,淋巴细胞、单核细胞围绕血管周围形成袖套状浸润

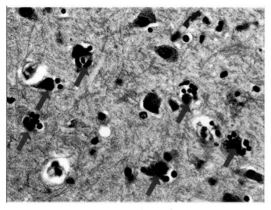

图 2-14-6　卫星现象 (HE 40×10)

神经细胞周围被 5 个或 5 个以上少突胶质细胞围绕（见箭头处）

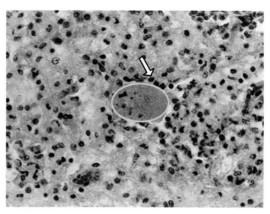

图 2-14-7　嗜神经细胞现象 (HE 40×10)

神经细胞胞质内可见小胶质细胞及中性粒细胞侵入现象（见箭头处）

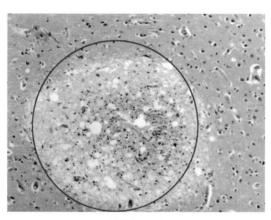

图 2-14-8　软化灶形成 (HE4×10)

灶性神经组织变性，坏死，液化形成镂空筛网状软化灶，呈圆形，界清（见圆圈处）

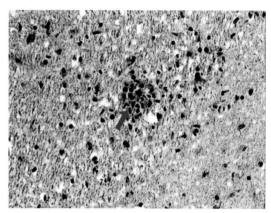

图 2-14-9　胶质细胞结节 (HE 40×10)

小胶质细胞增生明显，形成小胶质细胞结节（见箭头处），多位于小血管旁或坏死的神经元附近

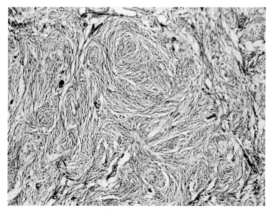

图 2-14-10　脑膜瘤 (HE4×10)

瘤细胞呈长梭形，排列成致密的交织束状结构，其间有网状纤维及胶原纤维，有时核呈栅栏状排列

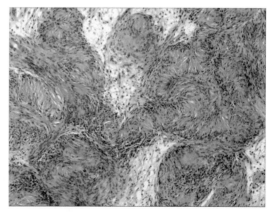

图 2-14-11　神经鞘瘤 (HE4×10)

束状型：细胞细长、梭形、境界不清，核长椭圆形，互相紧密平行排列呈栅栏状或不完全的旋涡状，称 Verocay 小体

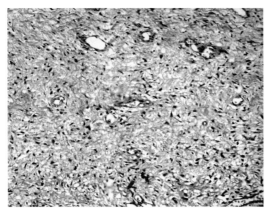

图 2-14-12　神经纤维瘤 (HE4 × 10)

肿瘤由增生的神经鞘膜细胞和纤维母细胞构成，排列紧密，可成束分散于波纹状神经纤维之间，伴多量网状纤维和胶原纤维及疏松的黏液样基质

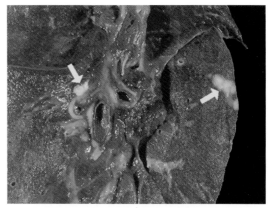

图 2-15-1　原发性肺结核

原发灶：肺中部近肺膜处，直径约 1~1.5cm，圆形，灰黄色。原发灶内结核杆菌沿淋巴管蔓延引起结核性淋巴管炎（X 线片可见）。肺门淋巴结结核：肺门淋巴结肿大，切面灰黄（见箭头处）

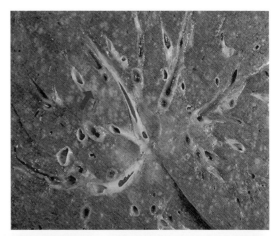

图 2-15-2　急性肺粟粒型结核

肺表面及切面均可见到粟粒大小、灰白色或略带黄色的结节（见箭头处），弥漫而均匀分布于全肺，显露于肺表面，结节的边界清楚，呈圆形，大小基本一致

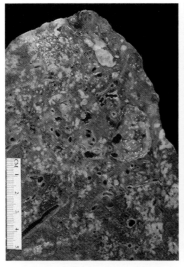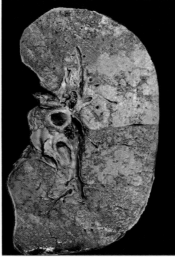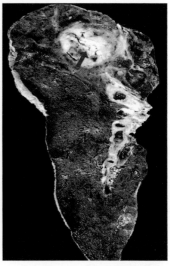

图 2-15-3　慢性纤维空洞型肺结核

可见多个厚壁空洞，大小不一，形状不规则，空洞内壁有干酪样坏死物，外层为较厚的增生的纤维结缔组织。空洞附近肺组织有显著的纤维组织增生，胸膜增厚

图 2-15-4　干酪性肺炎

肺切面散在分布大小不一、灰黄色的不规则形干酪样坏死灶

图 2-15-5　结核球

于肺上叶可见一结核球，切面灰白色、质地松软，常呈同心层状结构，可见点状钙化（见箭头处）

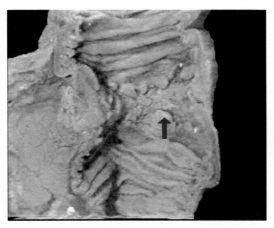

图 2-15-6　肠结核

肠结核溃疡特点为环形或带状，其长轴与肠的长轴垂直，边缘参差不齐，可深达肌层或浆膜层，底部有干酪样坏死物，愈合后易引起肠道狭窄（见箭头处）

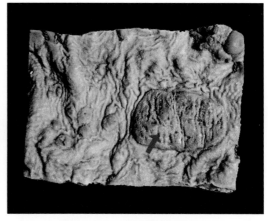

图 2-15-7　肠伤寒髓样肿胀期

肠黏膜表面可见肿大的集合淋巴小结和孤立淋巴小结，形成椭圆形或圆形隆起，灰红色，质软，表面凹凸不平，似脑回状。肿胀的集合淋巴小结长轴与肠管的长轴平行（见箭头处）

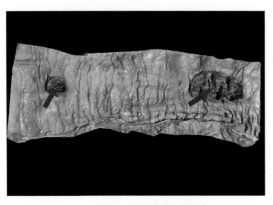

图 2-15-8　肠伤寒坏死期

肿胀的淋巴组织中心发生坏死，坏死物质凝结成灰白或黄绿色干燥的痂皮，因坏死的边缘部分仍可呈髓样肿胀状态，故可呈堤状隆起（见箭头处）

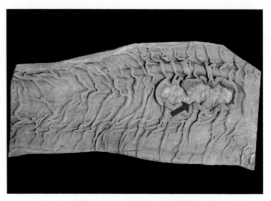

图 2-15-9　肠伤寒溃疡期

髓样肿胀的集合和孤立淋巴小结坏死脱落形成圆形或椭圆形溃疡，其长轴与肠的长轴平行，但其边缘仍肿胀隆起，底部粗糙高低不平，坏死严重者可深达肌层甚至浆膜层，可引起穿孔（见箭头处）

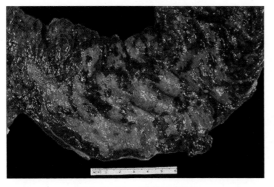

图 2-15-10　细菌性痢疾

黏膜表面覆有一层灰白色的糠皮样膜状物，粗糙而无光泽，即假膜，有的地方已融合成片。部分假膜已脱落形成浅表性溃疡，其形状不规则、大小不等，很少穿破黏膜肌层

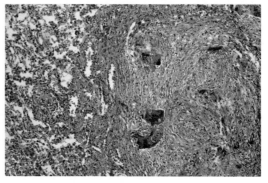

图 2-15-11　肺粟粒性结核 (HE4 × 10)

肺组织内散在大量结核结节病灶，有时可见数个结核结节融合在一起形成较大结节。结节周围的肺组织血管扩张、充血

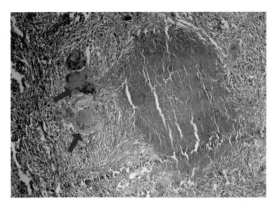

图 2-15-12　肺粟粒性结核 (HE10×10)

结节中央有不同程度的干酪样坏死，为红染颗粒状无结构物质。干酪样坏死周围可见一些朗格汉斯巨细胞 (见箭头处)

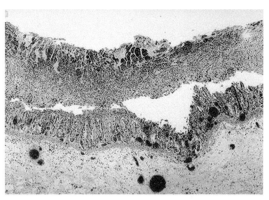

图 2-15-13　细菌性痢疾 (HE4×10)

肠黏膜浅表部分变性、坏死或脱落，有的区域在其上面附有一层红染物质，即为假膜

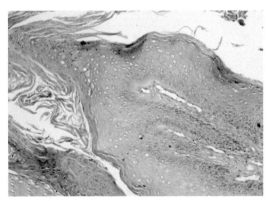

图 2-15-14　尖锐湿疣 (HE4×10)

表被的复层鳞状上皮呈疣状或乳头状增生，上皮脚 (钉突) 下延、增宽、可呈假上皮瘤增生。表层角化过度和角化不全，棘层明显增生肥厚

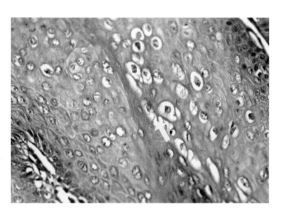

图 2-15-15　尖锐湿疣 (HE 40×10)

在增生棘层内出现具有诊断意义的挖空细胞。挖空细胞的特点是：位于表皮中、上层，多群集，也可散在；核形不规则，有异型；核周胞质空淡，细胞边缘尚可见少量残存胞质 (见箭头处)

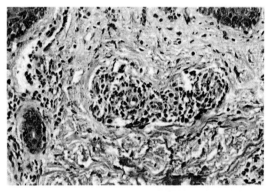

图 2-15-16　硬下疳 (HE4×10)

皮肤溃疡的底部有血管增生，血管周围有炎细胞浸润